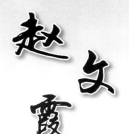

赵文霞

肝胆脾胃病临证撷英

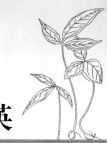

主编　马素平　陈海燕

中国中医药出版社

·北　京·

图书在版编目（CIP）数据

赵文霞肝胆脾胃病临证撷英／马素平，陈海燕主编 . —北京：
中国中医药出版社，2020.1
ISBN 978－7－5132－5683－4

Ⅰ.①赵…　Ⅱ.①马…　②陈…　Ⅲ.①肝病（中医）－
中医临床－经验－中国－现代 ②胆道疾病－中医临床－经
验－中国－现代 ③脾胃病－中医临床－经验－中国－现代
Ⅳ.①R256.4 ②R256.3

中国版本图书馆 CIP 数据核字（2019）第 177456 号

中国中医药出版社出版

北京经济技术开发区科创十三街 31 号院二区 8 号楼
邮政编码　100176
传真　010－64405750
保定市中画美凯印刷有限公司印刷
各地新华书店经销

开本 880×1230　1/32　印张 13　彩插 0.75　字数 356 千字
2020 年 1 月第 1 版　2020 年 1 月第 1 次印刷
书号　ISBN 978－7－5132－5683－4

定价　69.00 元
网址　www.cptcm.com

社 长 热 线　010－64405720
购 书 热 线　010－89535836
维 权 打 假　010－64405753

微信服务号　zgzyycbs
微商城网址　https：//kdt.im/LIdUGr
官 方 微 博　http：//e.weibo.com/cptcm
天猫旗舰店网址　https://zgzyycbs.tmall.com

如有印装质量问题请与本社出版部联系（010－64405510）
版权专有　侵权必究

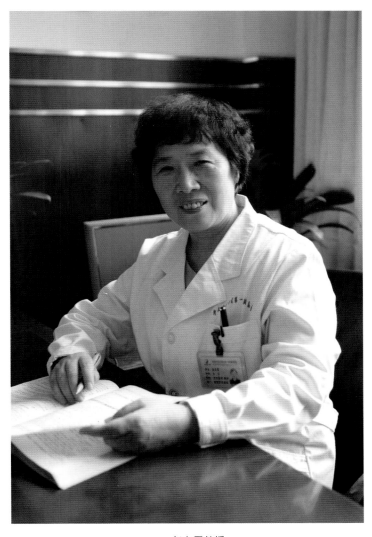

赵文霞教授

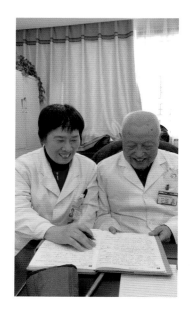

跟随张磊国医大师学习

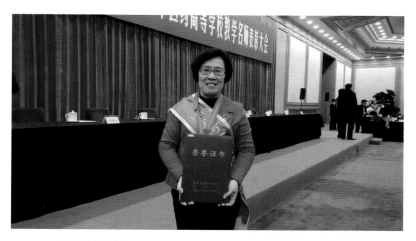

在人民大会堂全国"首届中医药高等学校教学名师"颁奖仪式上

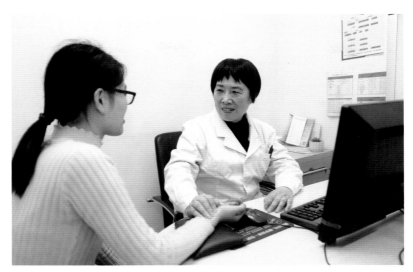

赵文霞教授在门诊坐诊

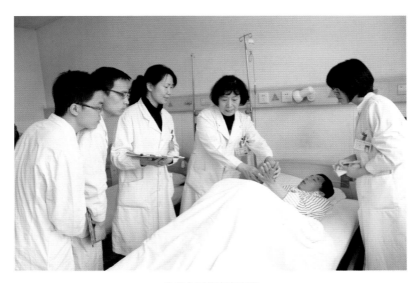

名老中医药专家查房

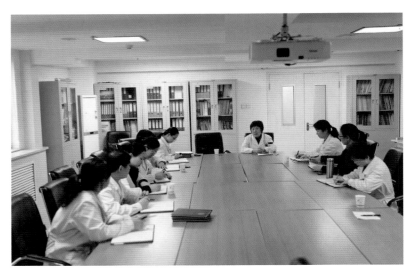

为全国名老中医药专家赵文霞传承工作室成员授课

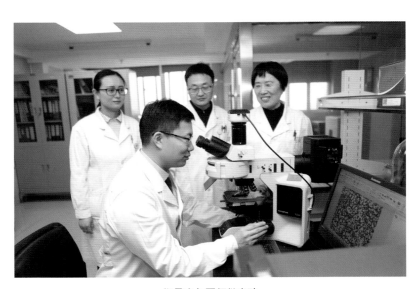

指导青年医师做实验

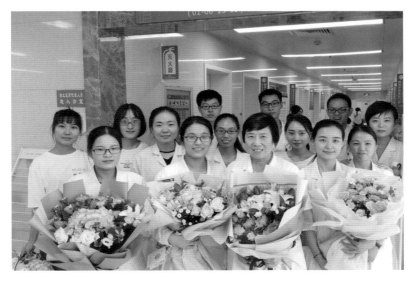

师生欢度教师节

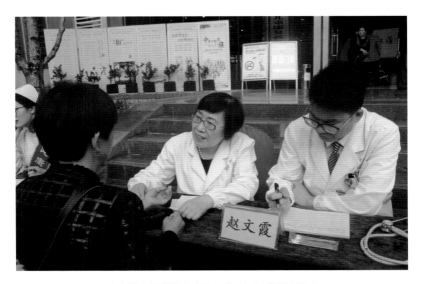

在中华中医药学会脾胃病分会组织扶贫义诊中

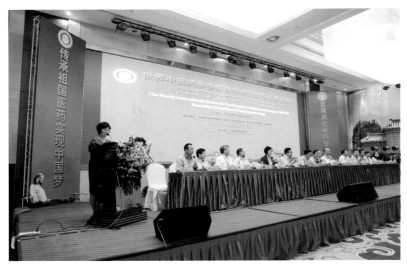

2013 年 8 月成功举办"世界中医药学会联合会消化病专业委员会
第四届消化病国际学术大会"

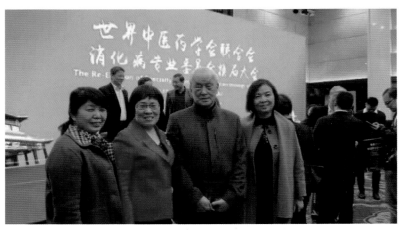

在世中联消化病专业委员会第二届换届大会上与杨春波国医大师（左三）合影

主编介绍

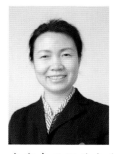

　　马素平（1968—），河南中医药大学第一附属医院主任中医师，硕士研究生导师，医学博士，第五批全国老中医药专家学术经验继承工作指导老师赵文霞教授学术思想继承人。中华中医药学会肝胆病专业委员会委员，全国人工肝及血液净化攻关协作组成员，河南省中西医结合学会肝病分会主任委员，河南省中医药学会肝病分会常务委员。赵文霞全国名老中医药专家传承工作室负责人。师从赵文霞教授近 20 年，认真领悟老师学术思想，秉承临证经验，博采众长，扬中撷西，致力于肝胆脾胃病临床研究，擅长中西医结合治疗慢性乙型肝炎、肝硬化及其并发症（腹水、上消化道出血、肝性脑病、自发性腹膜炎、肝性脊髓病等）、原发性肝癌、肝功能衰竭、胆囊结石、胆囊炎、胆汁反流性胃炎、溃疡性结肠炎等疑难杂症。先后发表学术论文 40 余篇，参编著作 5 部。主持国家重大科技专项（子课题）1 项，主持省部级、厅局级科研课题 5 项，获科技成果奖 3 项，发明专利 3 项。

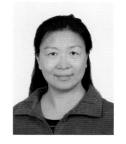

　　陈海燕（1969—），河南中医药大学第一附属医院副主任中医师，医学博士，第五批

全国老中医药专家学术经验继承工作指导老师赵文霞教授学术思想继承人，赵文霞全国名老中医药专家传承工作室骨干。中华中医药学会脑病专业委员会委员，河南省中医药学会老年病专业委员会常务委员兼秘书，河南省中西医结合学会老年分会常务委员兼秘书。长期致力于老年内科疾病临床研究，擅长运用肝脾同调等方法治疗老年性疾病。发表学术论文30余篇，出版专著1部，参与国家自然科学基金1项，获省部级科技进步奖1项、厅局级科技进步奖4项。

张 序

　　为医难，为明医更难；为师难，为名师更难。赵文霞教授，既是谙达医理的明医，又是高等学校教学名师，二者兼而有之，实属不易。究其由：赵教授本着学无止境、医无止境的精神，刻苦学习，苦心人天不负，天道酬勤；志高品亦端，有志者事竟成，事在人为。据我所知，赵教授既有天赋，加之勤奋，相辅相成。时至今日，已功成名就，仍学而不厌，精益求精。其门人马素平、陈海燕二位专家主编的《赵文霞肝胆脾胃病临证撷英》乃集大成之作。纵观本书，分三个篇章，即学术思想、临证经验、医案荟萃。这三个篇章，字字珠玑，琳琅满目，分之则三，合之则一，令人百读不厌。尤其赵教授善于治疗肝、胆、胃系统病证，特别是重、急、危大证，皆能应手取效，足以见其功底深厚。

　　千里之行，始于足下。赵教授之所以有今天这样的成就，主要是她个人勤奋不止，读经典、跟名师、多临床。日复一日，年复一年，日久天长，积淀渐深，理之常也。

　　水唯就下能成海，山不矜高自极天。赵教授虚心好学是出了名的。她不骄不躁，认认真真做学问，定会有更大的发展空间。拭看"青山不墨千秋画，绿水无弦万古琴"。

　　总之，赵教授无论人品、师品、医品、书品等皆是上品，造福人类，功德无量，不愧是名师、明医，大家风范！

奉诗一首：

春风化雨及时来，

杏苑桃林大壮哉。

敢上高天星月揽，

消涂灾害净尘埃。

河南中医药大学教授

国医大师

张 磊

2018 年 10 月于郑州

杨　序

　　中医学术的发展，要认真传承、努力实践、积极创新。赵文霞教授是全国中医脾胃界的精英、名中医。她医源《灵》《素》、法效仲景、历览诸家、师从多位，勤耕临床、更善探新，经验丰富、成果累硕，尤其对肝胆脾胃肠顽疾等，辨治殊特、思维艳鲜，充实了中医脾胃学说的内容；对脾胃等相关学会，还热情参与学术的建设和交流，极力促进学术进步。

　　由她传承团队撰写的《赵文霞肝胆脾胃病临证撷英》一书，很好地反映了赵教授的学术思想和临证经验，理明、实用，可供中医、西学中医生和中医爱好者等阅读、参考。我欣得先读，特书本序。

福建中医药大学教授

国医大师

杨春波

2018 年秋于福州

许 序

　　中医学在漫长的发展历程中，造就了一个又一个名医巨擘，他们在继承前人学说的基础上，不断地创建新理论、积累更丰富的经验。历代医家的理论探索和临床经验的积累，不断丰富了中医药学的内涵，成为后世的宝贵财富，给世人带来福祉。继承整理老中医药专家学术思想和临证经验，使之发扬光大，是提高临床疗效、促进中医药学术发展的重要措施。

　　赵文霞教授是全国第一批优秀中医临床人才，第五批全国老中医药专家学术经验继承工作指导老师，首届中医药高等学校教学名师，是河南中医药大学肝胆脾胃疾病领域的领军人才。赵文霞教授从医40年，熟读经典、遍求名师、勤于临床、善于思考、融汇新知，在中医理论方面造诣深厚，采用中医药辨治肝胆脾胃疾病经验丰富，为国内外同行认可，具有较高的学术地位。

　　赵文霞教授学术团队全面总结她的学术思想和临床经验，将其编撰成书。是书分为赵文霞教授学术思想、临证经验、医案荟萃三部分，内容丰厚翔实，所述病案，多为疑难、危重病，均能辨证明晰，治必效验，具有很高的临床价值。外治医案方法独特，疗效卓著，更有广泛的实用性。是书展现了赵教授辨证思路、遣方用药经验，体现了其对疾病的认知和诊疗策略，是一部具有较高实用价值与理论价值的名医专著，必将对启迪后学有极

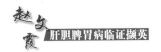

大帮助。

　　即将付梓，故为之序。

河南中医药大学教授

校　长

许二平

2019 年 2 月于郑州

前　言

　　赵文霞教授是主任医师、二级教授，博士研究生导师，享受国务院政府特殊津贴专家，第五批全国老中医药专家学术经验继承工作指导老师，首届中医药高等学校教学名师，河南省首届名中医。从事中医药防治肝胆脾胃疾病工作40年，以中医四大经典理论指导临床，遍访名师，博采众长，精于临证，名誉一方。本书作者总结了赵文霞教授的学术思想和临证经验，选取其部分临床典型医案，编纂成书。

　　本书分为三篇。第一篇是赵文霞教授学术思想，分别介绍了其学习从事中医经历、学术思想形成渊源、主要学术思想及遣方用药特点。第二篇是赵文霞教授临证经验，主要介绍诊治肝硬化及其并发症、慢性乙型病毒性肝炎、非酒精性脂肪性肝病、胆汁反流性胃炎、肠易激综合征、幽门螺杆菌相关性胃炎等的临证经验及用药心悟和验方集锦。第三篇是医案荟萃，主要收集赵文霞教授诊治肝胆、脾胃等疾病的典型医案125例，包括中医特色疗法医案9例，其中有相当一部分医案为疑难危重证，每例医案均采用疾病诊断与辨证相结合的方式，客观完整地记录了患者就诊的全过程。按语分析总结了赵文霞教授的遣方用药经验，体现了对疾病的认知和诊疗策略，给读者提高临床诊治水平提供借鉴。

　　本书读者对象为中医、中西医结合专业的临床医生，医学院

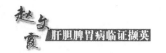

校的研究生、本科生、进修生，以及广大的中医药爱好者。本书强调学术性、系统性，注重实用性、可读性，期盼成为读者临证学习的好帮手。

本书编写过程中，得到了多位同仁的关心和支持，尤其是金杰教授，在繁忙的医疗、教学、科研工作之余积极参与撰写。本书的编撰得到了赵文霞教授悉心指导、贾成祥教授精心润色，国医大师张磊教授、杨春波教授，河南中医药大学校长许二平教授亲自作序，在此表示崇高的敬意和诚挚的感谢！

本书主编为国家认证的赵文霞教授学术经验继承人，编者多为在河南中医药大学第一附属医院工作的赵文霞教授的硕士研究生、博士研究生，随诊多年，撰写内容真实客观地反映赵文霞教授临床辨治病证的思路和经验。由于时间仓促，专业水平有限，书中难免存在疏漏之处，敬请读者和同仁指正，以便再版时修订完善。

编　者

2019 年 3 月

目　录

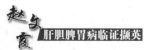

第三篇　医案荟萃

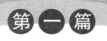

学术思想

第一章

医家简介

赵文霞，女，河南西平人，中国共产党党员，医学博士，教授，主任医师，博士研究生导师，首届中医药高等学校教学名师，第五批全国老中医药专家学术经验继承工作指导老师，河南省优秀专家，河南省首届名中医，首批全国中医临床优秀人才。国家中医（临床）肝胆病重点专科，国家中医药管理局肝病重点专科、重点学科带头人。河南中医药大学中医内科学科学术带头人，河南中医药大学第一附属医院内科医学部主任，脾胃肝胆病科主任。

从事临床、教学、科研工作 40 年，具有渊博的理论知识和丰富的实践经验，发表学术论文 159 篇，主、参编著作 16 部，其中全国规划教材 7 部，发明专利 3 项，获省部级科技进步二等奖 5 项、三等奖 1 项，河南省教育厅科技成果一等奖 3 项，中华中医药学会科学技术二等奖 2 项。先后主持国家自然科学基金等国家级课题 9 项，省部级课题 8 项，其他课题 7 项。共同起草并修订的《胆囊炎中医诊疗共识意见》、主持撰写的《鼓胀（乙肝肝硬化腹水）中医诊疗方案》已由中华中医药学会发布实施，主持撰写的《药物性肝损害中医诊疗指南》即将由中华中医药学会发布，《非酒精性脂肪性肝炎诊疗方案》《药物性肝损伤中医诊疗方案》已由国家中医药管理局重点专科协作组发布实施。培养学术继承人 2 人，博士研究生 4 名，硕士研究生 63 名。

赵文霞教授对消化系统疾病有深入研究，并形成特色鲜明的

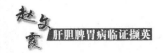
学术思想和系统的临证经验，其应用中医药防治肝胆脾胃疾病研究的深厚造诣为国内同行认可，具有较高的学术地位。目前兼任中华中医药学会肝胆病分会副主任委员，中华中医药学会脾胃病分会副主任委员，世界中医药学会联合会消化病分会副会长，中国医师协会中西医结合分会消化病专家委员会副主任委员，中国民族医药学会肝病分会副会长，中国民族医药学会脾胃病分会副会长，河南省中医药学会脾胃病专业委员会主任委员，河南省中医药学会肝病专业委员会副主任委员，河南省免疫学会中医免疫专业委员会名誉主任委员，中华医学会河南内科专业委员会副主任委员，中华中医药学会内科委员会常委等职务。

第二章

从医经历

第一节　恤民疾苦，立志学医

　　赵文霞教授 1956 年出生于河南省西平县，这是位于豫南的一个普通县城。那是一个物质极端匮乏的年代，少年时代的赵文霞虽说物质生活并不富裕，但却培养了她简单、踏实的性格和吃苦耐劳、不畏困难的精神。在后来的工作和学习中，不管遇到多大的困难，承受多大的压力，她总是面带微笑、有条不紊地继续工作，而很少听到她说难与累。1975 年，16 岁的赵文霞高中毕业后，响应国家的号召，上山下乡来到西平县出山公社，相较于县城，可以说工作及生活条件更加艰苦，但她总是保持着乐观向上的精神，总说我们生活条件再差，也比农民强多了。在那里，她体悟农民生活的艰苦、少医无药的无奈，对于农民对医药的企盼有了切身的认识。多年以后，谈到这段经历，赵文霞教授总说那是她人生中重要的一笔财富，它培养了自己对病人的感情，加深了自己对病人的理解，而丝毫感受不到艰辛和痛苦。在后来的工作中，无论门诊加班到几点，她总是面带微笑，从不对病人发火，这正是源于她对病人疾苦深切的理解和深厚的感情。

　　1975 年 8 月，驻马店发生历史罕见特大洪灾，造成重大人员、财产损失。灾情发生后，政府积极展开救灾工作，连夜安置受灾人员、发放救灾物资，然而对伤病人员的救治，却是救灾工作中最为突出的问题。虽然政府高度重视，国家、省、市派出了

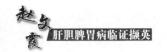

多支医疗队，但是伤病人员众多，仍然难以满足治疗需要，各救治点人满为患，病人排起长队，大量病人在病痛折磨下呻吟着，焦急等待接受治疗，病人那种期盼、渴望的眼神，深深触动了赵师年轻的心灵，她深切感到此时自己若是一名医生，能为病人解除痛苦，远较给他们发放生活用品帮助更大。那一刻，她由衷感到能够成为一名医生，为病人解除疾苦，是无比高尚的工作，从而激起了她学医从医的强烈愿望。

由于在工作中表现突出，1975 年 9 月赵师被选派到驻马店地区卫校脱产学习，离开艰苦的农村，回到渴望已久的学校。她格外珍惜得来不易的学习机会，仿佛时时能看到乡亲们期盼的眼神。她课堂认真听讲，课下查阅大量资料，给自己制订远高于学校要求的学习目标，每周、每天都有明确的学习计划。这时赵师全家也已搬至驻马店市居住，但是她要求自己每天必须圆满完成学习计划才可以回家。由于学习刻苦认真，在校期间，她门门功课优秀。经过 2 年多系统理论学习后，她进入驻马店市最好的医院——驻马店地区人民医院实习，她特别珍惜这来之不易的学习机会，在众多高水平老师的指导下，赵师每天来得最早，走得最晚，遇到疑难、危重、典型病例，更是盯住不放。有一次为能亲手接生婴儿，她在医院病床前整整守了 48 小时，几乎须臾不离，观察产妇临产变化，陪伴整个产程，最终顺利接生，回到家她一下从下午睡到第二天的中午，喊都喊不醒，家人惊吓不已，误以为她得了什么大病。说到和中医的渊源，还有一个小故事，那也是在驻马店地区人民医院实习期间，一次接诊了一个腹泻的患儿，虽用多种方法，效果却不好，患儿营养状况极差，腹泻不止，非常棘手。这时老师给正在儿科实习的赵文霞说："你在学校不是学过中医吗？可以试试中医的办法。"其实那时在学校学的中医只有象征性的一点儿内容，于是她来到书店，花了二角五分钱买了一本儿科书，具体书名已忘记，只记得是当时北京著名儿科专家"小儿王"的著作，按照患儿症状、舌象、脉象，对

照书中辨证、处方、加减，开具了一张处方，照猫画虎地给患儿
取了三剂药，其后赵师也就轮转离开儿科了，因为当时也没有抱
多大期望，所以几乎忘了这事。没想到 3 天后，在其他科室值
班，患儿家属兴高采烈地找到她道谢，说患儿服药一剂腹泻即
减，二剂明显好转，三剂药服完，腹泻完全好了，现已少量进
食，精神大为好转。看着家属真诚、质朴、充满感激的目光，赵
师心中升起由衷的幸福感和自豪感，这件事也激发了她对中医的
强烈兴趣和热爱，她常说，自己和中医的情缘也许从那一刻就结
下了。由于理论基础扎实，临床实习认真刻苦，3 年后，她以优
异的成绩毕业，回乡做起了赤脚医生。数月下来，她被病人痛苦
解除后的感激之情而深深感动，也为条件限制致使部分病人病情
不能得到有效缓解而懊悔，更为自己学习时间太短，医学理论不
够精深，不能为患者明确诊断而遗憾。为此，她一边工作，为病
人看病，一边看书学习，提高理论水平。对患者深厚的感情，使
她想为每一位患者解除病痛，她严格要求自己，不停地进行学
习，以提高业务水平，渴望能有机会到更高一级院校学习提高。
1978 年，全国恢复高考第二年，经过短时间复习的赵师参加了
全国高考，由于基础良好，她以优异的成绩被河南中医学院录
取，终于圆了她企盼已久的中医大学梦。

第二节　教学相长，巩固基础

听中医学院老一辈的老师们常讲，七七、七八、七九三个年
级学生，由于是刚恢复高考考入大学，部分同学还有上山下乡经
历，所以这三届同学比较成熟，格外珍惜学习机会，入学后学习
特别刻苦，成绩也更优异。1978 年入学的赵师因为有在卫校学
习、做赤脚医生的经历，对需要学习的内容具有更强针对性，进
入更高级别院校学习，提高业务水平正是她期盼已久的梦想，所
以进入中医学院后，学习尤其自觉刻苦，成绩在年级同学中也更

加突出。1983 年赵师以优异成绩毕业，并因成绩优秀而留校工作，被分配至中医诊断学教研室，从事中医诊断学教学工作。为教师者常讲"想要给学生装满一瓶水，自己首先要有一桶水"，想要教会学生中医诊断学内容，首先自己要把这部分内容弄懂、吃透。中医诊断学涉及的中医经典内容较多，并且青年学生思维活跃，谁也不知道在学习中他们会问出什么问题。为了提高教学水平，赵师对相关经典进行了刻苦、细致的研读，《黄帝内经》《伤寒论》《金匮要略》《温病条辨》等经典她均一一精读，部分经典她甚至可以大段背诵。由于有深厚的中医经典理论做基础，她对于一些中医问题的理解更为深刻，对于中医概念的把握更加准确。

赵师做事最大特点就是仔细、较真。留校任教后，为提高教学水平，她反复思考，从多方面着手进行研究。在做学生的时候，她发现有临床经验的老师在授课时，常常能列举具体病例进行实例教学，因此很受学生欢迎，课堂教学效果也好，赵师想着自己在教课时也要尽量结合临床具体病例，提高学生兴趣，可是自己刚刚大学毕业，没有多少临床工作经验，怎样才能用临床病例充实教学内容呢？通过细心观察，她发现校医院可以对外应诊，一些老专家病人较多，于是她课余抽出一部分时间跟随专家坐诊实习，一部分时间自己独立应诊。几年下来，通过跟师学习，她临床能力明显提升，对经典理论的理解也更加深刻了，在临床实践的同时积累了大量的病例。为了提高授课效果，她不断对授课技巧进行总结。比如，在进行课堂举例时，大多数老师是单纯列举成功病例，而赵师则多是列举临床误诊、误治病例，详细分析误诊、误治的原因，给病人造成的危害，以此引起同学们的警觉，告诫学生：医学是为人的健康、生命服务的，要从一开始就养成严谨、认真的态度和学习习惯，在临床技术方面如何精益求精都不为过。在积累了较多的临床病例后，她还引入启发式教学模式。比如对于一个证型的诊断，她不是简单地列举和向学生灌输诊断要点，而是结合临床病例的具体表现，诱导同学进行思考，并以临床疗效反证辨证的准确与否。这种启发式授课方式，如同在诊室里面对具体病人，言之有物，生动有趣，深受学生欢迎。通过数年努力，赵师教学水平大幅提升，授课效果明显提高，因讲课内容深入浅出，授课形式丰富多样，课堂讲解理论联系临床，成为最受学生欢迎的青年教师，赵师也从中脱颖而出，成为青年教学骨干。多年后，每当回忆起在中医诊断教研室工作的 6 年时光时，赵师认为这是她从事临床工作的又一笔宝贵财富，自己因为教学工作的需要，早早地对众多经典著作进行了细致入微的研读，至今记忆犹深、理解深刻，为临床工作打下了坚实的理论基础。同时，在当初的跟师学习和独立应诊中，也不断地加深着对中医经典的理解。6 年中，她完成了由理论到临床、由临床到理论的第一个循环。

1989 年赵师来到河南中医学院第一附属医院，从事中医内科脾胃肝胆疾病临床工作，由于有深厚的中医经典理论工作基础，她诊治疾病辨证准确、思路清晰、遣方用药恰到好处，临床疗效显著，很快业务水平就得到了广大患者和科室人员的认可。2004 年在全国首批优秀临床人才选拔考试中，她更是从众多前辈、同学中脱颖而出。谈到自己多年当大夫成功的经验时，赵师总爱说要感谢自己当年那 6 年的教学经历，为自己打牢了中医基础，"磨刀不误砍柴工"，年轻中医师要想业务有所成就，首先要下苦功夫打牢中医基础，大树参天，根深才能叶茂。

第三节　精益求精，持续学习

赵文霞教授在一附院严肃认真，对技术要求精益求精是出了名的，其所在的脾胃肝胆病科的大夫，毕业入科后，在赵师严格要求下，不出几年技术上就能小有成就，独当一面了。她对别人要求严格，对自己更是如此。她对技术的严格要求正是基于她对

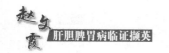
医生这一职业更深刻的理解。首先，医生服务的对象是人，人的生命贵于一切，为人的健康、生命服务的职业，对技术要求多么严格也不过分。其次，在脾胃肝胆病区诊治的病人，许多是外市甚至是外省患者，辗转奔波来到郑州，求诊多年，病人及家属经济负担及心理负担沉重。作为医生，技术上严格要求自己，为更多的病人明确诊断，解除病痛，尽量减少病人的经济负担，才对得起病人对我们的信任，也才能对得起党对我们多年的培养。要求别人加强学习，她首先从自己做起，除 1975 年到驻马店地区卫校，1978 年在河南中医学院学习外，她还在 1992—1993 年参加全国中医内科骨干教师培训班，1997—1998 年在上海中医药大学曙光医院及解放军 302 医院进修学习，2004—2007 年参加首批全国优秀中医临床人才研修，2009—2012 年脱产在南京中医药大学攻读博士学位，并先后跟随国医大师李振华教授、著名中医肝病专家李普教授侍诊学习，多年的努力学习，带来技术长足的进步。虽然已经是省内、国内著名专家了，但她仍然感到自己许多方面存在不足，仍需要不断学习，年逾六旬又拜到国医大师张磊教授门下研修，用她自己的话讲就是"医生对技术的追求永远在路上，没有终点"。

（金　杰）

第三章

学术思想形成渊源

赵文霞教授聪慧好学，博闻强识，娴熟经典，发皇古义，融汇新知。以中医四大经典理论指导临床，诊断强调四诊合参，尤善望诊，注重望舌苔辨湿热邪气、观舌下脉络别血瘀证之深浅。辨证以八纲辨证为总纲，以气血辨证为主导，结合脏腑辨证、卫气营血辨证、伤寒六经辨证，多种辨证方法灵活应用，治疗重视治病求本，把握病机转化，灵活运用扶正祛邪、补虚泻实、调和体用等治则，恢复脏腑功能。重视中医药在救治急危重症中的应用。善用内病外治，重视养生，身心并治，形成了独具特色的学术思想。

第一节 基本思想，始于《内经》

赵文霞教授在教学实践工作中，对《黄帝内经》进行了深入细致的研读，其中的阴阳理论、脏腑气机理论奠定了赵文霞教授对肝胆脾胃疾病基本病机的认识观点和治疗思路，其学术思想形成肇始于《黄帝内经》。《素问·阴阳应象大论》"治病必求于本"，是中医治疗疾病的根本原则。赵文霞教授告诫后学者，在错综复杂的临床表现中，要探求疾病的根本病因，把握病机变化，确定正确的治本方法。同时，要注意标本变化，灵活机动选用相应治法。标与本是互相对立的两个方面，从正邪两方面来说，正气为本，邪气为标；以疾病而说，病因为本，症状是标；

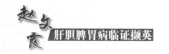

从病位内外而分，内脏为本，体表为标；从发病先后来分，原发病（先病）为本，继发病（后病）为标。疾病的发展变化，尤其复杂的疾病，常常是矛盾万千，因此，在治疗时就需要有先后缓急的区别。一般是急则治其标，缓则治其本和标本同治三种情况。急则治其标，指标病危急，若不及时治疗，会危及患者生命，或影响疾病的治疗，如鼓胀、呕血、便血等病，皆宜先利水除胀、止血。正如《素问·标本病传论》所说"先热后生中满者，治其标""先病而后生中满者，治其标""大小不利，治其标"。待病情相对稳定后，再考虑治疗本病。缓则治其本，指标病不甚急的情况下，采取治本的原则，即针对主要病因、病证进行治疗，以解除病的根本。如阴虚发热，只要滋阴养液治其本，发热之标便不治自退；外感发热，只要解表祛邪治其本，发热之标亦不治而退。标本同治，指标病本病俱急，则应标本兼顾。如邪热里结、阴液受伤所致身热、腹硬满痛、大便燥结、口干渴、舌燥苔焦黄等，当标本同治，以增液承气汤治之，泻下滋阴同用。

第二节　审因论治，遥承仲景

《内经》记载"肝苦急，急食甘以缓之"，"肝欲散，急食辛以散之，用辛补之，酸泻之"，从此确立了传统肝病治法三原则，即甘缓、辛散、酸收。仲景《金匮要略》"肝之病，补用酸，助用焦苦，益用甘味之药调之"，较《内经》更增添了苦味。然而，赵师认为仲景所言之补泻并非今人所言补虚泻实之意，而是遂其性即补，违逆其性即泻。诚如李中梓所言"违其性故苦，遂其性故欲，欲者，是本脏之神之所好也，即补也，苦者，是本脏之神之所恶也，即泻也"。纵观仲景论中，皆本此原则用药。肝喜条达，故予辛散之品以随顺其性，如当归芍药散治肝经血虚水停，妇人怀妊，腹中痛，方中用归、芍；又如吴茱萸汤治肝经虚寒、寒饮上逆，干呕吐涎沫，头痛，方中用吴茱萸、生姜。肝体藏血，酸甘以化阴，如芍药甘草汤治肝脉拘急挛痛。肝欲缓而苦急，故予甘缓之品以缓急解肝苦，如小柴胡汤、大柴胡汤中之大枣、甘草。赵师临证法师仲景，主张顺应肝脏体阴用阳生理特性，疏肝气、补肝血、化肝瘀。补肝用酸味药、缓肝用甘味药、疏肝用辛味药，诸法相合，以使肝之体用调和。

第三节　重视脾胃，取法东垣

"脾胃内伤，百病乃生"是东垣脾胃论核心思想之一。东垣认为脾胃是元气之根本，脾胃内伤则元气不足，元气不足则百病由生。其中饮食不节，形体劳役，喜怒忧恐是导致脾胃损伤的三大类因素。东垣以脾胃为中心厘定脾虚五证及五药：如胃病湿盛，怠惰嗜卧，四肢不收、大便黏滞，治以平胃散化湿和胃；肺脾气虚，自汗，四肢发热，或大便泄泻，或皮毛枯槁，治以黄芪建中汤补土生金；脾阳不足，阴血不生，温补脾阳兼取四物汤一二味，使阳生而阴长；脾胃气虚气短脉弱，治以四君子汤益气培元；脾湿下流，下焦气化不行，或渴或小便闭涩，赤黄而少，治以健脾化湿兼取五苓散一二味化气利湿。赵文霞教授秉承仲景"见肝之病，知肝传脾，当先实脾"之训，取法东垣重视脾胃思想，认为慢性肝病中，脾胃损伤最为常见，调理脾胃是治疗的关键。临证用药以顾护脾胃为要，具体治疗思路有三：一为治肝为主，兼和胃气，用于肝气郁结或肝气上逆等疏泄太过或不及所致脾胃不适之证；二为治脾为主，兼调肝气，用于脾胃虚弱，气血生化匮乏，而致肝血亏虚，或脾虚木乘，如阳虚寒邪直犯之寒病等，治以温健脾土为主，脾实则肝病易愈；三为肝脾同治，用于肝脾同病之证，如肝郁脾虚之逍遥散证，此证在肝硬化中最为常见。

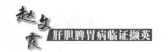
第四节　旁参诸家，治法完备

后世治肝诸家在继承张仲景调肝思想的基础上有诸多创新之处。张元素在《脏腑标本虚实寒热用药式》中总结肝病用药共十三式，提出了补虚、泻实、温寒、清热的治肝四原则，并提出了通过补肾达到补养肝虚的"滋水涵木"法，以及通过泻心火达到清肝疏肝的"泻心平肝"法，进一步完善了内经和仲景肝病的治法。李中梓在其《化源论》中十分重视"虚则补其母，实则泻其子"的理论，对肝虚之证，强调"乙癸同源"之说。薛雪则在李中梓的"乙癸同源"治法上将六味地黄丸和逍遥丸合为滋肾生肝饮，用于治疗肝郁血虚之证，真正达到了"肝肾同补"之效，大大丰富了仲景补肝虚之法。明代赵献可指出"凡郁皆肝病也"之说，提出"一法代五法"治郁理论，推崇逍遥散在治疗肝郁中的重要作用。清·王泰林以肝病之肝气、肝风、肝火三种病理变化为纲，卓有见地地提出治肝三十法。王氏对于肝气、肝火的论治，认为肝气郁是肝火化风的基础，故疏肝解郁法位于诸法首位，用药皆以理气药为主，单见肝郁证，用逍遥散、四逆之类可也，如病久入络则加降香等血分药以活血透络，如阴不足则加柏子仁、杞果、酸枣仁等酸甘柔之，如伤脾则予人参安胃散、六君子汤之类加木香、白芍等于土中泻木等等，可谓治肝法之集大成者。清·叶天士首次提出肝体阴用阳的观点，在治法上，肝用太过则用石决明、龙骨、黄连等平清镇潜之；肝体不及则用生地黄、阿胶、天冬等柔补养益之；肝用不及用桂之辛散以舒疏其用，乌梅、芍药之甘酸以益其体，辛酸同用，共成益体宣用法。近代秦伯未在《谦斋医学讲稿》提出论肝的四原则，即补肝用酸味，缓肝用甘味，疏肝用辛味，清肝用苦味。岳美中老中医将治肝法分为和肝法、补肝法、泻肝法三大类，每法并细分诸法。当代肝病大家关幼波在继承家学基础上，融汇中西，指出肝炎病因多为水湿，情志变化是肝病致病和发病的重要因素。关老尤其重视"痰瘀"学说在脂肪肝、肝硬化等疑难杂病中的运用，运用中医思维对西医肝病进行辨证施治，提出各种常见的肝病辨证论治要领，对当代临床具有十分重要的指导作用。关老辨治肝病强调实证当先祛邪，中病则止，勿伤脾胃；虚者则注重调理肝脾肾，中州当先。赵文霞教授博览群书，广涉百家，对历代治疗肝病理论融汇贯通，提出慢性肝病辨证以气血为关键，注重顺应肝脏体阴用阳的生理特性，疏肝气，补肝血，化肝瘀，临床以逍遥散疏肝实脾、肝脾同治作为治法之基础。

第五节　求教名师，博采众长

赵文霞教授谦逊好学，除于经典中探寻医理之外，还先后受教于国医大师李振华教授、张磊教授，全国知名肝病专家李普教授、南京中医药大学薛博瑜教授，在名师的指点下成为一方名医。李振华教授潜心研究脾胃学说，提出"脾本虚证无实证，胃多实证；脾虚是气虚，甚则阳虚，脾无阴虚而胃有阴虚；治脾胃必须紧密联系肝"；"脾宜健、胃宜和、肝宜疏"等学术观点。赵文霞教授深受启发，进一步提出慢性肝病治疗之本在调理脾胃，使脾胃学说进一步发展完善。李普教授是全国知名的肝病专家，善于治疗各种急慢性肝病，誉满中原。李老将慢性肝炎分为气滞和血瘀两型，治疗上扶正祛邪，调气活血，化湿清热，以顾护脾肾为要。李老认为有一分湿邪，脾就不得健运，五脏六腑就得不到濡养，元气就难以恢复，故有湿必祛湿，并总结出清热利湿法、苦寒燥湿法、芳香化湿法、淡渗利湿法、通阳化湿等化湿五法，大大丰富了中医治湿之理论方法。受李老之影响，临证治疗黄疸注重从舌苔、二便识湿之多少、热之轻重，以免犯虚虚实实之戒。薛博瑜教授临床辨证注重病机分析，强调以脏腑病机为临床辨证的核心，擅长从"风痰瘀热毒虚"入手，采用"复

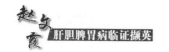

法大方"治疗重症肝病。赵文霞教授师从于薛教授攻读博士学位，深受其影响，从"毒痰瘀虚"论治肝炎肝硬化，认为疫毒之邪内伏是肝炎肝硬化的起始病因，血瘀贯穿该病始终，痰浊凝聚是其主要病理变化之一，正气亏虚是此病形成演变的内在因素，治疗以补虚为基础，解毒、化痰、活血随证应用，疗效显著。国医大师张磊教授认为，疾病的发展是动态的，治疗当以和调为主要手段，以阴阳气血平衡为最终目的。赵文霞教授为张老入室弟子，受其"动和平"观影响，诊治疾病着眼整体，崇尚平和致中，得到国内外中医界的认同。

第六节　勤于临床，善于总结

赵文霞教授非常重视临床实践。1973年高中毕业后，上山下乡接触医学，主要学习利用针灸、简单的中医验方治疗农民群众的病痛，验之有效，越发觉得中医之神奇。1983年于河南中医学院毕业留校，在教学之余，坚持到学校门诊坐诊，把书本上学习的知识，验证于临床，诊疗水平逐步提高。1989年医教合一，到河南中医学院第一附属医院消化内科工作，坚持出门诊，收治入院患者亲自管理，住院期间，患者出现任何重大病情变化，她都及时到床前处置。这一时期，真正从理论到临床，全面、系统观察了疾病发展的全过程，高强度的临床工作，使得她临床诊疗水平飞速提升。1999年以来，兼任管理职务，不管教学、科研、管理工作再繁忙，她都坚持每周出5次门诊、坚持主任医师查房和名中医查房，站到更高层面，领悟经典真髓，深入思考，发现问题，不断总结，找出同类疾病的共性，不同疾病的各自特征，逐步归纳，形成自己的经验；然后再实践、再验证，提高疗效，加深认识，提炼升华，逐步形成了自己独具特色的学术思想和临证经验。

比如，阴虚鼓胀多见于肝硬化晚期，顽固性腹水，常规治疗当柔肝滋肾、养阴利水，但养阴易助湿，利水更伤阴，治疗颇为棘手。赵文霞教授经过临床仔细观察、认真剖析病因病机，认为：肝炎肝硬化病初多湿热内盛，热耗津伤致肝肾阴亏；或治疗中大剂苦寒药物清热解毒，苦燥伤阴；或过用辛燥理气之品，易伤津耗阴；更有素体阴虚者，易感邪化热伤阴，阴虚阳无以化，脏腑失濡，水津失布，停蓄为鼓；亦有水停妄用利水攻逐，图一时之快，伤津竭阴，日渐病重。赵文霞教授提出：阴虚不仅是鼓胀病的重要病机变化，也是变生他证的病机枢纽，阴虚津伤，脉络涸涩，血行不畅可致瘀；阴虚内热，动血妄行；阴虚易招外邪，合并各种感染；肝肾阴液涸竭，肝风上旋，挟带痰热上闭清窍，神明失主可致昏迷，病情危重不可不察。基于以上认知，赵文霞教授进一步探析证治方药，指出：阴虚鼓胀是峻下逐水的禁忌症，《内经》所云"中满者，泻之于内""下之则胀已"均指实胀而言，治当明辨虚实，切莫孟浪从事，犯"虚虚实实"之戒。她主张：一是养阴勿腻，选用滋而不腻、补而不滞之品，如生地黄、麦冬、石斛、玄参、沙参、泽泻等，慎用鳖甲、龟甲；二是少用破血逐瘀药物，以防出血，可选用丹参、当归、牡丹皮、赤芍、三七、茜草、焦山楂等，慎用三棱、莪术、水蛭、虻虫之类；三是健脾益阴，使阴津生化有源，常用大剂量生白术30~60g；四是养金润肺利小便，选用百合、芦根、炙杷叶、紫菀、杏仁、桔梗等清金养肺，使肺阴得复，肺气通调，宣降有序，提壶揭盖，通利小便；五是以阳行阴利小便，大队养阴药中少佐桂枝3g温通经脉，以助气化、行水湿，即"善补阴者于阳中求阴"，从而形成了独具特色的辨治阴虚鼓胀的临证经验。

赵文霞教授身体力行，读经典、跟名师、做临床，在成才之路上砥砺前行。

（马素平）

第四章
主要学术思想介绍

第一节　拓展四诊模式，肝病尤重望舌

　　受传统象数理论的影响，中医学运用"司外揣内""取类比象""察己知人""观天地以晓人事"等意象思维模式，借助望、闻、问、切四种手段，获得疾病的信息资料并进行辨证论治。赵文霞教授认为，望、闻、问、切四诊手段在中医实践中具有恒久不变的价值。同时，四诊又是一个开放的诊法体系，具有与时俱进的特点。在当前中西医大融合背景下，借助理化检查，医者可以更加深刻、全面、直观地把握疾病的本质。赵文霞教授提倡新型四诊模式，即结合现代医学诊疗手段丰富中医四诊内涵：将当今临床中之生化检验、影像检查归入中医望诊之范畴；将西医听诊内容归入中医闻诊之范畴；将病史等资料归为问诊之范畴；将西医体格检查、触诊等内容归入切诊范畴。

　　中医历来重视望诊，《素问·阴阳应象大论》"善诊者，察色按脉，先别阴阳……"张仲景进一步发展了望诊，其在《金匮要略·脏腑经络先后病脉证》中就描述到望面部、鼻部色泽，望患者呼吸形态，望患者四季色泽变化等多种望诊内容。"望而知之谓之神"，在四诊之中，赵文霞教授尤其重视望诊，常强调整体望诊是诊查病人的第一直觉印象，临证时需安神定志，静气凝神，达一触即会之神妙境界。肝硬化患者多面色晦暗无华，或色黄如橘，或青紫黧黑，或青黄晦暗，此皆所谓肝病面容，医者

对此必须具备一望便知的职业素养。此外，还需通过眼神、表情、体态、动作等判断患者神气之盛衰。慢性肝病患者，常见目光晦滞、表情木然、神情焦虑等皆为神气不足之表现，反映病久邪深，正气日衰。赵文霞教授认为，整体望诊是建立在理论知识、临床经验基础上，通过医者高级神经活动，在短暂时间内捕捉疾病关键信息的能力，需要医者在临床实际中不断实践提高。消化内窥镜下及超声、CT、核磁共振所见，为微观望诊，是传统望诊的延伸。消化内窥镜下所见黏膜出血点、食管胃底静脉曲张，为血瘀表现，出血点色鲜红、曲张静脉色紫红者，多为热证，内窥镜下见黏膜色淡白多为脾虚，曲张静脉色青紫或紫黑色，是血络闭郁表现。尽管胁下未触及固定不移之积块，超声、CT、核磁共振所见肝脏结节、脾脏增大者，也为肝积之证据。

对于肝病患者，赵文霞教授特别注重望舌下脉络，并总结出舌下脉络在慢性肝病诊断中的运用要点。中医学将人舌系带两侧的两条青紫色静脉和一些微细的小血管称为舌下脉络，前者为络脉，后者为细络。生理情况下，舌下组织相对疏松，体循环血流动力学的改变较易对舌下脉络产生影响。在肝硬化阶段，由于肝功能减退、肝小叶组织结构破坏及假小叶的形成，导致门脉高压、体循环淤血、外周血管床的扩张，引起外周组织血液循环减弱，静脉淤血、回流压力增大；同时由于舌下组织较疏松，进而导致舌下脉络出现延长、变粗、怒张、属枝显露等表现。

赵文霞教授通过临床研究发现肝炎肝硬化患者舌下络脉改变越明显，其血瘀程度越重，肝硬化程度也随之加重。经过长期观察实践，赵师归纳制定了舌下络脉随血瘀程度改变的量化分级标准：以舌下络脉主干中段的直径 <2.7mm、舌下络脉主干长度不超过舌尖至舌下肉阜长度的五分之三为正常范围。并具体分为：轻度血瘀者，主干外径增粗（宽度 3～4mm），长度略有延长（≥舌下肉埠至舌尖连线的 3/4 但 <4/5），主干无或轻度迂曲，

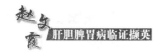
细络隐现；中度血瘀者，主干外径增粗（宽度 4 ~ 5mm），长度有延长（≥舌下肉阜至舌尖连线的 4/5），主干中度迂曲，细络明显可见，但属枝较少；重度血瘀者，主干外径增粗（宽度 > 5mm），长度延长（接近舌尖），主干重度迂曲，细络明显可见，且属枝较多。赵师在临床中发现，舌下络脉的综合改变程度与肝硬化病情进展呈正相关，肝硬化患者的舌下络脉改变越重其肝硬化程度越高。因此，通过对舌下络脉的观察，可以对患者肝硬化程度作出直观的预判，作为影像资料的参照和补充。舌下脉络望诊具有快速、直观、无损伤等优点，尤其可以随时观察以了解病情之进退，一直以来为赵师所重视和提倡。

第二节　诊疾着眼整体，崇尚平和致中

一、重视整体观念，调和脏腑气血

整体观念与辨证论治是中医学的两大特征，赵文霞教授认为此二者是中医的灵魂，必须坚持。在临床中，她主张诊治疾病必须着眼整体，不能仅盯着病变局部。中医认为人与自然界、人体各部都是一个相互联系的整体，局部的病变往往是整体失衡的结果。因此，诊治疾病时，从整体上对病情进行把握，才更容易抓住问题的症结，从根本上解决问题，这也就是中医所谓的"治病必求于本"。

赵文霞教授非常崇尚五行学说，尤其是五行配五脏部分，在阐述脏腑生理机能，分析病因病机方面，能够帮助我们诊治疾病时从整体出发，注意脏腑间的相互关系，通过调整脏腑间的协调平衡，从而恢复脏腑的生理功能。生理上，一脏生理功能的运行既需本脏功能正常，也需要其他相关脏腑的辅助，才能正常进行。病理上，一脏功能的失常，既可能是本脏自身的原因，也可能是相关脏腑相互作用的结果。同时，本脏功能失常，既可引起其自身的功能异常，影响其所属生理作用的正常发挥，又可引起

相关脏腑的功能异常，引起他脏生理功能的正常发挥。以痞满病为例，虽然其临床表现主要以胃脘痞满为主，看似主要以脾胃的功能失常，尤以胃失和降为主，但由于肝与胆互为表里，肝与脾为木土关系，胆汁为肝之余气所化，胆汁的排泄有赖于肝的疏泄功能，同时脾胃的运化功能也与肝的疏泄功能有密切关系，《素问·宝命全形论》第二十五"土得木而达。"所以肝的疏泄功能既可影响到脾的升清功能，又可影响到胃的降浊功能，还可影响胆汁的分泌和排泄，当肝的疏泄功能异常时，如肝气犯胃，就会出现口苦、痞满、纳差等肝胆脾胃相关脏腑的功能异常表现。诚如唐容川在《血证论》所说："木之性，主于疏泄，食气入胃，全赖肝木之气以疏泄之，而水谷乃化；设肝之清阳不升，则不能疏泄水谷，渗泄中满之证，在所不免。"故在治疗痞满病时，赵文霞教授非常重视肝脏在发病中的重要作用，擅长通过调节平衡肝脏与脾胃胆之间的关系，以恢复脾胃的升降生理功能。如其临床常用的治疗痞满的效方加味柴胡四逆汤，方由四逆散、小柴胡汤、半夏泻心汤组成，具有疏肝和胃、和解少阳、开结除痞、清利湿热等作用，通过调节肝脏的疏泄作用，帮助脾胃恢复正常的升降功能，此方着眼整体，标本兼顾，契合痞满病病机，经临床实践验证，疗效卓著。

气血失调是慢性肝病基础病机，调和气血是治疗关键。气血皆元气所化，合之为一，分之为二。气血所不同者，功能状态不同。气者循行脉外，周流输布全身，其性滑利，有温煦、推动、卫外之功能；血者循行脉中，通达脏腑、四肢、百骸、五官、九窍，其性贞静，有滋养、濡润、含蓄之功能。赵文霞教授认为肝为甲木，甲木为阳，性刚健，喜条达，恶郁遏，主东方，其色绿，其味酸，主升发一身之气机，故曰肝为将军之官。人身之气源于脾、主于肺而疏泄于肝。肝疏泄一身之气机，外可舒达情志，内可助脾胃斡旋升降，上可助胆汁之排泌，下可调女子经水之归来。此皆肝之用。人身血生于脾、行于心而藏泻于肝。肝主人身血之藏泻，人卧则血归于肝，人动则血运于诸经。肝血上可濡养目睛以明视万物，下可滋养肾水以生肾精，外可濡养筋脉以疏利关节，内可滋养肝体而涵养相火，此皆肝之体。万物负阴而抱阳，肝木亦然。肝体阴而用阳，体柔而用刚，藏阴而用阳。刚柔相济，曲直相兼，气血相合，此肝木自然之生理也。因此，慢性肝病辨证必本于气血。慢性肝病或为六淫外感邪气所伤，或为七情内伤，或为饮食劳倦所伤，或为失治误治，或为药毒所伤，无论感受何种病邪，初病在气，久病在血。因此，气血失调是其病机基础。气为血之帅，气行则血行，气止血止。血为气之母，血枯则气弱，血荣则气强。因此，慢性肝病治疗关键在于调和气血。其内涵包括如下几方面：①分清在气在血。气分病多为新发病，病程短，病情轻浅；血分病多为久病、病程长、病情深重。②气病调气需活血。肝经本气自病，两胁气胀作痛，与香附、苏梗、青皮、柴胡等药理气不应时，必是营血瘀瘀，应加用归尾、郁金、茜草等以活血通络。③血病治血需补气。肝病可有肝血虚、血瘀等病症，两者均需补气。肝病血虚者与当归、枸杞、酸枣仁、柏子仁等药补之不生，必是中气虚，应加炙甘草、大枣、生姜、炒麦芽等以补中健胃。肝病血瘀者与桃仁、红花、川芎、牛膝、莪术、三棱、炮山甲等药化瘀而不通者，必是元气虚，应加人参、黄芪、冬虫夏草等以益气培元。

脏腑辨证、气血辨证相互参透。脾胃属土，乃后天之本，气血生化之源。脾为阴土，主运化，升精气，喜燥而恶湿；胃为阳土，主受纳，降水谷，喜润而恶燥。脾之于胃，经脉相连，同居中焦，一纳一运，一藏一泻，一升一降，斡旋中州，主一身气机之升降。脾气一升，周身气机无有不升，胃气一降，周身气机无有不降。赵文霞教授认为肝脏与脾脏关系密切。生理情况下，肝主疏泄、脾胃主气机升降，两者共同协调周身气机之升降出入平衡。肝藏血，调节血液之藏泻，脾生血，乃气血生化之源头，两者共同协调可使血液生化运行有度。然而，木郁克土，肝病常殃及脾胃；脾病更进一步加重肝病之病情。因此，治肝病不知治脾，终不得要领，调理脾胃是肝病治疗的根本。①肝病传脾先甘温实脾。《金匮要略》云："见肝之病，知肝传脾，当先实脾"。如肝硬化代偿期，患者多以理化及病毒学指标异常为主，部分患者仅有乏力、纳差，甚至有多数患者无明显不适，饮食二便基本正常。赵师常将此理论运用于这类脾胃纳运功能看似正常的患者，临证处方中恒予甘温之品，如炒白术、炒山药、炒麦芽、炒扁豆等以实脾养胃，使脾实而肝病不传变。②脾已病时当淡渗实脾。肝硬化失代偿阶段，患者病情加重，常见腹水，伴腹胀、食欲不振、乏力，尿少，大便不实，舌胖大，边有齿痕，脉濡缓或沉迟，此皆肝病传脾之表现。赵师认为此期治疗当以淡渗实脾为主，兼以养肝柔肝，方选当归芍药散加减，以茯苓、白术、泽泻、猪苓、大腹皮等甘淡渗湿利湿之品为主，予当归、川芎、白芍等养血柔肝之品，并加以泽兰、益母草以养血利水。③脾肾衰惫宜温热实脾。肝硬化后期，肝病进一步传变，导致肝脾肾三脏同病，症见脘闷纳呆，神疲畏寒，肢冷浮肿，小便短少，大便溏薄，少腹冷痛，面色苍黄或黧黑，舌质淡胖水滑，脉细沉微。赵师认为，此时治疗应以温补脾肾之阳为主，药宜选甘温辛热之干姜、良姜、附子等，使阳光普照，阴霾得散，偏于脾阳虚者选实脾饮，偏于肾阳虚选济生肾气丸。肝硬化终末期，病情更加复杂，常表现为脾肾阴阳两虚，气、水、瘀互结腹中，症见腹胀大如鼓，青筋显露，朝宽暮急，面色青紫黧黑，腹胀，纳差，口干，尿少，畏寒肢冷，便溏，舌红少苔，脉细涩或细弱。赵师认为此种病证最为难治，需阴阳同补，在辛热补脾温肾的基础上，佐以甘润养阴之品，如熟地黄、山茱萸、白芍、当归、枸杞子等。鉴于肝为刚脏，体阴而用阳，附子大辛、大热，有毒，宜先煎，从小剂量始用。

二、顺应脏腑功能，崇尚平和致中

中医产生于中华传统文化土壤，其精神深受儒家文化影响。

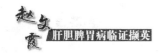
中医主张"阴平阳秘"，此与儒家文化之"中庸之道"有诸多相通之处。赵文霞教授认为中医治病就是调整机体的失衡状态，使机体功能恢复到不偏不倚的中正、平衡状态，"以平为期"就是中医治病的目标。

比如，肝脏体阴用阳，指肝脏实体属阴而其功能属阳。肝藏血，血为阴，故肝体为阴；肝主疏泄，内寄相火，为风木之脏，主风主动，故功能属阳。生理上，肝藏血、血养肝，肝血充足，肝体得养，而后能发挥疏泄气血、条畅气机功能；肝疏泄正常，血行畅达，藏血充足，而后能发挥充筋、养目、滋养脏腑之性。病理上常表现肝阴不足、阳亢无制、疏泄有余之症，治疗要柔肝养肝为主，疏肝不能过燥，以防克伐肝阴，选方用药要体用同调，以顺应肝脏功能为要。

以临床常见的腹泻型肠易激综合征为例，病人虽主要表现为腹泻、腹痛，但病机的关键是肝强脾弱，肝脾不和，一味地涩肠止泻效果较差，调和肝脾，使二者的关系恢复到肝疏脾运的正常状态时，整个消化道也就重新回到不偏不倚的中正平衡状态，病人自然康复。

第三节　重视内病外治，推崇多法并举

清·周杓元《温证指归·望色论》曰"有诸内必形诸外，观其外可知其内"，意为人体是一个有机整体，内外互相联系，机体内脏的变化必然由外表显示出来；依据体表的征象，司外揣内，由表推里，从而诊察出病因病机和病位等，为治疗打下基础。外治法是中医特色治疗手段之一，赵文霞教授认为，运用非口服药物的方法，通过刺激经络、穴位、皮肤黏膜、肌肉、筋骨等，可以达到治疗内脏疾病目的。清代著名医家吴师机在《理瀹骈文》中提出"外治之理，即内治之理；外治之药，亦内治之药，所异者，法耳。医理药性无二，而法则神奇变幻。"赵文霞

教授十分推崇中医外治疗法，主张内外同治，多法并举。认为中医外治法源自中医数千年的临床积累，是内治法的有益补充，二者相互为用，共同达到提高疗效的目的，有着简、便、廉、验之特点，在缓解功能性胃肠病引起的疼痛、腹胀、泄泻、便秘等方面起主导治疗作用，在防治慢性肝胆病引起的胁痛、腹水、黄疸、肝厥等方面起协同治疗作用。在选用治疗方法时，赵师强调应在中医理论指导下辨证论治，循经治疗，反对不辨证、单纯选用阿是穴等方法。赵文霞教授秉承中医外治疗法的精髓，吸纳民间疗法的精华，不断探索中医外治法在肝胆脾胃病治疗中的运用：开展脐火疗法温阳化气、祛湿退黄，治疗脾肾阳虚之黄疸、鼓胀；中药直肠滴入清肠解毒、辟秽开窍，治疗肝硬化、肝性脑病；中药敷脐疗法治疗肝硬化顽固性腹水，督灸铺灸治疗肝硬化导致的免疫低下等外治方法，取得较好的疗效。

一、脐火疗法祛阴黄

脐火疗法是脐疗和火疗相结合的一种方法，通过"脐""火""药""蜡"四者协同作用，祛湿退黄、温运脾肾，达到治疗疾病的目的。脐是人体经脉的特殊部位，为任脉神阙穴所在，又为冲脉经过部位。任脉统全身之阴，督脉司周身阳气，任督经气相通，与冲脉一源三歧，内连五脏六腑，外合筋骨皮毛，故有"脐为五脏六腑之体，元气归藏之根"之说。脐火疗法就是借助于脐（神阙穴），使药物以不同的途径进入体内，达到治疗作用。本疗法源自吴氏《理瀹骈文》，赵师结合临床实践经验，进行理论创新，规范操作流程，从蜡筒、蜡线的制作，药物的用量，药饼的大小和厚薄，到整个操作过程，都进行严格的精细化、标准化、规范化管理，克服了中医外治鲜少量化的缺点。药饼制作：将制附子、干姜、人参、白术、肉桂、炒薏苡仁等药适量加工为粉，过 100 目筛，备用。治疗时取 36g 左右药粉，温水、姜汁各半调和，制成直径 6cm、厚 1cm 左右圆饼。蜡筒制作

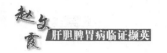

流程：①将桑皮纸裁剪成 12cm×16cm 的纸片。②用模具将纸片卷成直径 1cm、高 12cm 的纸筒。③将石蜡在器皿中加热融化，纸筒放入石蜡液中，使其均匀浸润。④取出蜡筒，晾干备用。蜡线制作流程：①将直径 3mm 的棉线放入石蜡液中，使其均匀浸润。②取出蜡线，晾干，将蜡线剪成长 30cm 的线段，备用。患者取仰卧位，操作时将药饼放置患者脐部，上置半径 13cm 带孔圆木板，孔心正对脐心，孔心上置蜡筒，使蜡筒直接接触药饼。用蜡线从上端点燃蜡筒，使其自然燃烧，燃尽后用镊子取下灰烬，换第 2 根，7 根为 1 次量，温度以患者能够承受为度。临床研究表明，脐火疗法可以改善肝硬化黄疸（阴黄）患者乏力、胁痛、纳差、腹胀等症状，降低总胆红素水平。

二、直肠滴入治昏迷

肝硬化合并上消化道出血、肝性脑病的患者，常因不能联合口服中药而影响疗效。基于此，赵文霞教授另辟给药途径，运用中药直肠滴入治疗上消化道出血、肝性脑病。中药直肠滴入疗法是将特定的中药液体输入患者结直肠部位，让中药有效成分从整体及局部发挥治疗作用的疗法。药物在直肠部位具有独特的循环路径：①通过直肠中静脉、下静脉和肛管静脉，绕过肝脏直接进入体循环；②通过直肠上静脉，经门静脉进入肺脏代谢后，再循环至全身；③通过直肠淋巴系统吸收后，通过乳糜池、胸导管进入血液循环。

上消化道出血患者肠腔内有大量败血存留，日久可腐化产毒，毒从热化，可致自发性腹膜炎，毒邪入脑可诱发、加重肝性脑病。此时患者禁食水，口服中药受限，赵师订立泻浊开窍方直肠滴入，通腑泻浊、理气活血、醒神开窍。药选石菖蒲 15g，郁金 15g，大黄 10g，厚朴 12g，枳壳 15g，白芍 15g，乌梅 10g，五味子 10g，浓煎，取药液适量，直肠滴入，日一次。药液在直肠局部可刺激肠壁血管神经，引起排便反射，从而促使腐秽败血及时排出体外。同时，本药液呈弱酸性，既可酸化肠道、抑制肠道菌群过度生长，部分有效成份也可进入体循环发挥开窍醒神的作用，用于预防自发性腹膜炎、防治肝性脑病。中医直肠滴入使用注意事项：①灌肠管插入直肠深度以 20cm 为宜；②灌肠药液量遵循个体耐受原则，初始治疗患者可从 50mL 开始逐渐加量至 200mL，防止不耐受，过早将药液排出体外；③药液温度适度，以 40～45℃为宜，过热或过冷都不利于药液保留；④肝性脑病患者应排大便后再做治疗，以较长时间保留药物（保留 2 小时以上为宜）；⑤上消化道出血患者，应尽早应用此疗法，促进患者肠道积血尽早排出，以减少肠道有害物质重吸收。

三、中药敷脐疗腹水

临床中，常有部分肝硬化腹水患者，通过常规治疗不能有效缓解，或者病情缓解后又反复发作。此类病人肝脏基础极差，体内水液代谢悖逆混乱，口服汤药会增加液体入量，而加重腹水。赵师运用中药敷脐疗法治疗肝硬化腹水，经长期临床验证，疗效显著。穴位贴敷疗法是以中医经络学说为理论依据，把药物研成细末，用介质调成糊状，贴敷在腧穴上，通过对穴位的刺激与调节，以及直接吸收药物的作用，用来治疗疾病的一种外治疗法。穴位贴敷避免了腹水患者胃纳较差、限制液体入量等局限性，具有方便、有效、无创等特点。药物在脐部作用机理：①脐乃"神阙"穴，敷脐可疏通经脉，推动气血运行；②脐部表皮角质层最薄，无脂肪组织，和筋膜、腹膜直接相连，利于药物的透皮吸收，脐下腹膜有丰富的静脉网，药物透脐后，直接扩散到静脉网或腹下静脉分支而进人体循环；③肝硬化时门脉压力增高，侧支循环开放，脐周静脉怒张，更有利于药物通过该侧支循环进入血液。赵师常选甘遂、砂仁、牵牛子、汉防己、葶苈子、肉桂、木香、大黄、枳实、麝香、泽漆诸药为基础方，根据寒、热证型不

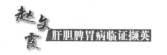
同，随证加减。寒证加用葱白烤热揉碎敷于脐部，以通阳化气行水；热证加冰片以清热通窍、载药入内。

赵文霞教授师于古而不拘泥于古，在内服药物治疗肝硬化的基础上，不断探索中医外治疗法。除上述疗法外，还开展了中药荷叶封包治疗急性胰腺炎、中药溻渍治疗肝脾肿大、虎符铜砭刮痧治疗血瘀证等多种外治疗法，极大提高了临床疗效。

第四节　注重既病防变，适宜身心同治

慢性肝病是逐渐进展的一组疾病，肝积、鼓胀尤为痼疾重症，必须重视养生调摄在综合治疗中的作用。肝硬化患者饮食总以清淡滋养为宜，忌辛辣、肥甘、煎炸、虾蟹等食物，以少量多餐为宜。体重指数 > 24 的脂肪肝患者，当限制碳水化合物摄入，合理搭配粗、细粮，补充适当植物蛋白质，控制营养平衡；体重指数 > 28 的脂肪肝患者，每日热量摄入控制在 4186.8 ~ 6280.2kJ/d，合理分配营养素，总热量中糖类占 50% ~ 60%，蛋白占 10% ~ 20%，脂肪不超过 30%。提倡患者适量的运动。非酒精性脂肪性肝病患者主张有氧运动，如快走、慢跑、游泳、跳绳、登楼梯、爬坡，中等强度徒手体操，适当球类活动，太极拳等，控制在中等运动强度，以（170 − 年龄）为靶心率或以主体感觉轻度疲劳为度，持续时间为 20 ~ 30 分钟，每周 4 次以上。代偿期肝硬化患者可以选择太极拳、八段锦等有氧运动，以不劳累为度，失代偿期肝硬化患者肝脏基础差，应以卧床休息为主，可进行短距离慢走等低强度运动。除此之外，赵文霞教授尤其重视药膳养肝、情志调养在肝病治疗中的运用。

一、药膳养肝，重在健脾

赵文霞教授认为慢性肝病的治疗是一个长期的过程，其治疗方法应灵活多样，以提高患者的依从性和临床疗效。根据《内

经》中"五谷为养，五果为助，五畜为益，五菜为充"的理论和五味归五脏等观点，赵文霞教授提出药食同源、药膳养肝的治疗策略。药膳是以药和食物为原料，经过烹饪加工制成的一种具有食疗作用的膳食。赵文霞教授主张辨证选用药膳以提高疗效。

赵文霞教授遵循"见肝之病，知肝传脾"的观点，认为药膳养肝，关键在于顾护脾胃，使四时脾旺不受邪。宜进健脾补气运湿之品，如薏苡仁、云茯苓、山药、大枣、人参等。其中怀山药具有气阴双补、平补肺、脾、肾、三焦之功能，既是健脾补肾良药，又是上等食材，长期食用可使脾胃健运，中焦气旺。现代药理研究表明，山药富含丰富植物蛋白及膳食纤维，对肝硬化病人尤其有益。薏苡仁甘淡微寒，有利水渗湿、健脾止泻之功，亦是药食同源之佳品；本品含蛋白质、脂肪、碳水化合物、少量维生素 B_1 等，有增强机体免疫功能的功效，肝病患者，脾胃虚弱、湿浊内蕴，可用薏苡仁 50g 以豆浆机打成浆，取其汁饮之。赵文霞教授认为肝炎肝硬化患者细胞免疫功能低下，尤其适合长期服用薏苡仁浆汁。此外，赵文霞教授认为大枣、龙眼肉甘温补血，肝病中焦气虚兼肝血不足者宜常服，量以每日 3~5 枚为宜，多则有滞塞中焦之弊。参类益气培元，为大众养生所推崇。参类中人参、红参偏温燥可补元气，西洋参、太子参性偏凉润有补气养阴之功。肝病患者不可滥服人参，尤其病毒性肝病患者，服之不当可激发病情，导致病情恶化。针对肝硬化病人脾功能亢进，白细胞、血小板下降，赵师常建议患者以红皮花生、枸杞、赤小豆、大枣煮水，纳入红糖服用，配合服用具有软坚散结功效的药物，日久有升高白细胞及血小板等功效。针对肝硬化低蛋白血症，证属脾肾阳虚的患者，主张长期服用羊奶以温补脾肾，提升血清白蛋白，验之确有良效。

二、疏肝健脾，导引养生

自古以来，中国人就有用健身操来强身健体的传统。一套系

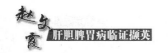

统的健身操，通过全身锻炼，可以达到疏导经络、除劳去烦、强筋壮骨、祛病延年的效果。赵师根据多年临床经验，结合传统导引养生的理论，在中国古代健身术八段锦基础上，改良创立了一套简单易学、功效显著的健身方法——疏肝健脾养胃操。"经之所过，病之所主"，疏肝健脾操由八个步骤构成，动作连绵柔和、松弛有度，根据经络循行路线，拍打、刺激相关穴位，达到疏肝理气、健脾和胃、通经活络的功效，可改善肝硬化患者肝气郁结、脾失健运而引起的两胁胀痛、不思饮食、腹胀肠鸣、大便溏稀等症状，达到治病健身的目的。该操已获国家专利，由河南电子音像出版社正式发行。

三、情志致病，身心同治

1977 年，当恩格尔在以往生物医学模式基础上，提出新的生物－心理－社会医学模式，不再将人看作是单纯的生物体，而是将人看作是生活在一定社会环境中具有心理活动的生物体，被认为是对疾病观念整体系统的认识，是医学模式的革命，殊不知中医学的一个重要特征就是整体观念，将人作为自然、社会的一部分，从整体上去把握发病的原因和治疗手段。中医学历来重视情志因素在发病中的作用，成书于 2000 多年前的中医经典著作《素问·举痛论》中就有记载，"怒则气上，喜则气缓，悲则气消，恐则起下，惊则气乱，思则气结"。金元四大家之一的朱丹溪在《丹溪心法·六欲》中也说，"气血冲和，百病无生，一有怫郁，诸病生焉"，强调情志因素在发病中的重要作用。

赵文霞教授认为，脾胃肝胆疾病与情志的关系尤其密切，肝为将军之官，体阴而用阳，喜条达而恶抑郁，现代社会竞争激烈，压力增大，情志不遂，易致肝郁。胆依附于肝，由肝的精气转化，胆汁的排泄有赖于肝气的条达通畅，肝气郁结易致胆郁不畅而发为胁痛、胆石、胆胀；脾主升清，胃主降浊，但均赖于肝气的调畅，肝气郁结，肝胃不和，则易影响到胃的和降功能，出现胃痞、胃脘痛、呃逆；肝脾不和，肝气乘脾，易出现腹痛、泄泻。因此在诊治脾胃肝胆疾病时，重视调整情志因素，心理疾病与机体疾病同时治疗，常可起到事半功倍的效果。在治疗中，首先要注意对抑郁个体的辨识，此类病人多心胸狭隘，性格敏感，承受力差，发病常常有一定的触发事件，医生要善于发现此类病人，善于引导病人倾诉病情，必要时配合心理测试。第二，要努力做好病人的情绪疏导工作，此类病人往往性格比较执拗，固执己见，医生要有高度的责任心和爱心，耐心地给病人讲解病情，这个过程虽然缓慢困难，但是一旦取得病人的理解和配合，疗效往往较单纯的药物治疗更为显著和稳固。第三，应善于运用调节情志药物。以情志因素为主，或伴情志因素而发病者，在开始治疗阶段，赵师往往从整体着眼，采用调和的方法，使各脏腑功能重新恢复到协调平衡状态；病情巩固阶段，往往嘱咐病人，常服用调节情绪中成药，如逍遥丸、解郁丸等，或嘱病人常用一些食疗方，如莲子百合粥等，此时病人对自身病情已有正确认识，心结已解，承受调节能力增强，往往疗效比较理想。个别遇事复发者，也能积极配合治疗，病情常可快速被控制。

（马素平　金　杰）

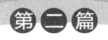

临证经验

第一章

专病治验

第一节　辨治非酒精性脂肪性肝病临证经验

一、病因病机

非酒精性脂肪肝全称为非酒精性脂肪性肝病（NAFLD），是指肝细胞内脂质积蓄过量、以弥漫性肝细胞大泡性脂肪变为主要特征的临床病理综合征。赵文霞教授早在 20 世纪 90 年代初就开始关注脂肪肝疾病谱的社会发展趋势，近 30 年来围绕脂肪肝的发病机理、中西医诊治，开展了大量临床和实验研究。赵师对于 NAFLD 中医病机的整个认识过程，概括起来，大致历经"湿热蕴结—痰湿阻滞—痰湿瘀阻—脾虚痰困"四个阶段。

第一阶段：赵师早期临床观察发现，就诊的脂肪肝患者多数表现为形体肥胖、胁肋胀痛、痞闷不适、舌质红、苔黄腻、脉弦滑，根据中医病机属湿热蕴结肝胆而发病。赵师临床常用龙胆泻肝汤、三仁汤等治疗。

第二阶段：赵师经调查 1163 例非酒精性脂肪肝患者的体质类型分布及其与体重指数、血脂及血清酶学的相关性，分析结果发现：痰湿质和气虚质是 NAFLD 发病的主要体质类型，而痰湿质较其他体质类型更易出现体重指数异常、血脂异常及肝功能酶学异常。从而认识到，该病以痰湿阻滞者居多，常用二陈汤、肝脂乐胶囊等治之。

第三阶段：赵师发现 NAFLD 患者在痰湿阻滞同时，常伴胁

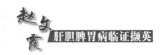

下刺痛或隐痛、舌质暗、舌下脉络增粗、脉涩等血瘀证表现，提示在痰湿阻滞同时，可致血行不畅，终致痰、湿、瘀邪交阻而发病。于是在以往研究基础上，总结提炼了化痰祛湿活血方、消脂护肝方等有效方剂，治疗 NAFLD 疗效进一步提高。

第四阶段：赵师更加深入详辨痰浊、水湿、瘀血三者在脂肪肝发病中的相关性，认为痰湿居于首位，且以内湿为主，与脾虚有关。因肝脾同居中焦，脾主运化水湿，脾失健运易致水湿停聚，形成痰浊；同时湿邪也更易困脾，加剧脾运失常。从现代医学角度，赵师又发现脂肪肝的发生发展与肠道菌群失调具有相关性。赵师进一步开拓思路，探索"肝病肠治、从肠治肝"，提炼了健脾化湿方治疗脂肪肝伴慢性腹泻的患者，目前正在进行该领域的临床和实验研究。

之所以经历了上述不同的认识阶段，是因为在脂肪肝疾病本身发生发展过程中，其病机演变存在一定的规律性，临床在不同的病理阶段，中医证候表现有别，故治疗各异。

总之，赵师认为，NAFLD 常见病因为过食油腻肥甘之品，损伤脾胃，食积不消，湿浊不运，血行瘀滞，气机阻滞脉络，脂膏留积于肝，从而导致肝脏功能失调，疏泄不利，引发一系列病症。其中以痰湿内停、瘀阻气滞为本病的主要病机，肝、脾、肾三脏功能失调是其病机关键，属本虚标实，以脾失健运为本，以痰、湿、热、瘀为标，伴有肝郁、肾虚。目前中西医结合诊疗共识中将脂肪肝证型分为肝郁气滞证、肝郁脾虚证、痰湿内阻证、湿热蕴结证、痰瘀互结证五型，基本涵盖了脂肪肝主要中医病机特点。

二、诊治特色

（一）遵循病机演变，分三阶段辨治

赵师认为，随着 NAFLD 病情由轻到重的进展，其中医病机演变各有特点，治法方药有别。

1. 初始阶段，痰湿为患

此阶段患者常无明显自觉症状，多于体检时发现，影像学上表现为"肝内脂肪沉积"或"轻度脂肪肝"。共同特点为：形体肥胖，腹部饱满，多卧少动，嗜食肥甘厚味，乏力身困，神疲思睡，舌质淡红，舌体多胖大，苔白腻，脉弦滑。证属肝失条达、脾失健运、痰湿阻滞之证，治当化痰祛湿，兼健脾理气。方选二陈汤加减。常用药物：陈皮、半夏、枳壳、厚朴、茯苓、生山楂、泽泻等。

2. 发病阶段，郁热尤重

此阶段临床症状开始显露，影像学上表现为"中度脂肪肝"或"重度脂肪肝"，常伴肝功能异常。临床症见：右胁不适或胀痛，口苦口干，善太息，心烦易怒，纳呆欲呕，小便黄赤，大便秘结或黏滞不爽等，舌质红或暗红，苔黄腻，脉弦数。证属痰湿久蕴、郁而化热，湿热胶着肝胆脾胃，治当清肝利胆、化湿清热，兼顾调和肝脾。方选丹栀逍遥散或龙胆泻肝汤加减，常用药物：牡丹皮、栀子、龙胆、黄芩、柴胡等。

3. 病重阶段，瘀血停滞

此阶段临床少见，影像学检查一般表现为重度脂肪肝、肝硬化、肝癌和肝功能明显异常。共同特点为：面色晦暗，身目黄染，腹部膨隆，右胁刺痛，乏力，气短，双下肢水肿，舌质紫暗或暗红，舌面瘀点或瘀斑，脉沉涩。为瘀血闭阻、肝脉不通之证，治当活血化瘀，兼以通络止痛。方选膈下逐瘀汤或复元活血汤加减。常用药物：当归、川芎、红花、桃仁、川牛膝、生地黄等。

（二）临床与实验结合，研制专方专药

早在 20 世纪 90 年代初期，赵师围绕中药赤芍治疗脂肪肝的机制进行了临床和实验研究，结果表明赤芍可改善脂肪肝模型大鼠的胰岛素及瘦素抵抗，促进脂质代谢、抗脂质过氧化。在国内较早揭示了中药治疗脂肪肝的有效性，并阐释了其作用机制。

在之后的研究中，赵师发现脂肪肝的发病与痰湿阻滞密切相关，自拟脂肝乐胶囊（由泽泻、山楂、黄芪、草决明、赤芍等组成）治疗痰湿瘀阻型脂肪肝，结果表明，该药具有明显的降低甘油三酯、抑制脂肪在肝脏沉积、改善血液流变性的作用。

此后赵师开展针对脂肪肝不同中医治法的研究，比较了化痰祛浊方（由泽泻、荷叶、莱菔子、大黄等组成）、疏肝健脾方（由柴胡、茯苓、决明子、片姜黄等组成）、凉血活血方（由赤芍、丹参、郁金、山楂等组成）、滋阴补肾方（由何首乌、黄精、枸杞子、肉苁蓉等组成）对脂肪肝大鼠模型的干预作用。结果表明，以上4种治法方药均有不同程度的改善瘦素及胰岛素抵抗、治疗脂肪肝的作用。

继而赵师进一步开展了化痰祛浊法与疏肝健脾法对脂肪肝模型大鼠的治疗作用的比较研究。结果表明，在降低肝匀浆游离脂肪酸、甘油三酯等脂质在肝脏中沉积以及肝组织病理学变化方面，自拟疏肝健脾方（由柴胡、茯苓、决明子、姜黄等组成）疗效优于化痰祛浊方（由泽泻、莱菔子、大黄、荷叶等组成），提示疏肝健脾法在抗脂肪肝治疗中具有重要地位。

随着研究的不断深入，赵师针对脂肪肝的研究逐步涉及分子生物学层面。围绕自拟消脂护肝方开展了一系列临床和实验研究，证明该药不但具有保肝抗炎、降脂减肥、减少肝脏脂肪沉积、纠正瘦素和胰岛素抵抗的作用，而且发现该治疗作用与抑制CYP2E1 mRNA 表达、激活 PPARαmRNA 表达、阻止脂质过氧化反应等机制有关。

近年来，赵师总结分析多年研究结果，发现脂肪肝的发生发展不但与痰湿有关，并且常合并瘀血阻滞，最终导致痰、湿、瘀交阻，治疗应化痰、祛湿、活血三者兼顾，于是围绕自拟化痰祛湿活血方（泽泻、丹参、郁金、海藻、山楂、决明子、水飞蓟、柴胡）治疗脂肪肝的疗效及机制开展了系列研究，其研究深度与广度进一步加强，不但包含生化学、组织学，并且涵盖了分子生物学、蛋白组学等内容，在反复印证中药复方治疗脂肪肝疗效的同时，更进一步深入揭示了其作用机制。

赵师在根据脂肪肝中医病机关键侧重点的不同，应用脂肝乐胶囊、消脂护肝方、化痰祛湿活血方、健脾清化方等有效专方用于不同类型、不同阶段脂肪肝的治疗，并随证灵活加减。如痰湿显著者，加清半夏、陈皮燥湿化痰；肝气郁滞者加佛手、甘松以疏肝理气；瘀血显露者加蒲黄、五灵脂以活血化瘀。

同时，赵师也非常重视中成药在治疗脂肪肝中的重要作用。由于脂肪肝为慢性病，治疗疗程较长，中成药具有携带和服用方便等优势，故在临床广泛应用。赵师主张应用中成药治疗脂肪肝时，应遵循"辨病与辨证结合、抓住疾病特点、按疗程合理用药、配合饮食运动治疗"等原则，方可获效。

（三）中西医学结合，重视原发疾病

赵师根据中、西医对脂肪肝的不同认识，采用中西医结合的方法，有效改善肝功能，阻止脂肪肝病情进展。在饮食运动治疗的基础上，西医方面运用保肝降酶类药物、胰岛素增敏剂及他汀类药物等治疗；中医采用辨病辨证相结合、中药复方与单味药相结合的治疗原则，达到调节血脂，增强肝脏脂肪代谢能力，改善患者肝脏功能的目的，总体以疗效为先。

脂肪肝有原发者，也有继发于其他疾病者。赵师依据中医"治病求本"理念，重视原发病的治疗。临证时，根据现代医学检查结果并结合原发疾病，对患者进行中医辨证施治，灵活加减，对症用药。如肥胖患者属肝气郁结者，酌加延胡索、香附、佛手、甘松，并嘱其纠正不良饮食习惯，调畅情志，适当运动；肝损伤属于热邪内盛者，酌加山豆根、五味子、垂盆草、水飞蓟，并嘱其勿劳累，忌饮酒，避免使用对肝脏有损伤的药物；高脂血症属痰浊内盛者，加用泽泻、山楂、荷叶，并嘱其饮食清淡，必要时加服降脂药物；2型糖尿病属内热显著者，加生山药、黄精、天花粉、黄连，并嘱其按时服用降糖药物，适当运

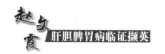

动；高血压病属肝火旺盛者，加决明子、钩藤、夏枯草，并嘱其按时服用降压药物，避免情绪大幅度波动。

（四）立体综合治疗，增强远期疗效

脂肪肝病情复杂，一方一药难达预期疗效。赵师结合患者的形体肥胖、体重指数、腰臀比值高于正常值的特点，提出治疗非酒精性脂肪性肝病十六字要诀——"合理膳食，控制体重，适量运动，慎用药物"。临床提倡立体综合疗法。所谓立体治疗，是指包括内服药物和中医外治在内的整体治疗，比如在中药内服的基础上，可适当添加针灸、穴位埋线、耳穴等中医外治疗法。所谓综合疗法，是指涵盖了药物治疗、中医外治、饮食调养、适量运动、情志调理等在内的多种治疗措施。赵师为患者制定每日饮食热量摄入、运动能耗处方，要求患者要以低糖、低脂、高纤维、优质蛋白饮食为宜，运动时除消耗每日限定的基础热量，以低强度、长时间的有氧运动为原则，逐步减轻体重。如进食水果尽可能选用苹果、梨等含糖量低的水果，并在餐前或两餐之间即饥饿时进食。步行可遵循"3、5、7"原则，即每日3000米（30分钟内），每周5次，每次步行后脉搏与年龄之和为170。如此循序渐进，持之以恒，坚持3～6个月可有效增强疗效，利于病情恢复。

三、结语

赵师指出，NAFLD并非传统认为的"良性病变"，而是"沉默的肝病元凶"，该病已成为隐源性肝硬化的主要病因，个别患者还可能发生癌变，远期预后不良。

中医药在防治该病方面有显著优势。中医学的整体观念及综合治疗与NAFLD的多系统病变特点相吻合，在有效改善脂肪肝患者症状和肝功能同时，肥胖、高脂血症、高血压、糖尿病等相关疾病也得到相应控制。中医学的辨证论治实现了脂肪肝的个体化治疗，中药复方制剂的合理应用，使用药安全性得到保障，中药新药研发为脂肪肝的长期治疗提供了更多便利和可能。

赵师认为，中医药防治 NAFLD 存在三大难点问题：脂肪肝临床症状不够明显，缺乏特异性表现，导致其难以及时发现或长期治疗。患者对饮食、运动疗法不能积极配合，易使病情迁延难愈或愈而复发。现有中医药防治脂肪肝的临床和实验研究多存在样本量少、研究层次不够深入、研究设计不够严谨、研究水平不高等问题，在一定程度上制约了研究的深度及其推广。

因此，赵师指出，应加强对脂肪肝患者的健康教育，提高患者治疗依从性，合理饮食、适量运动，形成良好生活习惯，以利病情康复；设计多中心、大样本、科学严谨的临床和实验研究更能揭示脂肪肝深层次问题，最终从疗效、经济、生活质量等方面为患者解决实际问题。

（刘晓彦）

第二节　辨治慢性乙型病毒性肝炎临证经验

一、病因病机

慢性乙型肝炎是由乙肝病毒持续感染引起的慢性肝脏炎症性疾病。赵文霞教授认为，本病属于中医"肝着""胁痛""黄疸"范畴，病因属湿热疫毒致病。因为本病临证常见右胁不适、口苦、尿黄等症状，缠绵难愈，符合湿热为患特征；本病是具有传染性的外感疾病，侵袭人体后，损伤肝脏，具有一定的特异性，其临床表现也基本相似，所谓"一气致一病"，符合疫毒特征。感受湿热疫毒后，病邪在机体内潜伏一段时间，在某种诱因的作用下，过时而发病，发病形式属于伏而后发。发病机制是先天禀赋不足，感受母体疫毒之邪；或后天正气虚衰，失于调摄，感受外来疫毒之邪，侵入血分，内伏于肝。后由饮食、气候、情志、劳倦等因素所诱发，情志不畅，肝气郁结，肝郁乘脾；气郁日久，肝失疏泄，血行不畅，气滞血瘀，瘀血停滞；湿热中阻，脾

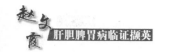

胃失和，纳运失职，水湿不化，酿生痰浊。日久影响脏腑功能，损伤气血，导致肝脏气血郁滞，着而不行，发为本病。本病病位在肝，常涉及脾、肾；主要病理变化为虚、毒、瘀，虚者因肝郁脾虚、肝肾亏虚，此为发病的内因，毒者乃湿热疫毒，此为致病外在因素，瘀者则责之于肝郁气滞血瘀，此为病理产物；病理性质为虚实夹杂证。

二、诊治特色

（一）辨证论治

赵文霞教授认为本病的治疗以虚则补之、实则泻之为原则，疏肝健脾补肾以扶正，清热祛湿解毒以祛邪，疏肝理气、活血化瘀以固本。临床分五型进行辨证论治。

肝郁脾虚证：症见右胁胀闷不适，或胁肋胀满窜痛，喜太息，纳呆腹胀，便溏。舌质淡红，苔白腻，脉弦细。治疗以疏肝健脾为法，方选逍遥散加减。药用柴胡、白术、白芍、当归、茯苓、薄荷、甘草、生姜等。纳差、腹胀、便溏、乏力者酌加党参、茯苓、炒白术等；恶心呕吐者加陈皮、半夏、砂仁等；气郁化火者加栀子、牡丹皮。

肝胆湿热证：症见胁肋不适或胀痛，口苦心烦，小便短赤，呕恶腹胀，或皮肤巩膜黄染。舌质红，苔薄黄或黄腻，脉滑数。治疗以清热利湿为法，方选龙胆泻肝汤或茵陈蒿汤加减。药用茵陈、大黄、栀子、牡丹皮、金钱草等。脘腹胀甚加枳实、大腹皮以疏利气机；胁痛甚加当归、白芍、延胡索、川楝子等疏肝养血、理气止痛；湿重者从藿朴夏苓汤、三仁汤中化裁；热重者从甘露消毒饮加减。

痰湿阻滞证：症见胁肋胀满，脘腹痞满，口淡，纳差，便溏，倦怠乏力。舌质淡红，舌体胖大，苔白厚，脉弦滑。治疗以健脾燥湿化痰为法，方选二陈汤合香砂六君子加减。药用半夏、陈皮、茵陈、猪苓、党参、茯苓、白术、泽兰、泽泻等。腹胀甚者加大腹皮、莱菔根理气消胀；热毒偏盛者加板蓝根、虎杖清热解毒；寒湿阴黄者，加用干姜、肉桂、苍术、生姜、大枣等以温阳化湿。

肝阴不足证：症见胁肋不适或隐痛，口干口苦，两目干涩，五心烦热。舌质红，少苔或无苔，脉弦细数。治疗以滋阴柔肝为法，方选一贯煎加减。药用北沙参、麦冬、当归、生地黄、枸杞子、川楝子、五味子、女贞子等。纳差者加陈皮、党参和胃健脾；大便干结者加火麻仁、郁李仁润肠通便；五心烦热者加牡丹皮、地骨皮清虚热。

气滞血瘀证：症见胁肋刺痛，胁下有积块，面色晦暗，倦怠乏力，纳差腹胀。舌质紫暗，有瘀斑，脉沉弦。治疗以行气化瘀为法，方选血府逐瘀汤加减。药用当归、生地黄、桃仁、红花、枳壳、赤芍、柴胡、甘草、川芎、牛膝、桔梗等。偏于气滞者常选柴胡、枳壳、佛手、延胡索、郁金、丹参疏肝理气解郁、行气止痛；偏于瘀血内结者，常将当归、郁金、川芎、炮山甲四味联用以活血化瘀；对肝脾肿大、质地坚硬者，加鳖甲、牡蛎、水蛭、土鳖虫等血肉有情之品以软坚散结、破瘀通络。

（二）临证要诀

1. 治病求本

"正气存内，邪不可干"，"邪之所凑，其气必虚"，乙肝发病内在因素是正虚，正虚包括脏腑亏虚和气血虚损两方面。

正气不足，感受湿热疫毒之邪，无力祛邪外出，邪内伏于肝，阻滞气机，或情志不舒，肝气郁结，乘克脾土，导致肝郁脾虚；肝为刚脏，体阴而用阳，热为阳邪，易灼伤肝阴，暴怒伤肝，肝肾同源，导致肝肾虚损；湿困脾阳，热灼肾阴，脾肾不足，肝脾肾三脏俱损。治疗当疏肝、健脾、补肾。酌情选用逍遥散疏肝健脾，健脾丸健脾益气，一贯煎、六味地黄汤、二至丸等滋补肝肾。

脏腑功能与气血盛衰密切相关。肝主疏泄，影响气机运动；

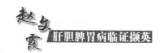

肝藏血、脾胃为后天之本、气血生化之源，肾为先天之本，藏精气，精血同源。肝脾肾功能失调，气滞不能行血而血瘀、气虚推动无力而血瘀，瘀血阻滞气机，加重气滞；气虚不能生血，气血亏虚。循环往复，病情逐步进展，终成顽疾。治疗需注重调理气血，使正复邪去。

2. 病证结合

从中医辨病治疗角度，化湿解毒是关键。乙肝病毒属中医湿热疫毒之邪，湿性黏滞，疫毒苦燥，侵袭肝脏，阻滞气机，是病情缠绵难愈的主因。因此，在治疗上当清热与化湿贯穿始终。化湿方面可选用藿香、佩兰、白豆蔻、石菖蒲、砂仁等芳香化湿和薏苡仁、茯苓、泽泻等淡渗利湿药，酌情佐用茵陈、虎杖、板蓝根、苦参、半枝莲、叶下珠、白花蛇舌草等苦寒清热之品。当应用苦寒之剂时，药味不宜过多，时间不宜过久，病退即止，以防苦寒败胃，导致湿热胶固不解。

从辨证治疗角度，行气活血是关键。肝藏血，主疏泄，体阴而用阳，性喜条达舒畅而恶抑郁，有如春天生升之特点。临证中通过疏肝，使肝胆经气条达，改善疏泄功能，使肝血充盈畅达，胆汁排泌有度。肝胆表里相关，脏腑相连，互通共济，疏肝与利胆，二者相辅相成，通降郁闭之胆气、即升清郁遏之肝气。常用疏肝药物有柴胡、郁金、香附、川楝子、金铃子、钩藤、荔枝核等；常用利胆药物有金钱草、海金沙、鸡内金、车前草、大黄、茵陈、栀子、黄芩等；常用方如小柴胡汤、大柴胡汤、茵陈四逆散、柴胡疏肝散、茵陈蒿汤等，并根据不同病症随症加减选用。久病由气入血，故在慢性乙型肝炎治疗方面酌情配伍活血化瘀之品。瘀血程度较轻则选用理气活血之品，如郁金、川芎、延胡索、川楝子等；有明显瘀血征象者则选用化瘀活血药物，如红花、牡丹皮、赤芍、三棱、莪术等；对病情日久，正气已虚，邪气渐盛者选用养血活血药物，如当归、鸡血藤、三七、丹参、水红花子等。

3. 内外合治

赵文霞教授在运用针刺、艾灸等传统疗法的基础上不断探索，先后开展脐火疗法治疗慢性乙肝所致黄疸（阴黄）、健脾护肠解毒汤中药直肠滴入治疗高胆红素血症、督灸铺灸治疗慢性乙肝免疫低下等外治疗法，进一步提高了临床疗效。并开展了关于针刺、脐火疗法治疗慢性乙肝相关病证的临床研究，为中医外治疗法的推广应用初步奠定循证学基础。

三、结语

慢性乙型肝炎属于中医"肝着""胁痛""黄疸"等范畴，本病内因是先天禀赋不足，正气虚衰，外因是感受湿热疫毒之邪；病邪内伏于肝，遇饮食、气候、情志、劳倦等因素诱发，导致脏腑功能失和，气血郁滞。本病病位在肝，常涉及脾、肾，为虚实夹杂证。在辨证论治基础上，注意治病求本，病证结合，扶正祛邪，调理气血，合理选用外治疗法，提高临床疗效。

（马素平）

第三节　辨治肝硬化临证经验

一、病因病机

肝硬化（liver cirrhosis）是临床常见的慢性、进行性肝病，是由一种或多种病因长期、反复作用形成的弥漫性肝损害。

赵文霞教授认为感受疫毒外邪、酒毒所伤、饮食不节、他病转移是肝硬化的四大主要病因。不同病因导致的肝硬化病情有所不同，治疗也有所差异。其中，疫毒外邪所致者，疫毒之邪长期稽留体内，往往与湿邪相结，从表入里，郁而不达，酿生湿热，内阻中焦，交蒸于肝胆，乘克脾土，脾胃运化失常，肝气阻滞，湿聚成痰，着而不行，日久病深，由气入血，气滞痰凝血瘀，脉络受阻，结于两胁之下，而成肝积之病。病情呈现迁延难愈并日

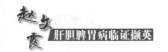
渐加重的特点，临床见慢性肝炎（乙型肝炎、丙型肝炎）病毒载量持续高水平，肝功能持续或反复异常。酒乃五谷之精华，性热而体湿，初饮性热可温经通脉，热性一过则化为湿浊，因此，少量饮酒有活血通脉之功，多饮则蕴湿成毒伤人至深。酒毒所致者，以损伤肝实质及微胆管为主，谷氨酰转肽酶、甚至胆红素升高显著，临床症状相对较轻，但病理损伤严重。即使在肝硬化失代偿阶段多数呈现饮食如常，体力不减，但内在肝脏功能却异常恶化，所谓外强中干的临床特点。当今社会物质丰富，饮食过度，营养过盛者多见。肥甘厚味太过则损伤肝脾致肝气郁滞，脾失健运，痰湿内蕴，气血阻滞，最终导致痰湿、瘀血互结于肝脏而成肝癖，久而病变由气入血，痰湿瘀互结而成肝积。此类患者多数形体肥硕，多卧少动，初期谷丙转氨酶和（或）谷草转氨酶轻度到中度升高，临床症状相对较轻，然而若病情持续进展，可发展至肝纤维化、肝硬化。

赵文霞教授认为无论哪种病因导致的肝硬化，其病位均在肝，涉及脾肾。其病机关键在于正虚血瘀，本病受邪日久，内外诸邪，侵袭肝脾，致气血逆乱，正气虚弱，日久肝脾血瘀，脉络滞塞，结于胁下，发为肝积。肝失疏泄，横逆乘脾，脾虚则不能化生气血、输布精微以濡养脏腑，土败失于运化，斡旋无力，水湿停聚腹中，肝郁日久，血行不利，化而为水，清浊相混，停聚中焦，乃成鼓胀。日久脾病及肾，肾失开阖，水道不利，则鼓胀愈甚。总体而言，肝积、鼓胀乃虚实夹杂之证，其中正虚为本，邪实为标。本虚即气血阴阳亏耗，临证可见脾气虚、肝血虚、肝肾阴虚、脾肾阳虚诸多证候；标实即气滞、血瘀、痰阻、水停等，标既是病理产物，又是新的致病因素，最终导致虚实夹杂，正气日虚，邪气日盛，而成顽疴重疾。

二、诊治特色

赵文霞教授认为不同病因肝硬化的治疗存在"存异"和

"求同"两个阶段。所谓"存异"指在病情的初始阶段应注重病因的治疗，如疫毒所伤者要注重清除疫毒外邪，在西医抗病毒的基础上，中医辨证治疗，酌情选用苦参、半枝莲、白花蛇舌草、虎杖等具有清热解毒作用的中药；酒毒所伤者要彻底戒酒，针对酒（湿）毒蕴结的病机常以辛开苦降法治之，如泻心汤、温胆汤、小陷胸汤等方，药用黄连、葛根、葛花、半夏、竹茹等；饮食过度者则劝其节食，规律运动，控制体重，针对痰、湿、瘀互结的病机特点，临证常用二陈汤加味治疗，选用决明子、竹茹、山楂、莪术、三棱、荷叶等燥湿化痰活血消脂。所谓"求同"指而病程进入肝硬化阶段以后，往往变症蜂起。此时各种不同病因的肝硬化具有共同的病机变化和病情转归，赵师提纲挈领地从肝硬化代偿期和失代偿期进行辨证论治。肝硬化代偿期阶段，正气未至大虚，邪气虽实而不甚，表现为积块较小、质地较软，虽有胀痛不适，而一般情况尚可，肝郁脾虚证最为多见。进一步发展，正气渐衰而邪气渐甚，表现为积块增大、质地较硬、疼痛持续，并有饮食日少、毛发稀疏、形体消瘦等症，常见气滞血瘀证。肝硬化失代偿期，正气大虚而邪气实甚，脾运失健，气壅湿阻，水道不利，瘀血阻于肝脾脉络，隧道不通，水气内停，常见脾虚湿盛证。湿浊不化，郁而化热，湿热互结，浊水停聚，而见湿热蕴结证，甚则可发生内扰或蒙闭心神、引动肝风、迫血妄行、络伤血溢之变。病延日久，肝脾日虚，进而累及肾脏，肾阳虚无以温养脾土，或过用寒凉药物克伐阳气，均使脾阳愈虚而成脾肾阳虚证。肾阴虚，肝木失其滋养，或过用利水剂、或素体阴虚，亦可出现肝肾阴虚，水停腹中。

（一）分期分型证治

赵文霞教授依据中医证候及西医临床分期，将肝硬化分为2期6型，代偿期2型，即肝郁脾虚型、气滞血瘀型、失代偿期4型，即脾虚湿盛型、湿热蕴结型、脾肾阳虚型、肝肾阴虚型。赵师重视证、法、方、药的一致性，遣方用药不开无名之方、无法

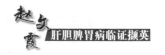
之药。

1. 代偿期肝硬化

肝郁脾虚证：常见两胁胀痛，胁下积块，脘腹痞满，疲乏无力，食欲不振，面黄无华，大便溏薄等症状。舌胖，质暗淡，舌下脉络显露，苔薄白或薄白腻，脉沉弦。治疗以疏肝理气、健脾和胃为法，方选逍遥散加减。药选柴胡、郁金、香附、白术、茯苓、陈皮、枳壳、麦芽、当归、白芍等。方中柴胡、香附、郁金等疏肝解郁，行气止痛；白术、茯苓、陈皮、枳壳、麦芽健脾和胃；当归、白芍养血敛阴，柔肝缓急。兼见瘀血者加泽兰、桃仁及失笑散活血通络，散瘀消积；若见血瘀明显者，可加三棱、莪术、水红花子、土鳖虫。

气滞血瘀证：此型患者胁下常可触及明显积块，硬痛不移，面色晦暗，蛛丝赤缕，赤掌，纳呆体倦，月事不行，毛发稀疏无华。舌质紫暗，或有瘀斑，脉弦细或细涩。治疗以行气化瘀、软坚散结为法，方选膈下逐瘀汤加减。药用当归、川芎、赤芍、牡丹皮、红花、桃仁、枳壳、香附、乌药、延胡索、五灵脂、甘草等。方中以当归养血活血，赤芍、牡丹皮、川芎、红花、桃仁活血化瘀，通利血脉；乌药、枳壳、香附行气散结，疏达气机；延胡索、五灵脂行气止痛；甘草调和诸药，益气和中。若两胁胀痛、肝郁气滞明显者，可选加白芍养血柔肝，柴胡、郁金、佛手疏肝理气；腹部胀满、大便溏薄、脾虚明显者，酌加黄芪、党参、茯苓、炒白术健脾益气；夹有痰浊者，选加远志、半夏、浙贝母。

2. 失代偿期肝硬化

脾虚湿盛证：常见腹部胀满，如囊裹水，朝宽暮急，倦怠乏力，面色苍黄，下肢浮肿，纳呆，便溏等症状。舌体胖大，舌质暗淡，苔薄白腻，脉沉迟。治疗以益气健脾、行湿散满为法，方选四君子汤合胃苓汤加减。药用党参、白术、苍术、厚朴、陈皮、桂枝、猪苓、茯苓、泽泻、生姜、大枣等。方中党参、白术健脾益气；苍术、厚朴、陈皮燥湿行气；茯苓、泽泻、猪苓合桂枝化气利水。

湿热蕴结证：常见腹大坚满，疼痛拒按，身目俱黄，色黄如橘，烦热，口渴欲饮，口苦口臭，小溲短赤，大便秘结等症状。舌质红，苔黄腻或灰黑，脉滑数。治疗以清热化湿、行气利水为法，方选茵陈蒿汤合中满分消饮加减。药用茵陈、大黄、栀子、金钱草、黄芩、黄连、知母、枳实、厚朴、大腹皮、砂仁、陈皮、半夏、姜黄、茯苓、泽泻、猪苓、车前子等。方中以茵陈、栀子、金钱草、大黄、黄芩、黄连清泻肝胆湿热；枳实、厚朴、大腹皮、砂仁行气宽中；陈皮、半夏、姜黄燥湿化痰；茯苓、猪苓、泽泻、车前子淡渗利水消肿。

脾肾阳虚证：常见腹部膨隆，青筋暴露，脘闷纳呆，神疲畏寒，肢冷浮肿，小便短少，大便溏薄，少腹冷痛，面色苍黄或黧黑等症状。舌质淡胖水滑，脉细沉微。治疗以温补脾肾、行气利水为法，方选实脾饮合真武汤加减。药用附子、干姜、桂枝、黄芪、人参、白术、茯苓、猪苓、泽泻、车前子、木香、厚朴等。方取附子、干姜温补脾肾；黄芪、人参、白术益气健脾培元；茯苓、猪苓、泽泻、桂枝助膀胱气化，淡渗利水；木香、厚朴行气以助水下行，脾肾同治，使阳气得振，寒湿得化，水道得通，水湿自化。若腹水显著可选加大腹皮、茯苓皮、抽葫芦，并重用车前子、牛膝。

肝肾阴虚证：常见腹大如鼓，按之不坚，面色黧黑，形体消瘦，五心烦热，心悸少寐，齿衄鼻衄，口舌干燥，小便短少或滴沥，甚至无尿等症。舌质红绛少津，脉细或数，按之无力。治疗以滋肾柔肝、疏利气机、养阴利水为法，方选一贯煎合达郁宽中汤加减。药用生地黄、北沙参、当归、枸杞、川楝子、白芍、柴胡、沉香、晚蚕砂、鸡内金、厚朴、香橼、白茅根、鲜葱等。方中一贯煎养阴扶正治其本，达郁宽中汤消胀利水治其标。

（二）兼证治疗

在肝硬化病变过程中，常出现黄疸、腹水、肝性脑病等病

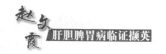

症，时常危及生命，成为辨证论治的重点。赵文霞教授对上述兼证的治疗也积累了丰富的临床经验。

1. 黄疸

黄疸是肝硬化常见兼证之一。赵文霞教授认为，黄疸之证型主要有湿热蕴结、寒湿阻遏、热毒炽盛、瘀血阻络四种。关于黄疸之辨证，赵师强调：①阳黄阴黄辨证仍然是辨证之大法。临床中黄疸患者不论寒热，常见脘闷纳呆、大便溏垢等症状，单凭肌肤黄色之晦暗鲜明、尿色之深浅，确实有阴阳不明、寒热难分、轻重难识的困惑。赵师据数十年临证心得总结出辨治黄疸之心法。阳黄易识，但难在辨热之轻重、湿之多少。辨热看大便，辨湿看舌苔，热重于湿者大便实，苔黄厚腻而干，茵陈蒿汤主之；湿重于热者大便溏垢，舌苔黄腻，茵陈四苓散主之；湿热并重者，大便黏滞，苔黄厚，甘露消毒丹主之。阴黄难辨，难在辨寒湿、虚寒。寒湿证病在经在腑，可见周身困重、头重如裹，茵陈五苓散化气利湿即可；虚寒证病在里在脏，可见大便稀溏、四肢逆冷，当予茵陈术附汤温补脾肾，化湿退黄。此诚要言不繁。②瘀血是黄疸病的重要病机。仲景《金匮要略·黄疸病脉证并治》曰："脾色必黄，瘀热以行"，无论湿热、寒湿，均深入血分才可发黄。故治疗上应从治血入手，即在清热祛湿、或温化寒湿基础上，加用活血、凉血、养血的药物，达到"祛瘀生新、黄疸自除"的目的。常用的凉血活血药物有生地黄、牡丹皮、赤芍、白茅根、小蓟、藕节等，温经活血药物有桂枝、川芎、炮姜、姜黄等，可酌情选用。辨瘀看小便，小便自利病在血分、小便不利病在气分。③"残黄"勿忘从痰论治。肝硬化常稽留小黄疸，顽固不退。赵师认为，脾失运化，水湿停聚，日久从热化炼津为痰，从寒化凝液为痰，痰阻血络，脉道不通，胆汁排泄受阻，发为黄疸。痰浊与瘀血互结，也是肝硬化形成的病机之一。治疗上常用化痰散结之法，除陈皮、半夏等药外，常选瓜蒌、皂角刺、海藻、海浮石、白矾等药。因白矾有轻微毒性，赵文霞教授主张内服量要小，以 1 ~ 3g 为宜，运用时间不可过长。

2. 腹水

赵文霞教授认为，肝硬化腹水（鼓胀）以单腹胀急为主要表现，而腹为肝、脾、肾三脏聚集之地，其病变涉及诸脏。鼓胀之病位在肝，肝之气血失调、脉络瘀阻，终致诸脏受损；木郁克土，肝病传脾，脾为三阴之长，为阴中之至阴，故鼓胀病本在脾；肝脾损伤不复，病久及肾，肾不主水，水液停蓄，故鼓胀病根在肾。总之，鼓胀病变复杂，涉及肝、脾、肾诸脏，总属虚实夹杂之证。因此，其治疗以养正消积利水为基本治法。初病治肝，治当调气活血利水，以当归芍药散为主方加减；续病在脾，治当健脾化湿利水，以实脾饮为主方加减；终则在肾，治当温补肾阳，化气行水，以济生肾气丸或真武汤为主方加减，若见肾阴虚不足，治宜滋肾柔肝、疏利气机、养阴利水，以一贯煎合达郁宽中汤加减。

阴虚鼓胀病势较重，养阴、利水相互矛盾，临证应注意以下四点：一是养阴勿腻，宜选生地黄、麦冬、玄参、沙参等滋而不腻、补而不滞之品，慎用鳖甲、龟甲滋腻之药以防壅阻气机；二要以阳行阴利小便。近人曹炳章云："凡润肝养血之药，一得桂枝，化阴滞而阳和"。在大队养阴药中少佐桂枝3g温通经脉，以助气化、行水湿，即"善补阴者于阳中求阴"，气行则水行；三是重视调理脾胃，使阴生化有源；四是忌峻下逐水剂，以防伤津竭阴加重病情。

三焦是人体水液运行的主要通道，《素问·灵兰秘典论》曰："三焦者，决渎之官，水道出焉"。赵师认为，水液代谢异常，必然因三焦决渎失司，故主张在针对病机治疗的基础上，运用宣上、畅中、渗下诸法分消走泄。宣上以开水之上源：肺气通过宣发肃降功能，参与调节周身水液代谢，肺气郁闭，通调水道失司，则可加重脾肾水液代谢的异常，从而促使肝硬化腹水的生成，并进一步妨碍肺气宣降。临证对肝硬化腹大如鼓，胸闷喘

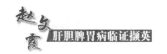

促、不能平卧，小便不利者，常选苏叶、橘皮、桔梗、杏仁等宣通肺气利水。即可通过肺的宣发功能促使湿邪从表而出，同时也因肺为水之上源，通过开宣肺气，肺的肃降有权、通调水道功能健运，又可使湿邪下行入膀胱，通过气化排出体外。畅中以调水湿之运化：脾胃是中焦气机升降出入的枢机。水湿阻滞中焦必致气机升降失调，进而困厄脾土之运化。临证见腹部胀大、按之不坚，胁下疼痛或胀满，纳差，食后腹胀，甚则呕恶，大便溏薄，尿量减少，舌苔白腻，脉弦细。水湿困于中者，治以苦热，佐以酸淡，以苦燥之。赵师常用陈皮、半夏、白术、苍术、白豆蔻、草果、大腹皮等辛苦温燥之品畅达中焦气机，使脾土恢复健运之能。渗下以利水之下泄：肾主水，司二便。肝硬化腹水后期，肾脏衰微，水湿泛滥，或外溢肌肤，或蓄于膀胱。临证可见脘腹绷急，腹大坚满，外坚内胀，拒按，下肢浮肿，尿少，皆为下焦水湿停聚征象，治以淡渗利湿，让湿邪自小便而去。常用猪苓、茯苓、生薏苡仁、泽泻、车前子、白茅根、滑石、椒目等淡渗利湿之品。

3. 肝性脑病

根据其临床表现与体征，赵文霞教授认为肝性脑病可归于"肝厥"病范畴，为肝硬化晚期的一种恶性转归，有闭证、脱证两端。其中，闭证以邪实为主，治疗及时得当尚有回转之生机；脱证以正虚为主，为正气衰竭，阴阳离决之象，多为危亡候。肝性脑病当采用中西医结合综合治疗措施。对于肝厥之闭证，赵文霞教授认为常见阴阳两证，即痰浊内闭证、痰热蒙心证。痰浊内闭证，常见精神呆滞，表情淡漠，神志迷糊，渐趋昏迷，语无伦次，懒言嗜睡，口中秽气，苔黄腻浊，脉细弦滑。治以化湿祛浊，醒神开窍，方用菖蒲郁金汤合苏合香丸。痰热蒙心证，常见发热烦躁，甚则怒目狂叫，双手震颤或抽动；神昏深重，胡言乱语，甚则重度呼吸气粗；喉中痰鸣，面色晦暗；舌质红，苔黄腻，脉滑数。治以清热化痰，息风开窍，方用黄连清胆汤合安宫牛黄丸。对于肝厥之脱证多为气阴两竭证，常见精神萎靡，嗜睡呓语，神志模糊，渐入昏迷，循衣摸床，汗出粘手，呼吸急促，舌质淡红，苔薄白，脉沉细数。当以益气养阴，固脱开窍为治法，以生脉饮合参附龙牡汤加减。

三、结语

肝硬化代偿期属于中医肝积范畴，失代偿期涉及鼓胀、吐血、便血、神昏、痉厥、黄疸等病，病因复杂，病机多变，后期变证蜂起，危象频现，历来均为疑难重症之一。本病病位在肝，涉及脾肾，旁及心肺，属正虚邪实、虚实夹杂证。气滞血瘀贯穿于疾病始终，随着疾病加重，瘀血证逐渐加重。本病辨证分2期6型，代偿期2型，即肝郁脾虚型、气滞血瘀型，失代偿期4型，即脾虚湿盛型、湿热蕴结型、脾肾阳虚型、肝肾阴虚型。兼证黄疸辨证仍以阴阳为纲，伴有瘀血、痰浊为患；腹水病机除肺脾肾功能失调外，重视三焦通调水道功能失司；肝性脑病有闭证、脱证两端，闭证以邪实为主，脱证以正虚为要。临证需谨守病机，攻补兼施，用药得法，方能奏效。

（马素平）

第四节　辨治胆汁反流性胃炎临证经验

一、病因病机

胆汁反流性胃炎主要是由于胆汁和肠液混合，通过幽门，逆流到胃，从而刺激胃黏膜产生的炎症。属中医"吞酸""痞满""胃痛"等范畴，病因病机有饮食不节，戕伤中州；或外邪内侵，损及脾胃；或忧患郁怒，肝失疏泄，横逆犯胃；以及禀赋不足，脾胃虚弱等。

赵文霞教授认为，食物的消化吸收除了需要胃受纳、腐熟功能外，还需要胃的和降、脾的运化，而脾胃之气的升降相因，平衡协调，又依赖于肝气疏泄及胆气决断。当饮食不节，脾胃受损，脾胃气机失调，或素体脾虚，痰阻中焦，胃气反逆；或情志不遂，肝失疏泄，胆气郁滞，横逆犯胃，导致中焦升降失常，胃失通降，胃气壅滞上逆，胆胃制约失调，胆汁不循常道，反流入胃，发为本病。《灵枢·四时气》记载："邪在胆，逆在胃。"证见"善呕，呕有苦"，认为"胆液泄，则口苦；胃气逆，则呕苦。"本病病位在胃，与脾、肝、肾关系密切，病机特点是虚中夹实。

二、诊治特色

（一）辨证论治

赵文霞教授认为本病的治疗以逆则顺之、亢则抑之为原则，疏肝理气、和胃降逆为主要治法。临床常分六型论治。

肝郁气滞证：常见胃脘痞满，闷塞不舒，胸膈胀满，心烦易怒，喜太息，恶心嗳气，大便不爽，常因情志因素而加重，苔薄白，脉弦。治疗以疏肝解郁、理气消痞为法，方选柴胡疏肝散加减。药用柴胡、白芍、川芎、香附疏肝解郁，陈皮、枳壳、甘草理气和中。若胀重可加青皮、郁金、木香助理气解郁之功；若痛甚者，可加川楝子、延胡索理气止痛；嗳气频作者，可加半夏、旋覆花、沉香降气解郁。

胆热犯胃证：常见胃脘疼痛，反酸烧心，口苦咽干，大便秘结，心烦失眠。舌质红，苔黄腻，脉弦滑。治疗以清胆泄热、降气和胃为法，方选清胆汤加减。药用栀子、黄连、柴胡、白芍、蒲公英、金钱草、瓜蒌清泻胆热，郁金、延胡索、川楝子理气解郁止痛，大黄利胆通腑。心烦失眠者，加丹参、炒枣仁；口渴喜饮者，加玄参、麦冬；恶心呕吐者，加姜半夏、姜竹茹；胆泥沉积者，加鸡内金、海金沙利胆排石。

气郁痰阻证：常见胃脘痞满，嗳气吞酸，咽中如有物阻，甚则半夜呛咳。舌苔白腻，脉弦滑。治疗以开郁化痰、降气和胃为法，方选半夏厚朴汤合旋覆代赭汤加减。药选半夏、厚朴、旋覆花、代赭石和胃降逆、化痰开结，人参、茯苓益气健脾治生痰之源，紫苏叶行气宽胸。

瘀血停滞证：胃脘刺痛，痛有定处，入夜尤甚，反酸烧心。舌质紫暗或有瘀斑，脉涩。治疗以活血化瘀、理气止痛为法，方选失笑散合丹参饮加减。药用五灵脂、蒲黄、丹参活血化瘀止痛，檀香、砂仁行气和胃。如痛甚可加枳壳、川芎理气活血止痛；如见黑便，可酌加白及、三七、刺猬皮收敛活血止血。

脾胃虚弱证：胃脘痞闷，喜温喜按，食少不饥，身倦乏力，少气懒言，大便溏薄。舌质淡，苔薄白，脉沉弱或虚大无力。治疗以健脾益气、升清降浊为法，方选六君子汤加减。药用人参、白术、茯苓、甘草等补中益气，陈皮、半夏理气化滞，消补兼施。若痞满较甚，可加木香、砂仁理气消痞；若脾阳虚弱，畏寒怕冷者，可加干姜、九香虫以温阳散寒；若口苦喜温饮，舌质淡红，苔白或黄，脉沉弦者，可用半夏泻心汤加减，辛开苦降，寒热并用，补泻兼施。

胃阴亏虚证：胃脘灼痛，饥不欲食，口燥咽干，口渴思饮，消瘦乏力，大便干结。舌嫩红少津或光剥无苔，脉沉细数。治疗以养阴益胃、和中止痛为法，方选益胃汤合芍药甘草汤加减。药用沙参、麦冬、生地黄、玉竹养阴益胃，芍药、甘草和中缓急止痛。若舌体大，边有齿痕等气阴两虚证者，可加太子参益气生津；若兼饮食停滞，可加神曲、山楂等消食和胃；若痛甚者可加香橼、佛手；若脘腹灼痛，嘈杂反酸，可加左金丸；若胃热偏盛，可加生石膏、知母、芦根清胃泄热；若日久胃阴虚难复，可加乌梅、木瓜等酸甘化阴。

（二）临证要诀

1. 疏肝利胆

赵文霞教授认为，脾胃气机升降与肝主疏泄、胆主决断密切

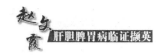

相关，肝失疏泄、胆气郁滞是形成本病的重要因素，疏肝利胆是本病的重要治法。在辨证论治基础上，应酌加疏肝利胆之品。若胆气不疏，胆汁不循常道，逆流入胃，可见脘胁胀痛、呕吐苦水等症，治疗酌加柴胡、枳壳、青皮、香附等疏肝利胆。若邪热侵胆，横逆犯胃，可见口干口苦、大便干结等症，可酌加黄芩、大青叶、蒲公英、金钱草、大黄等以清热利胆。

2. 和胃降逆

胃为水谷之海，主通降，传化物而不藏，以降为顺，不降为滞，反升为逆。临证常见纳呆、呕恶、嗳气、反酸等症。胃失和降为本病核心病机，和胃降逆为核心治疗方法。治疗当分辛开苦降、重镇降逆、和胃降逆。口苦嘈杂、呕吐酸水、不喜温饮，选黄连与吴茱萸、黄芩与半夏、黄连与枳实、厚朴等辛开苦降；如胃脘痞硬、嗳气呕吐、舌苔白腻、脉缓或滑者，选旋覆花、代赭石重镇降逆、消痰下气；如有胃脘痞满、泛吐酸水、喜温饮者，酌加柿蒂、刀豆子温中下气、和胃降逆。

3. 寓降于升

赵文霞教授特别指出，脾胃居中，为人一身气机升降之枢纽，气机升降相因，欲降先升，升降有序，气机始能调和。和胃降逆同时，需注意寓降于升。一是健脾升清，临证见纳差、乏力、便溏等症，酌加党参、白术、茯苓等健脾益气之药。二是理气宽中，临证见胃脘痞满、嗳气不畅、舌苔白腻、脉弦滑者，常在一派降逆药中，酌加紫苏梗等疏理气机。

4. 内外同治

《灵枢·官能》云"针所不为，灸之所宜"。赵文霞教授认为针灸可迅速缓解本病症状。实证多选内关、足三里、中脘穴，虚证多选脾俞、胃俞、肾俞、膻中穴，配曲池、合谷、天枢、关元、三阴交等穴，每次留针时间为30分钟左右。对于反复发作，症状比较持久者，常选用肝俞、胆俞、胃俞、中脘、足三里、内关等穴，行穴位埋线治疗。

5. 生活调摄

饮食不节、情志失调是诱发或促使本病加重的重要原因，改变生活方式，饮食规律、限制饮酒、忌辛辣刺激饮食、避免过饱，心情舒畅，对于预防本病发生，具有重要意义。

三、结语

胆汁反流性胃炎属于中医痞满、胃痛、吞酸等范畴，受饮食、情志等因素影响，反复发作，难于根治。本病病位在胃，涉及脾、肝、胆，为虚实夹杂证。在辨证论治基础上，合理使用疏肝利胆、降气和胃、寓降于升等治法，结合针灸等外治疗法，常获奇效。保持良好生活习惯，调畅情志，是预防复发的关键。

（马素平）

第五节　辨治幽门螺杆菌相关性胃炎临证经验

一、病因病机

幽门螺杆菌（Helicobacter pylori，Hp）感染后发生的胃黏膜炎症称为 Hp 相关性胃炎，临床表现缺乏特异性，赵师通过较大样本临床观察发现，其多属中医"痞满病"范畴，发病主要与以下因素有关：

1. 邪毒感染

Hp 多是外感而入，虽然关于其病邪性质各家尚有争议，但多数学者认为当属湿热病邪。赵师通过大样本临床观察，发现 Hp 相关性胃炎患者舌质多红，甚至呈绛色，舌体常有芒刺出现，舌苔多腻，典型者呈黄腻苔，这些均提示 Hp 感染不仅性偏湿热，而且带有热毒性质。

2. 气机失调

脾胃属于中焦，系全身气机升降的枢纽。正常情况下脾以升为健，胃以降为和。脾胃气机升降功能的维持，尚有赖肝胆疏泄

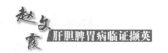

功能的正常，故《素问·宝命全形论》云："土得木而达"。若肝胃失和，胃气不降，则易出现脘腹痞满、反酸嘈杂诸症，且胃气不和易导致气滞水停，郁久化热，故本病患者舌质多呈红色，舌苔偏于黄腻，究其病机关键在于脏腑的功能失调，气机紊乱，肝气犯胃夹有湿热为患。

二、诊治特色

赵师认为，本病证型以肝气犯胃兼湿热者证较多，基本病机为少阳枢机不利，肝气犯胃，胃气不和，湿热留存，治疗多疏肝和胃，和解少阳，开结除痞，清利湿热，以兼顾肝胆脾胃等脏间的平衡关系。赵师经多年临床探索，组创了针对本病主要证型肝气犯胃兼有湿热证的临床验方——加味柴胡四逆汤。该方由小柴胡汤、四逆散、半夏泻心汤等方组成，具有厥阴少阳同治、肝胆脾胃兼顾的优势，经多年临床应用，疗效显著，现将该病诊治要点简述如下。

1. 痞满病肝气犯胃兼有湿热证诊断要点

胃脘痞满，胸胁胀满或疼痛，心烦易怒，善太息，口苦口黏，食少纳呆，舌质红，或有芒刺，舌苔黄腻，脉弦滑。

2. 加味柴胡四逆汤处方组成

醋柴胡 6g，炒白芍 15g，炒枳壳 10g，黄芩 10g，黄连 10g，党参 15g，清半夏 15g，鸡内金 10g，炒山楂 15g，炒神曲 15g，炒麦芽 15g。

3. 加减

伴反酸、烧灼感，加吴茱萸 3g，海螵蛸 30g，煅瓦楞 30g；若胃镜提示胃黏膜糜烂者，另加浙贝母 10g，白及 6g；上腹饱胀、频繁呃逆者加柿蒂及刀豆子各 15～30g；脘腹胀满、攻撑作痛，因情志诱发而加重者，加钩藤（后下）3g，川楝子 6g，延胡索 10g；病程较久，伴胃脘刺痛者，加五灵脂 10g，蒲黄 12g。

三、结语

Hp 相关性胃炎多属中医痞满病，常由邪毒感染、脏腑气机失调而发，主要病机在于肝气犯胃，胃失和降，临床以肝气犯胃兼湿热证较为常见。赵师常以加味柴胡四逆汤化裁治疗，该方由小柴胡汤、四逆散、半夏泻心汤加减组成，功能疏肝和胃，和解少阳，开结除痞，清利湿热，随症加减药物，无论是消除症状还是提高 Hp 转阴率，均具有良好的效果。

（陈海燕）

第六节　辨治慢性晨起腹泻临证经验

一、病因病机

晨起腹泻是肠易激综合征（irritable bowel syndrome，IBS）的一个常见临床类型，主要表现为早晨起床即腹泻，便意急迫，便质稀薄，或伴肠鸣腹痛，病情常反复发作。本病西医发病机理不明，常被认为与胃肠动力异常、内脏感觉异常、精神因素或感染有关。张景岳在《景岳全书·泄泻》中说"泄泻之本无不由于脾胃。"具体到本病，赵师认为还与肝郁有密切关系，其病因病机简述如下：

1. 禀赋异常

赵师认为禀赋异常是本病的易感因素之一，在诸多异常禀赋中肝郁脾虚尤为多见，在发病中的作用更为重要。肝郁性格之人敏感多疑、心胸狭隘、内向孤僻、遇事多思、浮想联翩、百思不解，加重肝郁。《素问·五运行大论》有云："气有余，则制己所胜而侮所不胜。"按照五行生克关系，肝木为克脾土之脏，故在肝郁脾虚的情况下，更易发生对脾脏的过度克伐，使其运化功能失职，水谷不分，混杂而下，故清代李冠仙于《知医必辨·论肝气》中指出："人之五脏，惟肝易动而难静。其他脏有病，不

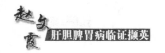
过自病，亦或延及别脏，乃病久而生克失常所致。惟肝一病，即延及他脏。"

2. 遇触诱发

赵师认为，肝郁脾虚为本病发病提供了病理基础，但多数病人发病常有一定的诱发因素，或情志刺激，或压力过大，都会加重肝郁程度，从而打破肝脾两脏之间的平衡关系，加重肝木对于脾土的过度克伐，使脾失运化，而腹泻发作。同时此点也很好地解释了本病病情反复的原因，以及预防复发、巩固疗效的治疗重点在于恢复肝木脾土之间的正常关系。

二、诊治特色

1. 首先应与五更泻鉴别

五更泻腹痛泄泻常发生于黎明之前，时间上早于本病，另外可伴形寒肢冷，腰膝酸软等症，而本病则少有上述症状。

2. 诊断要点

患者平素性格内向敏感，情绪刺激、压力过大时易发，发则起床即作，便意急迫，肠鸣腹泻，便质稀薄，泻下痛减，大便或先秘后溏，或溏结不调，或夹少许泡沫，反复发作，舌质淡，苔白腻，脉弦细。

3. 处方用药

赵师临床常选用四逆散合痛泻要方加减化裁，具体药物如下：醋柴胡 6g，炒白芍 12g，炒枳壳 12g，陈皮 12g，炒白术 15g，防风 15g，炒山药 15g，葛根 6g，炒薏苡仁 30g，五倍子 15g。若患者泻下较重伴肛门坠胀者，可加桔梗 10g 以宣肺升提；若肝木克伐脾土太过，伴脘腹疼痛者，可加钩藤 3g 后下，以平肝缓急。

4. 预防调摄

因本病常易反复发作，故平素生活调摄对于巩固疗效、预防复发格外重要。首先要告诫患者本病发作与情志相关，平素应注意调节情绪，减轻压力，以减少病情反复。其次应尽量避免可能与本病进展有关的因素，如进食生冷油腻、劳累过度等。为调整肝脾之间的平衡关系，病情平稳之后，平时可常服逍遥丸、健脾丸等中成药，以巩固疗效，减少复发。

三、结语

赵文霞教授认为本病发作主要在于肝郁脾虚基础上，反复触发因素刺激而致，治疗当以疏肝健脾，化湿止泻为则，方选四逆散合痛泻要方加减化裁。同时平素的情绪疏导、健脾疏肝中成药物的使用，对于巩固疗效，减少病情复发亦具有重要作用。

（陈海燕）

第七节　辨治功能性便秘（虚秘）临证经验

一、病因病机

便秘是指由于大肠传导功能失常导致的以大便排出困难、排便时间或排便间隔时间延长、粪质干硬为临床特征的一种大肠病证。赵师认为其病因与外邪、饮食、年龄及情志相关，主要包括外感寒热之邪、内伤饮食、情志不遂、病后体虚、阴阳气血不足等。基本病机为大肠传导失常，病位在大肠，同时与肺、脾、胃、肝、肾等脏腑功能失调有关，如《灵枢·杂病》曰："腹满，大便不利……取足少阴；腹满……不能大便，取足太阴"。形成便秘的基本病机是邪滞大肠，腑气闭塞不通或肠失温润，推动无力，导致大肠传导功能失常。辨证以寒热虚实为要点。

由于其气血阴阳虚损的不同，其临床表现各异，证治有别。但其共同点为：由于腑气不通，浊气不降。便秘常可引起腹胀，腹痛，头晕头胀，食欲减退，睡眠不安等症，便秘日久，可引起肛裂、痔疮。

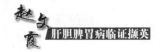
二、诊治特色

便秘治疗当分虚实而治，原则是实证以祛邪为主，虚证以养正为先。对于虚性便秘，赵师依阴阳气血亏虚的不同，主用滋阴养血、益气温阳之法，酌用甘温润肠之药。虚性便秘，大便干结，排便困难，也可用下法，以润下为基础，以缓下为宜，以大便软为度。不得一见便秘，便用大黄、芒硝、巴豆、牵牛之属，以防愈下愈结。

赵师临床常以"以补开塞法"治疗虚性便秘，扶正以达邪。此处之"补"为补益之意，"塞"指大便闭塞不通的症状。以补开塞，是指用补益药物来治疗具有闭塞不通症状的虚证。适用于因体质虚弱，脏腑精气功能减退而出现闭塞症状的真虚假实证。如脾气虚弱，出现纳呆、脘腹胀满、大便不畅时，乃因脾气虚衰无力运化所致，当采用健脾益气的方药治疗，使其恢复正常的运化及气机升降，则症自减。因此，以补开塞，主要就是针对病证虚损不足的本质而治。适用于脾虚阳气不足而不健运者。《素问·至真要大论》曰："塞因塞用，通因通用，必伏其所主，而先其所因。"

具体应用为"补虚四法"，即以"塞因塞用"法治气虚便秘、补血润肠法治疗血虚便秘、增水行舟法治疗阴虚便秘、温阳益肾法治疗阳虚便秘。

（一）"补虚四法"治虚秘

1. "塞因塞用"法治气虚便秘

中医气虚型便秘与西医迟缓型、直肠型便秘类似，属习惯性便秘与顽固性便秘。赵师善用"塞因塞用"之中医反治之法治疗虚性便秘。所谓塞因塞用，指因塞证而用塞法。前"塞"为塞法，指补养固涩；后"塞"为塞证，指本虚标实之满胀不通的病证。"塞因塞用"属中医反治法之一，即采用方药性质顺从疾病假象，比如大便闭塞不通看似"腑实证"，应该用"通泻"之法治疗，实则为"脾气虚弱、运化无力"的假象，应治以补益之法治之。

气虚便秘症状主要是便秘日久，虽有便意，但临厕排便困难，需努挣方出，粪质并不干硬，挣得汗出短气，便后乏力，体质虚弱，面白神疲，肢倦懒言，或见心悸失眠，头晕目眩，形体消瘦，手足发麻，舌淡苔白，脉细无力或脉弱。此病源于久病、重病、劳累过度，元气耗伤太过；先天不足，后天失养，致元气生成匮乏；年老体弱，脏腑机能减退而元气自衰，气虚则气的推动、固摄、防御、气化功能减退，或脏器组织机能减退。推动无力，魄门难启，糟粕不行而成便秘。治法以补气润肠、健脾升阳为法，方选补中益气汤加味。方中黄芪大补脾肺之气，为主药，并加人参、白术，"中气足则便尿如常"。若气虚较甚者，可选用红参；若气虚下陷脱肛者，则重用柴胡、升麻；若肺气不足者，可加用生脉散；若日久肾气不足，可用大补元煎，或以补中益气汤合六味地黄汤治疗。若肺脾两虚，则加肉苁蓉、麦芽、桑椹、熟地黄、怀牛膝、怀山药、枳壳、白蜜等。

赵师总结气虚便秘具有以下特点：①必有虚象。如舌质淡，舌体胖大，脉象沉细。②大便次数减少，排便困难，但粪质并不干硬。③结合现代医学检查，结肠造影可提示结肠冗长，肠黏膜脱垂、会阴下垂等表现。排粪造影可显示直肠黏膜脱垂、直肠内套叠、直肠前突、会阴下降等表现。

值得注意的是，赵师应用补中益气汤加减治疗气虚便秘。白术用量多偏大，少则30~60g，多则120g左右，且必加枳壳，欲升先降，含枳术丸之意。白术有健脾益气，燥湿利水，固表止汗、安胎之功效，为健脾益气、苦温燥湿的代表性药物。因其性燥，《中药学》教科书在白术的使用中指出，阴虚内热或津液亏耗燥渴者慎用，因而临床用来治便秘者甚少。赵师治疗虚性便秘均重用生白术，健脾益气，运化脾胃，配伍养阴、行气、润肠通便之品，临床疗效显著。现代研究认为便秘不仅只是大肠传导失职所致，便秘与脾胃运化功能密切相关。现代药理研究发现白术

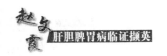
具有调节胃肠运动的功能。重用生白术，健脾益气，运化脾胃，实为治本之图。

2. 补血润肠法治疗血虚便秘

赵师认为，血虚便秘病因病机为血虚精亏，肠失濡养，因津血同源，津血亏虚不能润泽肠道而导致血虚肠燥。血为气之载体，血虚日久必然导致气虚，气虚则推动乏力，进一步加重便秘症状。血虚便秘临床症状主要有大便干结，排出困难，面色无华，心悸气短，健忘，口唇、爪甲颜色淡白，脉细。治疗以养血滋阴、润燥通便为法，方选润肠丸或八珍汤加减。方中当归、生地黄滋阴养血，火麻仁、桃仁润肠通便，枳壳引气下行。可加玄参、当归、枸杞子养血润肠。若兼气虚，可加白术、党参、黄芪益气生血，若血虚已复，大便仍干燥者，可用五仁丸润滑肠道。

3. 增水行舟法治疗阴虚便秘

热病之后，或杂病日久，伤耗阴液；情志过极，火邪内生，久而伤及阴精；房事不节，耗伤阴精；过服温燥之品，使阴液暗耗，血虚津少，肠腑失濡；阴液亏虚，肠失滋养，无水行舟，而成便秘。阴虚便秘临床主要症状为大便干结，如羊屎状，形体消瘦，头晕耳鸣，心烦失眠，潮热盗汗，腰酸膝软，手足心热、口燥咽干、喜冷饮，舌红少苔，脉细数。治疗以滋阴润肠通便为法，方选自拟滋阴润肠方加减。方中以生地黄、玄参、麦冬增液行舟，当归、白芍滋阴养血，并加用肉苁蓉、火麻仁、郁李仁、柏子仁、桃仁、杏仁等润肠通便。若胃阴不足，口干口渴者，可用益胃汤；若肾阴不足，腰酸膝软者，可用六味地黄丸。《景岳全书》云："治阴虚而阴结者，但壮其水，则泾渭自通"。赵师临床多采用增水行舟法，自拟滋阴润肠方，滋阴、生津、润肠同步，使热清便畅、津调而便利。

4. 温阳益肾法治疗阳虚便秘

素体阳虚或后天过食生冷，久用苦寒，寒凉伤中，或年老体弱，久病不愈，禀赋不足，均可致脾阳虚弱，肾阳不足，命门火衰，温煦无权，不能化生津液，滋润肠道，则阴寒内结，传导失利，糟粕难出，而成便秘。尤其是长期服用苦寒类泻剂，易损伤中阳，导致脾胃之气虚弱，运化失司，气血津液生化乏源，大肠传送无力，糟粕传导失常形成便秘。《景岳全书·秘结》曰："凡下焦阳虚，则阳气不行，阳气不行，则不能传送而阴凝于下，此阳虚而阴结也。"此类便秘患者多见于年轻女性或老年人。阳虚便秘常见症状有：大便或干或不干，皆排出困难，小便清长，面色㿠白，四肢不温，腹中冷痛，得热痛减，腰膝冷痛，舌淡苔白，脉沉迟。治疗以温阳益肾润肠为法。方选济川煎加减。方中肉苁蓉、牛膝温补肾阳，润肠通便；当归养血润肠；升麻、泽泻升清降浊；枳壳宽肠下气。如肾阳虚弱明显则以右归丸合济川煎加减。若老人虚冷便秘，可用半硫丸。若脾阳不足，中焦虚寒，可用理中汤加当归、芍药。如果患者阳虚阴寒则以经验方加减治疗，药选肉苁蓉、当归、火麻仁、沉香、肉桂、熟附子、乌药、生地黄、杏仁、决明子等。如果患者脾虚津少、肾虚寒秘则以温脾汤加减治疗。

（二）"医养结合"固疗效

赵师认为，年老体弱及产后病后等体虚便秘，多为气血不足，阴寒凝聚，治疗宜缓缓图之，难求速效。故临床对于慢性虚性便秘，赵师更强调"医养结合"，"医"指医疗措施，包括内服药物、中医外治等，如上所述；"养"指生活调养，包括饮食、运动、情志调节、生活起居等。

饮食提倡均衡饮食。便干量少者，适当多食富含纤维素的粗粮、蔬菜、水果、避免辛辣燥火之食。便秘发作期间，可先食低渣半流质饮食，禁食蔬菜及水果；后改为低渣软食。适当增加脂肪，脂肪有润肠的作用，脂肪酸可促进肠蠕动，有利于排便，但不宜过多。主张多饮水，保持肠内粪便湿润，以利通便，如早晚饮含蜂蜜的水等。禁食刺激食物，禁止饮用烈酒、浓茶、咖啡及

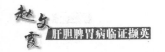

食用辣椒、咖喱等刺激性食品。戒烟酒。

增加体力活动，加强腹肌锻炼，避免久坐少动。适量的运动以医疗体操为主，可配合步行、慢跑和腹部的自我按摩。适当的体位治疗，如膝胸位、爬行、游泳等，有利于减轻盆腔压力。

应保持心情舒畅，戒忧思恼怒。养成定时排便的习惯。

三、结语

总之，赵文霞教授治疗虚性便秘主要是通过调节全身气机升降，分别采用补气、养血、滋阴、温阳等法，以恢复大肠传导之功能，而非一味用攻下药物。赵师对于虚性便秘的治疗特色，恰恰体现了中医"治病求本"的真正宗旨。

（刘晓彦）

第二章

用药心悟

赵文霞教授擅于运用中医药治疗肝胆脾胃疾病，遣方用药，特色鲜明，疗效显著。

第一节　单味药

赵文霞教授用药见解独特，与其常规用法迥异，常取到意想不到的疗效，现选 10 味药物分述如下，以飨同道。

一、水红花子散结利水治鼓胀

（一）应用经验

水红花子始载于《名医别录》，原名荭草、荭草实，至《滇南本草》始命名为水红花子，为蓼科植物红蓼的干燥成熟果实。性寒、味咸。《本草汇言》："消血积，化癖散疬之药也。善消磨，能入血分，逐留滞，去痞气……"赵师常取其活血化瘀、散结利水之效，将其用于治疗肝硬化腹水。

细观赵师运用水红花子所治肝硬化腹水病证，多为湿热疫毒之邪内侵，阻于肝络，肝失疏泄，肝气郁滞，肝血瘀阻，结于胁下，发为肝积；肝郁乘脾，脾失健运，病久累及于肾，肾失开阖，气滞血瘀，水停于腹而成的鼓胀。因此赵师治疗鼓胀常在辨证论治基础上，加用活血化瘀、软坚散结、利水清热药，其中水红花子为首选，其具有化瘀消癥利水作用，从而使脉道通利，减轻肝脏瘀血现象，促进腹水的消退。且水红花子性寒，尤其适用于肝脾血瘀、兼有水热蕴结之鼓胀患者。伴胁肋疼痛者，加延胡索，川楝子以理气止痛；湿热黄疸明显者，加茵陈、薏苡仁祛湿退黄；伴阴虚者，加玉竹、石斛。通过与水红花子的化瘀消癥利水作用相结合，恰好切中本病瘀血内阻的病机关键。同时现代药理研究发现，水红花子活血化瘀作用可有效地扩张肝血管，改善肝脏血液循环，防止肝脏细胞的坏死，抑制肝纤维化的进程，降低门脉压力，抑制腹水的产生。

赵师指出，由于水红花子性寒，活血消癥作用较强，临床使用时需注意，本药不适宜病久气血阴阳俱虚患者，以防过度耗伤正气，影响预后。

（二）典型案例举隅

邢某，女，57 岁，2008 年 5 月 11 日初诊。主诉：间断腹胀、右胁不适 3 年，加重 1 月。3 年来间断腹胀、右胁不适，劳累后明显，齿衄，口苦，纳差，乏力。面色晦暗，赤掌，颈胸部赤丝血缕，腹大坚满，腹壁青筋显露，胁下积块，固定不移，舌质暗，苔薄黄，舌下脉络迂曲，脉细涩。既往史：发现乙型肝炎 12 年。辅助检查：彩超：①肝硬化；②脾大（门静脉内径 15mm，脾厚 57mm）；③腹水（下腹部水深约 90mm）。肝功能：谷丙转氨酶 32U/L，谷草转氨酶 42U/L，谷氨酰转肽酶 36U/L，白蛋白 30.4g/L，总胆红素 51μmol/L。

中医诊断：①鼓胀（肝脾血瘀证）；②肝积。西医诊断：肝炎肝硬化（乙型，失代偿期，活动性），腹水。

治则：活血消积，化瘀利水。

处方：赤芍 15g，川芎 15g，当归 10g，制鳖甲 10g，水红花子 30g，三七粉（冲服）3g，牡蛎 30g，土鳖虫 10g，大腹皮 30g，白茅根 30g，党参 15g，茯苓 15g，白术 15g，鸡内金 15g，甘草 6g。7 剂，水煎服，日 1 剂。

二诊：2008 年 5 月 18 日。腹胀减轻，尿量增加，右胁不适及纳食较前好转，仍有乏力、气短，上方加升麻 9g，15 剂，水煎服，日 1 剂。

三诊：2008 年 6 月 19 日。患者诉诸症基本缓解，复查彩超：少量腹水（下腹水深 38mm）；肝功能：谷丙转氨酶 32U/L，谷草转氨酶 37U/L，谷氨酰转肽酶 37U/L，白蛋白 34.2g/L，总胆红素 38μmol/L。

四诊：2008 年 8 月 10 日。复查彩超：①肝硬化；②脾大（门静脉内径 13.1mm，脾厚 55mm）；③腹水（下腹水深 18mm）。予以鳖甲煎丸 3g，日 3 次，口服；健脾丸 6g，日 3 次，口服，巩固治疗。

按语：患者以腹胀、右胁不适为主诉就诊，面色晦暗，腹大坚满，腹壁青筋显露，胁下积块，固定不移，结合舌苔脉象，辨证为肝脾血瘀之鼓胀，患者口苦、舌苔薄黄，兼有湿热之象。治当活血消积、化瘀利水，兼以清热。初诊给予调营饮为基础方，加水红花子、制鳖甲、牡蛎、土鳖虫等以活血消积、软坚利水，四君子汤健脾益气防活血药克伐正气。其中水红花子化瘀消癥利水，兼以清热，标本兼治。三诊见诸症俱减，复查彩超可见腹水减少。四诊彩超可见门静脉内径及脾厚度减小，这也是反映门脉高压症有改善迹象，可见辨证用药，紧扣病机，可获良效。

（马素平　崔倩倩）

二、白矾化痰祛瘀疗黄疸

（一）应用经验

白矾始载于《神农本草经》，为硫酸盐类矿物明矾石加工提炼制成。《本草纲目》："白矾性寒，味酸、咸。"归肺、脾、肝、大肠经。外用解毒杀虫、燥湿止痒，内服止血、止泻、止痰。赵师用白矾内服主治顽固性黄疸。

顽固性黄疸指胆红素反复升高或持续升高超过半年以上，并排除肝内外梗阻、占位等病变的黄疸。患者多有慢性肝病基础，以酒精性肝病和乙型肝炎肝硬化最为常见。经过治疗，其肝脏炎症趋于稳定，但总胆红素持续波动。关于运用白矾治疗黄疸，其实早在古籍中已有明确的记载。如《金匮要略·黄疸病脉证并治》第十四条："黄家日晡所发热，而反恶寒，此为女劳得之。膀胱急，少腹满，身尽黄，额上黑，足下热，因作黑疸。其腹胀如水状，大便必黑，时溏，此女劳之病，非水也，腹满者难治，硝石矾石散主之。"其中提到的矾石，历代医家多数认为即白矾。《长沙药解》："矾石，入足太阴脾、足太阳膀胱经，善收湿淫，最化瘀浊，黑疸可消。"

赵师认为，顽固性黄疸患者多为病久，湿热毒邪久羁生痰，湿热痰瘀交阻凝结，脉络瘀阻，胆道不通，黄疸缠绵而难消，白矾入脾、膀胱经，可燥湿化痰，解毒祛瘀，正中黄疸病机湿、毒、瘀、痰之关键。现代药理有动物实验显示白矾具有利胆的作用，相关临床研究也发现白矾对治疗肝硬化引起的黄疸具有较好的疗效。赵师在治疗顽固性黄疸时，常在辨证用药的基础上，加用白矾内服以燥湿化痰祛瘀，利水通胆退黄。据赵师经验，白矾用于此处，需掌握以下要点：①阴虚胃弱，无痰热者忌服。②白矾大剂量内服可引起口腔灼伤、呕吐腹泻、虚脱等症，故赵师用之剂量较小，一般为 1～3g，中药汤剂或水溶解后服。③白矾被食用后，基本不能排出体外，其中含的铝不是人体需要的微量元素，过量摄入会影响人体对铁、钙等成分的吸收，因此应中病即止，不宜长期使用。

（二）典型病例举隅

路某，女，62 岁，2014 年 5 月 21 日初诊。主诉：持续身目黄染 5 年余。患者 5 年前无明显诱因出现身目黄染，总胆红素最高达 120μmol/L，经治疗后肝功能改善，总胆红素持续波动在 40～60μmol/L 之间，伴右胁不适，乏力，口苦，时有胃脘胀满，纳差，眠可，大便调，小便黄。舌质暗，舌体大，苔薄黄腻，舌下脉络显露，脉弦滑。辅助检查：彩超：①肝硬化；②脾大；③胆囊壁毛糙。乙肝标志物 HBsAg、HBeAb、HBcAb 阳性。肝功能：谷丙转氨酶 46U/L，谷草转氨酶 56U/L，谷氨酰转肽酶 57U/L，白蛋白 39.2g/L，总胆红素 53.1μmol/L。

中医诊断：黄疸（正虚邪恋证）。西医诊断：肝炎肝硬化（乙型，代偿期，活动性）。

治则：益气健脾，化痰祛瘀。

处方：党参 15g，茯苓 15g，白术 15g，陈皮 15g，半夏 15g，薏苡仁 30g，白矾（溶水服）2g，金钱草 15g，郁金 15g，鸡内金 15g。7 剂，水煎服，日 1 剂。

二诊：2014 年 5 月 30 日。黄疸、乏力及纳食较前好转，偶有情绪不佳时右胁隐痛，复查肝功能：总胆红素 38μmol/L；上方去白矾，加石菖蒲 10g，炒枳壳 12g，香附 10g，14 剂，水煎服，日 1 剂。

三诊：2014 年 6 月 20 日。余症基本缓解，偶有右胁隐痛，复查肝功能：谷丙转氨酶 32U/L，谷草转氨酶 42U/L，谷氨酰转肽酶 52U/L，白蛋白 43g/L，总胆红素 24μmol/L。守上方，14 剂，水煎服，日 1 剂。

按语：患者以持续身目黄染为主症，彩超示肝硬化，肝功能示总胆红素 53.1μmol/L，结合病史、舌苔、脉象，诊断为肝硬化基础上的顽固性黄疸，中医诊断属黄疸，正虚邪恋证。患者感受湿热疫毒之邪日久，肝脾受损，脾虚生痰、湿聚生痰、热灼津液生痰，痰湿阻滞血脉又可致瘀，故见正虚邪恋之候。治当益气健脾、燥湿化痰、祛瘀退黄，给予四君子汤健脾扶正，加白矾燥湿化痰、祛瘀退黄，配合二陈汤、三金散（金钱草、郁金、鸡内金）增强燥湿化痰、利胆退黄之效。二诊见黄疸降低，停白矾，改为石菖蒲化痰燥湿，加枳壳、香附以疏肝行气。三诊见诸症减轻，复查肝功能可见总胆红素逐渐下降，继续益气健脾、化痰燥湿巩固疗效。对于此类黄疸患者，要注意准确辨证，紧扣病机，

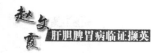

用药精当，则悉症自除。

（马素平　崔倩倩）

三、生白术通便利水有奇效

（一）应用经验

白术始载于《神农本草经》，为菊科植物白术的根茎。《本草经集注》记载："术，味苦、甘，温，无毒"。《汤液本草》记载其归经为"足阳明、足太阴"。功能主治：益气健脾、燥湿利水、止汗、安胎。赵师擅长将生白术用于治疗便秘（气虚秘）及肝硬化腹水（肝肾阴虚证）。

1. 便秘（气虚秘）

赵师将生白术用于便秘（气虚秘）之证，与其主治功能似乎不太相关，其实生白术用于治疗便秘在古籍中早有记载。张仲景《伤寒论》，云："伤寒八九日，风湿相搏……桂枝附子汤主之。若其人大便硬，小便自利者，去桂加白术汤主之"；《景岳全书》称冬术甘而柔润；《本经逢原》认为"白术甘温味厚，阳中之阴，可升可降，入脾胃二经……白术得中宫冲和之气，补脾胃药以之为君，脾土旺则清气升而精微上，浊气降而糟粕输"。著名老中医魏龙骧在《中医杂志》上发表了"医话四则"一文，也明确提出"白术通便秘"，现代多项研究发现生白术能滋液润燥而通便，用于肠燥便秘。赵文霞教授所治便秘者，多由气虚肠燥所致，症多见大便质地不干硬，虽有便意，但排便困难或用力排便则汗出短气，伴见便后乏力或汗出。赵师认为久病体虚之人，阴虚不润，血虚不荣，阳虚不煦，久则气血阴阳俱亏，大便艰涩，因过用番泻叶、大黄、芦荟等通下之药易耗伤气机，故治疗在补中益气汤的基础上，加大剂量生白术以益气滑肠通便，从而达到补益中焦之气，气机推动有力，大便通畅的效果。据赵师经验，白术用于此处主要需掌握以下要点：①便秘属气虚肠燥者，用之效果最优；②白术应生用，其滑肠通便作用最强；③剂量宜大，赵师常用量至少 30～60g，最多可用至 100g。

2. 鼓胀（阴虚水停证）

赵师擅长将生白术用于肝硬化腹水即鼓胀阴虚证者，这也与生白术临床常用不太相似。

《本草正义》指出白术"虽苦温能燥，而亦滋阴液"，即白术有健脾利水之功而无劫阴之弊。临床研究也发现白术的健脾利湿之功，治疗鼓胀有较好的疗效。赵师所治阴虚型鼓胀，因病久湿邪内蕴，郁久化热，耗伤阴液，则肝肾之阴亏虚，脾胃津伤，治宜柔肝体，补肝用，健脾生津。《沈氏尊生书》亦指出"鼓胀病根在脾""补肾不如补脾"。因此赵师认为脾胃为后天之本，气血津液生化之源，治疗阴虚鼓胀时，在滋阴祛湿利水的基础上，加用生白术健脾使阴津生化有源，同时利水而不伤津。现代药理研究也发现生白术能够升高白蛋白，降低球蛋白，调整白球比，从而促进腹水的消退。根据赵师经验，治疗阴虚型鼓胀生白术剂量较大，一般用量 30g，以加强健脾利水生津的效果。

（二）典型病案举隅

1. 便秘（气虚秘）

李某，女，76 岁，2010 年 8 月 27 日初诊。主诉：间断便秘、腹胀 8 月余。大便质可，量少，排便困难，2～3 日一行，腹胀，进食后明显，时有乏力，气短，纳差，不思饮食，眠差。舌质淡红，舌苔白，脉细弱。

中医诊断：便秘（气虚秘）。西医诊断：功能性便秘。

治则：益气健脾，润肠通便。

处方：生白术 30g，生黄芪 15g，党参 15g，陈皮 15g，升麻6g，柴胡 6g，油当归 15g，枳壳 10g，厚朴 10g，火麻仁 15g，郁李仁 15g，炒神曲 15g，炒山楂 15g，炒麦芽 15g。5 剂，水煎服，日 1 剂。

二诊：2010 年 9 月 2 日。排便困难及腹胀症状减轻，但仍大便量少，纳食不佳，时有胃脘痞满，上方去枳壳，加枳实 10g，炒鸡内金 10g，10 剂，水煎服，每日 1 剂。

三诊：2010 年 9 月 16 日。腹胀症状基本缓解，大便日 1 次，排便困难明显减轻，效不更方，按上方继续服用 15 剂，水煎服，每日 1 剂。大便基本如常。

按语： 患者以便秘为主诉就诊，伴见腹胀、乏力、气短等症，结合舌脉，中医辨证为便秘（气虚秘）。患者年逾七旬，气血亏虚，肠燥失运，治当益气健脾，润肠通便，初诊给予补中益气汤，加大生白术剂量以益气滑肠通便；二诊见大便量少，纳食不佳，胃脘痞满，为胃气虚，食物积滞，故加用枳实以配伍白术为枳术汤，以补益脾胃、降气消积，该方源于张仲景的《金匮要略》，赵师发现其补脾益气的同时，有较好的通便作用，在治疗气虚便秘时常常配伍使用。三诊见诸症俱减，可见辨证准确，方可药到症解。

2. 鼓胀（阴虚水停证）

宋某，男，58 岁，2016 年 4 月 3 日初诊。主诉：间断腹部胀大半年余，患者乙肝病史 10 年，未规范治疗，半年前无明显诱因出现腹部胀大，时有右胁不适，乏力，口干，眠差，小便短少。舌质红绛，舌苔薄少乏津，舌下脉络显露，脉弦细。辅助检查：彩超：①肝硬化；②脾大；③腹水（下腹部水深约 82mm）。肝功能：白蛋白 29.9g/L，胆碱酯酶 1.2kU/L。

中医诊断：鼓胀（肝肾阴虚证）。西医诊断：肝炎肝硬化（乙型，失代偿期），腹水。

治则：滋肾柔肝，养阴利水。

处方：生地黄 30g，生山药 15g，山茱萸 15g，牡丹皮 12g，泽泻 12g，茯苓 12g，生白术 30g，猪苓 10g，大腹皮 30g，白茅根 30g，水红花子 30g，鸡内金 15g。15 剂，水煎服，日 1 剂。

二诊：2016 年 4 月 20 日。尿量逐渐增加，腹胀减轻，仍有脘痞，纳食不佳，上方加枳壳 12g，厚朴 10g，15 剂，水煎服，日 1 剂。

三诊：2016 年 5 月 9 日。诸症好转，复查彩超：腹水（下腹水深 22mm）。守方加太子参 15g，15 剂，水煎服，日 1 剂。

按语：患者以腹胀为主诉，伴有乏力，口干，眠差，小便短少。结合肝硬化病史及舌苔脉象，诊断为鼓胀（肝肾阴虚证），治当养阴利水。初诊给予六味地黄丸以滋肝肾阴，加大生白术剂量以益气健脾、养阴生津而不助湿。三诊见腹水消退，诸症俱减，彩超检查见微量腹水。肝硬化患者腹水虽然消退，但肝肾阴虚之体仍未恢复，故应坚持治疗，以防瘥后复发。

（马素平　崔倩倩）

四、炒白芍柔肝疏肝愈肝疾

（一）应用经验

白芍首载于《神农本草经》，《别录》："酸，平微寒，有小毒"。《本草经疏》："手足太阴引经药，入肝、脾血分"。具有养血调经，敛阴止汗，柔肝止痛，平抑肝阳等功效；炒后长于养血和肝，可用于治疗血虚证。赵师认为，炒白芍在养血柔肝基础上达疏肝理气之功，疏中有养，养中有疏，正合肝体阴而用阳之性。

肝属木，具春天生发之气，为一身气血升降之枢，喜条达而恶抑郁，《内经》提出："木郁达之"。但同时肝藏血，其体阴而用阳。顺应其性，若要疏肝必兼养肝，养肝必兼疏肝，疏中有养，养中有疏，以顾及体用之间的关系。《内经》云："肝欲散，急食辛以散之，用辛补之，酸泻之，肝苦急，急食甘以缓之"，此为养肝疏肝立法用药的最早理论根据。清代名医叶天士也认为："肝为刚脏，非柔润不能调和"。但是疏肝不宜妄投燥热辛散之品，养肝不宜妄施敛涩呆滞之药，应当多用甘酸微辛宣通之品，使其疏而不燥，养而不滞，既可以疏肝之性，亦可补肝之体，使疏养得当。本品养血柔肝，肝血得以濡养，则制约肝之阳气，维持肝之阴阳平衡，以达疏泄肝气之功，正如《滇南本草》云：（白芍）泻脾热，止腹痛，止水泻，止肝气逆痛，调养心肝脾经血，疏肝气，止肝气痛。

赵师指出，临床常见情志不畅所致胸胁胀痛者，妇人尤多见，此为肝失疏泄，日久化热伤阴，肝失所养所致，常伴善太息、不思饮食、形容憔悴、消瘦眠差等。炒白芍恰能在养血柔肝同时，更能平肝疏肝，顺应其体阴之性，亦合其用阳之功，且不辛散过燥。赵文霞教授在临床中运用本品治疗肝气失和、阴血亏虚、筋脉失养所致诸痛证，情志不畅者尤宜，适当配伍疏肝理气之品，如枳壳、柴胡、炒麦芽、川芎、香附等，顺其条达之性，同时配伍生地黄、枸杞、当归等养肝之药，以益其体阴，疗效颇佳。

（二）典型病例举隅

陈某，女，39岁，2017年3月初诊。主诉：间断胸胁胀痛，伴眠差半年余。患者半年余间因工作琐事，心中烦恼，善太息，口燥咽干，胸胁胀满疼痛，经前期尤甚，纳差，日久甚则彻夜辗转难眠，目不能合，二便尚可。舌质红，苔薄白，脉弦细。

中医诊断：胁痛（肝络失养证）。

治则：疏肝解郁，柔肝止痛。

处方：醋柴胡6g，炒白芍15g，枳壳10g，党参10g，川芎15g，陈皮10g，钩藤3g，佛手15g，甘松15g，生地黄10g，炒神曲15g，炒麦芽15g，酸枣仁15g，合欢皮15g，夜交藤15g。

5剂后诸症俱减，再进5剂，胸胁胀痛较前已明显减轻，纳眠均明显改善，但其仍诉咽干口燥，伴双目干涩，偶有两胁灼痛之感，守前方加用川楝子15g，枸杞15g，改生地黄20g，继服7剂，诸症均减而愈。

按语：患者得病之因为情志所伤，致肝气郁结，日久化热伤阴，肝无所养，不荣则痛，故见胸胁胀满疼痛；同时肝藏魂，魂不守舍，母病及子，心神不宁，致彻夜辗转难眠。本患者胸胁胀痛及夜眠差之两大症状均为肝失所养所致，炒白芍养血柔肝，疏肝解郁，益肝阴且疏肝气以止痛，配合大量柴胡、枳壳、川芎、炒麦芽、钩藤、佛手、甘松等疏肝理气之品，合欢皮、夜交藤、酸枣仁宁心安神，方由柴胡疏肝散合一贯煎加减化裁，切中病机，诸症皆除。

（陈海燕）

五、炒麦芽疏肝消食达根本

（一）应用经验

炒麦芽为禾本科植物大麦的成熟果实经发芽干燥的炮制加工品，味甘，性平，归脾、胃、肝经。世人均知其有行气消食，健脾开胃，退乳消胀之功，而忽视其疏肝解郁之效。《本草求原》云：凡麦、谷、大豆浸之发芽，皆得生升之气，达肝以制化脾土，故能消导。凡怫郁致成膨膈等症，（麦芽）用之甚妙，人知其消谷而不知其疏肝也。

赵师临证常取其疏肝解郁之功，将其用于肝气不疏所致情志不畅患者，同时巧妙用于肝气犯胃之饮食不化，胃脘痞满，尤适用于郁而化热者。临床常见的饮食不化患者中，多伴有情绪焦虑急躁，炒麦芽其疏肝解郁之功正对其症，临床效果颇佳。对于病机为肝郁气滞的患者，巧妙使用炒麦芽，在化食消积行滞"对症处理"的同时，更能针对其病机发挥作用，以达根本。正如《医学衷中参西录》所言："大麦芽，能入脾胃，消化一切饮食积聚，为补助脾胃之辅佐品，若与参、术、芪并用，能运化其补益之力，不至作胀满，为其性善消化，兼能通利二便，虽为脾胃之药，而实善疏肝气。"

赵师在治疗此类病人时，多在柴胡剂及行气消胀药物的基础方上加用炒麦芽15g，并随症加减，若食积较甚者，合用鸡内金、炒神曲、炒山楂等大剂消食药；若气滞较甚则加川楝子、延

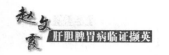

胡索，已化热则可酌加清半夏、郁金、黄连等；伴吞酸者，加用煅瓦楞、海螵蛸；伴胃脘隐痛，加用白及、三七粉；伴见血瘀之象者，可加蒲黄、五灵脂、丹参、檀香等。

（二）典型病例举隅

魏某，女，46 岁，2017 年 8 月 3 日初诊。主诉：间断胃脘胀满 3 月余。近 3 月来，间断胃脘胀满，1 周前因情绪不佳上症加重，伴反酸、干呕，纳眠差，二便调。舌质淡红，苔黄腻，脉沉细。^{13}C 呼气试验阳性。

中医诊断：胃痞（肝气犯胃证）。西医诊断：幽门螺杆菌感染。治则：疏肝解郁，升清降浊。

处方：醋柴胡 6g，党参 10g，炒白芍 15g，炒白术 15g，陈皮 10g，香附 10g，川芎 15g，枳壳 10g，黄连 6g，黄芩 6g，姜竹茹 15g，清半夏 15g，佩兰 15g，草果 10g，海螵蛸 15g，瓦楞子 15g，炒麦芽 15g，钩藤 3g，厚朴 10g，酸枣仁 15g。并嘱其调畅情志，勿劳累。

5 剂后诸症俱减；再进 5 剂，胃脘胀满基本缓解，纳可，呕恶缓解，眠仍差，舌质淡红，苔薄白腻，脉沉细。肝郁及湿热之象较前稍减，治转安神宁志为主。上药减黄连、黄芩、厚朴、竹茹，加合欢皮 15g，夜交藤 15g。继进 7 剂。2017 年 9 月 26 日三诊。胃脘胀满消失，纳眠均较前改善，呕恶未作，但嗳气时作，舌质淡红，苔薄白，脉沉细，中药加柿蒂 15g，刀豆子 15g，继服 7 剂，病告痊愈。

按语： 本例初诊时主诉间断胃脘胀满，1 周前因情绪不佳上症加重，伴反酸、干呕，为肝气不疏，横逆犯胃，气滞湿聚，湿郁化热，治以疏肝和胃，化湿清热。故用炒麦芽疏肝解郁，二诊时肝郁已解，湿热得化，呕恶缓解，足以证明本例辨证准确，天人相应，不拘泥于疾病本身，而以整体观论治，故收良效。

（陈海燕）

六、刀豆降逆下气有良效

（一）应用经验

刀豆原出《救荒本草》，《本草纲目》言其"甘，平，无毒"。《本草撮要》谓其入手、足阳明经。功能温中下气、益肾补元。主治虚寒呃逆、呕吐、腹胀、肾虚腰痛、痰喘等。

赵师临床以治疗肝胆脾胃病见长，而肝胆脾胃病又多易出现气滞气逆症状，故临床多有应用。赵师临床常用的病种有胃痞，胁痛，呃逆，呕吐，反酸，便秘等。如肝气郁结之胁痛，则在四逆散、小柴胡汤基础上加刀豆子、香附等理气止痛之品；慢性胃炎之脘痞、纳差、嗳气，则在泻心汤基础上加刀豆子、柿蒂、焦三仙、鸡内金等；因刀豆子除温中下气功用外，还有益肾补元作用，故在治疗多种慢性肠道功能紊乱性疾病如腹泻、便秘时，赵师也会在辨证使用参苓白术散、理中汤、补中益气汤等的基础上加用刀豆子，临床疗效甚佳。现代药理研究，刀豆子有效成分为洋刀豆血凝素，具有免疫调节作用，消化系统疾病如胃炎、肝炎、胆囊炎、肠炎等，多有免疫因素参与，此是否也是刀豆子的作用机制之一呢？

总之，刀豆子一味，性味中和，擅治胃肠气滞所致的呕吐、呃逆、脘痞等多种症状，赵师临床使用，每获良效。

（二）典型病例举隅

刘某，女，58岁，间断胃脘胀闷不适8个月，辗转多家医院，服用中、西药物，效果欠佳，发病来胃胀，嗳气，纳少，便溏，体重下降，畏寒，舌质淡红，舌边有齿痕，脉沉细。处方：党参15g，陈皮15g，半夏30g，茯苓30g，木香10g，砂仁6g，柿蒂30g，刀豆子30g，炒白术15g，枳实3g，厚朴10g，海螵蛸30g，煅瓦楞30g，草果10g，焦三仙15g，鸡内金10g。10剂，水煎服，10日后复诊，胃胀，嗳气症状明显好转，纳食增加，仍畏寒，大便不成形，守方去桂枝，加高良姜6g，再进10剂

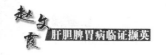

收功。

按语： 该患者纳少、便溏，结合舌脉，四诊合参，中焦虚弱，无法运化水谷精微，但同时亦症见胃脘胀闷、嗳气，考虑为中焦虚弱而致气滞不运，斡旋失常，故以香砂六君子健脾益气，行气消痞同时，取刀豆之"温中下气，利肠胃，止呃逆，益肾补元"之功，切中病机，复诊诉嗳气、纳差症状已明显缓解，临床效佳。

（陈海燕）

七、钩藤平肝抑肝治胃病

（一）应用经验

钩藤始见于《名医别录》，载其"微寒"，《药性论》曰"味甘平"，《蜀本草》云"味苦"，《本草纲目》谓其入"手、足厥阴"，《本草经疏》载其入"手少阴、足厥阴经"，功能清热平肝，息风定惊，用治小儿惊痫瘛疭，成人血压偏高，头晕、目眩，妇人子痫。

赵师用之于胃脘痛、腹胀等病症，似与其主治功能不太相关，其实钩藤治疗脘腹疼痛病症，中医经典早有记载，如《本草纲目》就载："……小儿内钩腹痛……"，《幼科指掌》所载钩藤汤方由钩藤、枳壳、延胡索各五分、甘草三分组成，治小儿盘肠内钩，啼哭而手足上撒，或挛身如虾者。细观赵文霞教授所治之脘痞、胃脘痛、胁痛等病症，多由肝气郁结而致，按照肝木脾土的生克关系，肝气不疏，易郁而化火，乘脾犯胃，出现胁痛、胀闷、反酸、纳差等症，同时，脾胃运化水谷功能的实施又有赖于肝木疏泄功能的帮助，故赵师治疗此类病症时常以四逆、柴胡剂为基础方疏肝理气解郁，佐以小量钩藤以抑制肝木对脾胃的过度克伐，然后再随症加减。伴嘈杂、吞酸者，加黄连、吴茱萸、煅瓦楞、海螵蛸以清热平肝，收敛止酸；兼肝郁化热、脘腹刺痛者，则加川楝子、延胡索、三七粉、刀豆子以理气泻热，化瘀止痛；兼气滞、食积、纳差、口臭者，则加黄连、半夏、焦三仙、鸡内金等以消食化积、化痰清热。据刘河间"气有余便是火"理论，肝气郁结则易于化火，而乘脾犯胃，钩藤性甘，微寒，用于此处，一以平肝，一以清肝热，与病机、症状均合。然脾胃运化功能的实施又有赖肝木的条达疏泄，故对于此处之肝气郁结乘脾犯胃，只需稍加佐制而不能克伐太过，故钩藤使用只需小量，稍制肝郁之对脾胃的太过克伐即可，而不失其对脾胃运化的辅助。另据《本草汇言》记载，钩藤"同查、朴消久滞之食"，可见其确有促进肝木对脾胃的运化作用。据赵师经验，钩藤于此处的使用需掌握以下要点：①病由肝郁而致，偏有热象者，用之最佳；②钩藤使用剂量不宜过大，赵师常用3克，可谓四两拨千斤，小量见奇功；③钩藤宜后下，久煎则效差。

（二）典型病例举隅

刘某，女，68岁，2012年10月8日初诊。主诉：间断胃脘痛1月。近1月来，间断胃脘痛，进食后明显，嗳气，时有胃脘胀痛，无反酸，纳差，无食欲，大便干，2～3日一行，心烦，眠差。舌质淡红，苔薄腻，脉沉细。^{13}C呼气试验阳性。

中医诊断：胃脘痛（肝气犯胃证）。西医诊断：慢性胃炎伴幽门螺杆菌感染。

治则：疏肝解郁，理气和胃。

处方：醋柴胡6g，白芍15g，枳壳10g，黄芩10g，太子参10g，半夏10g，玉竹15g，石斛15g，柿蒂30g，刀豆子30g，海螵蛸30g，瓦楞子15g，连翘12g，蒲黄15g，五灵脂15g，炒麦芽15g，钩藤3g，厚朴10g，甘松15g，水煎服，日1剂。

3剂后诸症俱减，再进5剂，胃脘胀痛基本缓解，胃纳欠佳，大便黏滞，舌质淡红，苔白腻，脉沉细。肝郁已解，胃滞湿停，腑气不畅。治转化湿行滞为主，兼以理气和胃。上药去柴胡、玉竹、石斛、连翘，加生白术15g，草果15g，半夏加至20g，继进7剂。2012年10月26日四诊，胃脘胀痛消失，胃纳

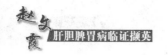
欠佳，大便通畅，舌质淡红，苔薄白，脉沉细。气滞湿停俱除，胃虚积滞难消，稍减行气化湿之品，酌加消食和胃药物。中药去枳壳、草果，加枳实6g，焦山楂15g，炒神曲15g，鸡内金10g，继服7剂，病告痊愈。

按语： 本例患者初诊时主诉为胃脘胀痛，食后明显，故为胃脘痛之实证，伴见嗳气、心烦、眠差，故属肝气犯胃，且已化火扰心，治以疏肝和胃，化瘀清热，故方中用钩藤平肝清肝，切中病机，复诊胃脘胀痛基本缓解。可见本例治疗，紧扣病机，步步为营，方随证转，故收良效。

（陈海燕）

八、半夏消痞通阳愈顽疾

（一）应用经验

半夏始载于《神农本草经》，其性温，味辛，有毒。功可燥湿化痰，降逆止呕，消痞散结；外用可消肿止痛。赵师认为，半夏乃一调和阴阳之要药，用于治疗各种疑难杂症。

1. 对半夏的认识

（1）半夏可止中焦气逆。赵师认为，中焦为阴阳交会之所，"中焦如沤"，司升清降浊之职，所谓脾升胃降也。《本经》云半夏主"下气"，能治"心下坚、胸胀、咽肿、肠鸣"等，可降中焦气逆。临床同样以姜、夏二味药组成的方剂，就有小半夏汤、半夏干姜散、生姜半夏汤，这三个方剂都涉及到同为上逆之病的呕、哕、喘之症，赵师临床善于区别运用三者治疗脾胃肝胆病。如中焦气逆而实者，治以小半夏汤加减，佐以走而不守之生姜，且半夏倍于生姜；中焦气逆而虚者，治以半夏干姜散加减，佐以守而不走之干姜，且姜、夏相等，用量减半，以和其性；对于病人自我感觉似喘不喘、似呕不呕、似哕不哕之"癔证"，则以生姜半夏汤治疗，先煎半夏，倍用生姜，如此"使姜之气锐，夏之气醇，（姜之）散力迅疾，（夏之）降力优柔"，其与小半夏汤用意正相反。由此可见，同属于降逆之性的半夏，在赵师化裁下，因裁成辅相之异而使治证有别。

（2）半夏可调脾胃润燥。赵师认为，半夏功善调和，尤以调和中焦脾胃润燥为主。胃喜润恶燥，脾喜燥恶湿，脾胃之间燥湿相济，升降相因，方为常态。而半夏专善调理脾胃之间的燥湿失调，可燥湿健脾，和胃降逆。例如赵师治疗脾虚湿困、中焦失运之脘腹胀满之证，常以厚朴生姜甘草半夏人参汤为主方，谓该方"为和中之剂，其着力处全在小半夏汤。"半夏之用，可管窥一斑。

（3）半夏可消阴而除痞。仲景曰："病发于阴而反下之，因作痞。"而临床中，病发于阴者（非热）始终不可下，否则，"阴邪自外入内，其溜于下部者无论已，其窃踞于阳位者，治法舍半夏其谁与归？"所以能降逆消痞的半夏泻心汤、生姜泻心汤、甘草泻心汤、旋覆代赭汤，诸方皆有半夏，这是由半夏生成时令的特殊性（生于三阳开泰之后，成于一阴才姤之时）所决定的。

（4）半夏可通人身阴阳。《内经》所谓"卫气行于阳，不得入于阴，为不寐，饮以半夏汤，阴阳既通，其卧立至"，是将半夏用于交通阴阳之最早记载。清代医家曰："头为诸阳之会，阳为阴格则眩；咽喉为群阴之交，阴为阳搏则肿痛。肠鸣者，阳已降而不得入；气逆者，阳方升而不得降。汗出者，阳加于阴，阴不与阳和。凡此诸证，不必委琐求治，但使阴不拒阳，阳能入阴，阴阳既通，皆可立已。"指出半夏能治疗以上诸证的根本原理，在于该药能交通阴阳，"使人身正气自阳入阴""是故半夏非能散也，阴不格阳，阳和而气布矣；半夏非能降也，阳能入阴，阴和而饮不停矣。"所以，赵师指出，半夏能"散结消痞""降逆止呕"，仅是其表面之功，而半夏有交通及调和阴阳的功效，才是其作用机理的主要内涵。

总之，半夏能降，能散，更能和；不仅能燥，而且能润。《成方便读》说它"能和胃而通阴阳"，可谓要言不繁。自《内

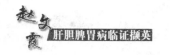

经》而下，该药已被应用了不下两千年，至今依然疗效凿凿。藿香正气丸、保和丸、二陈汤、半硫丸、半夏白术天麻汤等方剂中都少不了它。赵师认为，半夏虽然不属于补药，但如果应用得宜，可治疗许多种病症，从而达到"阳和而气布""阴和而饮不停"的效果，"但使阴不拒阳，阳能入阴，阴阳既通，皆可立已"之言绝非虚语。

2. 善用半夏治疗各种疑难杂症

（1）痞满、结胸证。如赵师常以半夏泻心汤（半夏配黄连、黄芩、干姜等）苦辛通降、开痞散结，治寒热错杂致心下痞满者；以小陷胸汤（半夏配瓜蒌、黄连）化痰散结，治痰热结胸证；以半夏厚朴汤（半夏配紫苏、厚朴、茯苓等）行气解郁，化痰散结，治梅核气、气郁痰凝者。

（2）气逆呕吐证。赵师认为，半夏味苦降逆和胃，为止呕要药。各种原因的呕吐，皆可随证配伍用之。对痰饮或胃寒所致的胃气上逆呕吐，治以小半夏汤（半夏配生姜）；对于胃热呕吐，半夏配黄连清热和胃降逆；胃阴虚呕吐者，治以半夏配石斛、玉竹、麦冬，养阴益胃止呕；胃气虚而呕吐者，则以半夏配人参、白蜜，益气养胃止呕。

（3）肝癖、痰核证。本品味辛性温而燥，为燥湿化痰、温化寒痰之要药。内服能消痰散结，尤善治脏腑之湿痰。肝癖俗称脂肪肝，赵师常用半夏组方治疗。如对于胁下痞块，胀闷不适之脂肪肝患者，常以半夏配昆布、海藻、贝母等治疗；对于形体肥胖、痰多质稀、乏力便溏者，治以健脾化湿之法，常以二陈汤加减治疗。

根据赵师临证经验，半夏使用应注意以下几点：一是半夏入药一般宜制用。炮制品中有姜半夏、法半夏、半夏曲、竹沥半夏等，姜半夏长于降逆止呕，法半夏长于燥湿且温性较弱，半夏曲则有化痰消食之功，竹沥半夏能清化热痰，主治热痰、风痰之证，临床应区别应用；二是半夏不宜与乌头类药材同用；三是其性温燥，阴虚燥咳、血证、热痰、燥痰应慎用。

（二）典型案例举隅

张某，男，41 岁，个体业主，2016 年 6 月 20 日初诊。主诉：间断右胁不适半年，再发加重 20 天。近半年间断右胁闷胀不适，20 天前劳累后症状再发加重，化验肝功能：谷丙转氨酶97U/L。血脂：甘油三酯 2.95mmol/L。彩超示中度脂肪肝，未治疗。现症见：右胁闷胀不适，咽痒不适，咳嗽，痰多色白质黏，有时恶心欲呕，纳眠可，大便次频，3 次/日，每次量少，质软成形，小便可。查体：舌质淡红，舌体胖大，舌边齿痕，苔黄白厚腻，舌下脉络可见，脉沉细。身高 172cm，体重 95kg，腹围97cm。既往史：20 天前体检发现血压偏高，145/90mmHg，未治疗。2 年前有献血史，大量饮酒史 6 年，平均每日饮白酒 4～5两；吸烟史 10 年，每日半包左右。慢性咳嗽 2 年余，平素痰多。辅助检查：肺 CT：慢性支气管炎。肝功能：谷丙转氨酶 97U/L，谷草转氨酶 84U/L，谷氨酰转肽酶 70U/L，甘油三酯：2.95mmol/L。彩超示中度脂肪肝。

中医诊断：①肝癖（痰湿阻滞证）；②咳嗽。西医诊断：①混合性脂肪性肝炎；②慢性支气管炎。

治法：健脾祛湿，化痰止咳。

方药：二陈汤加减。清半夏 15g，陈皮 15g，茯苓 15g，柴胡6g，乌梅 9g，枳壳 15g，黄芩 10g，党参 10g，炒白术 15g，防风15g，泽泻 15g，荷叶 15g，郁金 15g，前胡 15g，百部 15g，炙款冬花 15g，炙紫苑 15g，射干 10g，桂枝 10g，甘草 6g，生姜 3片。日 1 剂，水煎服。中成药予消脂护肝胶囊口服。嘱患者戒酒戒烟，低脂饮食，减轻体重。

服上方 14 剂，右胁不适、咳痰等症状减轻，患者仍间断饮酒，酒量较前减少，饮酒后偶觉右胁隐痛不适，纳眠可，二便正常。舌质淡红，舌体胖大，苔黄稍腻，舌下静脉可见，脉沉细。上方去防风、白芍、枳壳、百部，加制胆南星 6g，茯苓加量至

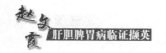
25g，再进 15 剂，诸症大减，咳嗽消失，仍咯吐黏痰，嘱患者坚持戒酒戒烟、减肥，中药按上方去前胡、百部、紫菀、款冬花、加苍术 10g，延胡索 15g，川楝子 10g，浙贝母 10g，改桂枝 6g。服药 30 剂，2 个月后复诊，胁痛、咳痰消失，体重减轻约 6kg，复查肝功能、血脂等均正常。

按语：赵师治病，善抓病机主症。该患者胁下痞满、咳痰、呕恶，形体肥胖，均为痰湿阻滞之象，故赵师治以化痰祛湿治法，以二陈汤为主方加减。二陈汤原方出自《太平惠民和剂局方》，功可燥湿化痰，理气和中，主治湿痰诸证。方中半夏辛温性燥，善能燥湿化痰，且又和胃降逆，为君药。陈皮为臣，既可理气行滞，又能燥湿化痰。君臣相配，寓意有二：一为等量合用，不仅相辅相成，增强燥湿化痰之力，而且体现治痰先理气，气顺则痰消之意；二为半夏、陈皮皆以陈久者良，而无过燥之弊，故方名为"二陈"。此为本方燥湿化痰的基本结构。佐以茯苓健脾渗湿，渗湿以助化痰之力，健脾以杜生痰之源。煎加生姜，既能制半夏之毒，又能协助半夏化痰降逆、和胃止呕；复用少许乌梅，收敛肺气，与半夏、陈皮相伍，散中兼收，防其燥散伤正之虞，均为佐药。甘草为佐使，健脾和中，调和诸药。综合本方，结构严谨，散收相合，标本兼顾，燥湿理气祛已生之痰，健脾渗湿杜生痰之源，共奏燥湿化痰，理气和中之功。此案总以半夏为君药，取其燥湿化痰、消痞散结、降逆止呕之功，随症加减，终获佳效。

（刘晓彦）

九、山楂消食导滞调中焦

（一）应用经验

山楂性味酸甘，微温。入脾、胃、肝经。功可消食健胃，行气散瘀。用于肉食积滞、胃脘胀满、泻痢腹痛、瘀血经闭、产后瘀阻、心腹刺痛、疝气疼痛、高脂血症等病症。赵师应用山楂特点有二：一是消食降脂，治疗脂肪肝、高脂血症、高黏血症等；二是消食导滞，治疗脾胃病。

1. 脂肪肝及高脂血症

现代研究表明，山楂所含的解脂酶具有促进胃液分泌、增加胃内酶素等功能，可促进脂肪类食物的消化，故而起到降脂保肝的作用。山楂的降血脂作用目前已得到广泛证实，赵师以山楂为主治疗脂肪肝及高脂血症多年。如赵师经验方肝脂乐胶囊、消脂护肝胶囊等，均含有山楂。

2. 高黏血症、动脉粥样硬化

《医学衷中参西录》指出："山楂，若以甘药佐之，化瘀血而不伤新血，开郁气而不伤正气，其性尤和平也。"山楂有活血化瘀的功效，有助于解除局部淤血状态，不但对跌打损伤有辅助疗效，而且可增加脏腑血液循环，改善其微循环状态。故赵师临床常用山楂治疗胁痛、胸痹、肝癖等症见口唇紫暗、舌暗瘀斑、脉象涩滞等血瘀表现者。

3. 脾胃积滞

《日用本草》称山楂可"化食积，行结气，健胃宽膈，消血痞气块。"《滇南本草》记载，山楂可"消肉积滞，下气；治吞酸，积块。"赵师根据山楂可消积导滞的特点，以保和丸为基础方加减，用于食滞中焦、食欲减退、纳谷不馨之患者，可起到消谷磨积、运脾开胃之功。

4. 早衰、免疫力低下

山楂所含的黄酮类和维生素C、胡萝卜素等物质能阻断并减少自由基的生成，能增强机体的免疫力，有防衰老、抗癌的作用。故赵师临床也常用山楂治疗精神不振、乏力身困、须发早白、腰膝酸困等亚健康状态及免疫机能低下患者。

5. 炮制与功效

赵师认为，山楂不同炮制方法疗效不同：生山楂擅长消食散瘀；炒山楂酸味减少，可缓和对胃的刺激性，长于消食健胃；焦山楂长于止泻，食滞而腹泻者多用；山楂炭偏于收涩，主要长于止泻、止血，脾虚腹泻、胃肠出血多用。降脂多用生山楂，消食导滞多用炒山楂。

但赵师也提醒注意，山楂应用要适可而止，不可长期或过量应用，尤其是生山楂，因"胃中无食积，脾虚不能运化，不思食者，多服之，反克伐脾胃生发之气也。"

（二）典型案例举隅

李某，女，52 岁，家庭妇女。主诉：右胁隐痛 3 年。3 年前开始出现右胁隐痛，间断发作，休息时明显，活动后缓解，当时彩超提示脂肪肝。间断口服鳖甲煎丸、消脂护肝胶囊等药物，症状间断发作。现症：右胁隐痛，痞闷不舒，纳少，易怒，眠可，二便调。形体肥胖，舌质淡红，舌尖红，苔薄白，舌下静脉可见，脉弦细。化验肝功能：谷丙转氨酶 85U/L，谷草转氨酶 74U/L，谷氨酰转肽酶 78U/L。血脂：甘油三酯 3.12mmol/L。

中医诊断：肝癖（肝郁脾虚兼湿阻证）。西医诊断：非酒精性脂肪性肝炎。

中医治则：理气和胃，健脾化湿。

处方：焦山楂 30g，黄连 6g，木香 10g，柴胡 6g，炒白芍 15g，炒当归 6g，茯苓 15g，炒白术 15g，薄荷 9g，泽泻 30g，荷叶 15g，延胡索 15g，川楝子 10g，郁金 15g，炒麦芽 15g，金钱草 15g，丹参 15g。7 剂，水煎服。

此方为主，加减调理 3 月余，症状消失，体重减轻，复查肝功能、血脂均正常。

按语：此案为非酒精性脂肪性肝炎合并高甘油三酯血症患者，形体肥胖，右胁隐痛，纳少，烦躁易怒，均为肝郁脾虚痰阻之征。赵师治用大剂量焦山楂，既可消食导滞，又可降脂减肥，也防止应用大量生山楂克伐脾胃生发之气。配合逍遥散疏肝养血、健脾化湿，并加泽泻、荷叶淡渗利湿，加丹参、郁金活血通经，通络止痛，加延胡索、川楝子行气止痛。稳图缓效，加减调理 3 月余，配合患者合理饮食、适量运动等疗法，终获佳效。

（刘晓彦）

十、炮姜小用治脾胃

（一）应用经验

炮姜为干姜炒至表面微黑、内呈棕黄色而成，性辛热，归脾、胃、肾、心、肺经。功能温经止血，温中止痛。用于治疗脾胃虚寒，腹痛吐泻，吐衄崩漏，阳虚失血等疾病。赵师常用炮姜治疗以下病证。

1. 胃痛、胃寒

《医学入门》谓炮姜可："温脾胃，治里寒水泄，下痢肠癖，久疟，霍乱，心腹冷痛胀满，止鼻衄，唾血，血痢，崩漏"。

2. 腹痛、腹泻

炮姜性温，善暖脾胃，能温中止痛止泻，适用于虚寒性腹痛、腹泻。细观赵文霞教授运用炮姜所治之泄泻等症，多为脾胃虚寒所致。赵师治疗此类病症时常以香砂六君子、痛泻要方、良附丸为基础方健脾养胃，佐以炮姜以温中散寒，然后再随症加减。伴有嘈杂、吞酸者，加黄连、吴茱萸、煅瓦楞、海螵蛸以清热平肝，收敛止酸；伴有肝郁化热、脘腹刺痛者，则加川楝子、延胡索，三七粉、刀豆子以理气泻热，化瘀止痛；兼气滞、食积、纳差、口臭者，则加黄连、半夏、焦三仙、鸡内金等以消食化积，祛痰清热。若治寒凝脘腹痛，常配高良姜，如二姜丸（《和剂局方》）。

3. 脾虚出血

炮姜性温，主入脾经，能温经止血，主治脾胃虚寒，脾不统血之出血病证。《本草正言》曰："阴盛格阳，火不归原，及阳虚不能摄血而为吐血、下血者，但宜炒熟留性用之，最为止血要药"。《得配本草》曰："炮姜守而不走，燥脾胃之寒湿，除脐腹之寒痞，暖心气，温肝经，能去恶生新，使阳生阴长，故吐衄下

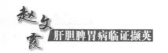

血有阴无阳者宜之。"赵师临床用以治疗虚寒性吐血、便血，常以炮姜配人参、黄芪、附子等同用。若治冲任虚寒，崩漏下血，则与乌梅、棕榈同用，取如圣散（《证治准绳》）之意。治产后血虚寒凝，小腹疼痛者，则与当归、川芎、桃仁等同用，仿生化汤（《景岳全书》）之意。

（二）典型案例举隅

宋某，女，41岁，2016年9月6日初诊。主诉：大便次数增多2年余。2年前无诱因出现上症，大便便意频繁，3~4次/日，成形便，眠差，不易入睡，畏寒怕冷，少腹发凉，小便正常，月经量少色暗。舌质暗淡，边有齿痕，苔薄白，舌边白涎，脉沉细。

中医诊断：泄泻（脾肾阳虚证）。西医诊断：肠易激综合征。

治则：温阳补肾，健脾化湿。

处方：姜术二仁汤加减。炮姜6g，炒白术15g，薏苡仁30g，砂仁6g，清半夏15g，陈皮15g，醋北柴胡6g，炒白芍15g，防风15g，炒山药15g，补骨脂15g，赤石脂15g，桔梗15g，茯苓15g，钩藤3g，川牛膝15g，炒麦芽15g，黄连3g，丹参15g，檀香6g。7剂，水煎服，日1剂。

二诊：2016年9月19日。大便便意频繁较前减轻，纳可，入睡困难，小便可，舌质暗红，苔薄白，舌边瘀斑，舌下脉络显露，脉沉细。中药按上方去檀香、川牛膝、钩藤，加芡实10g，白豆蔻5g，炒酸枣仁30g，首乌藤15g，合欢皮15g。15剂，水煎服，日1剂。

三诊：2016年10月12日。大便基本正常，日1~2次，排便通畅，夜眠改善，怕冷、腹凉等症状明显减轻，舌脉同前。上方去芡实、桔梗、麦芽、补骨脂、赤石脂。处方如下：炮姜6g，炒白术15g，薏苡仁30g，砂仁6g，清半夏15g，陈皮15g，醋北柴胡6g，炒白芍15g，防风15g，炒山药15g，茯苓15g，黄连

3g，丹参15g，白豆蔻5g，炒酸枣仁30g，首乌藤15g，合欢皮15g。15剂，水煎服，日1剂。

按语： 该患者为脾肾阳虚之泄泻病，赵师在此选用姜术二仁汤（《兰室秘藏》）为主方加减。该方由炮姜、白术、砂仁、薏苡仁、木香、当归、茯苓、半夏、谷芽等药物组成，主治脾虚所致腹胀、呃逆，肢体疲重，泄泻便溏、夜卧不安之证。方中炮姜温中止痛，行气散寒，为君药。炒白术健脾益气，燥湿止泻；砂仁、薏苡仁芳香化湿，半夏、陈皮燥湿和中，炒山药、补骨脂、赤石脂温肾助阳，收敛止泻。丹参、檀香化瘀醒脾，北柴胡、炒白芍疏肝柔肝，防风固表止泻。二诊时更加白豆蔻化湿和胃，炒酸枣仁安神定志，首乌藤、合欢皮解郁安神助眠。待阳气来复，清气得升，脾气得健，其泄自止，其眠自安。炮姜用量虽小，药效却著，赵师谓其颇具"四两而拨千斤"之功。

（刘晓彦）

第二节 对 药

赵文霞教授临证常将作用相近或相反的2个药物结对使用，或增强疗效，或减免不良反应。本节从药对配伍规律及其临床合理应用等方面，较系统地介绍了临床常用9个药对。

一、白及、三七粉

（一）应用经验

白及首载于《神农本草经》，味苦、甘、涩，性寒，主入肺、胃经，为收敛止血要药，可用于周身内外出血，因其归肺、胃经，故尤其善止肺、胃出血；因其寒凉苦泄，可消散痈肿，味涩质黏，又能敛疮生肌。《神农本草经》记载："（白及）主痈肿恶疮败疽，伤阴死肌，胃中邪气，贼风鬼击，痱缓不收。"

三七首载于《本草纲目》，又名田七，味甘、微苦性温，归肝经，入血分，既能止血，又能化瘀生新。功效：化瘀止血，消肿定痛。可应用于人体内外上下各种出血，亦可治疗各种跌打损伤，瘀滞诸痛，为伤科要药。同时也有补虚强壮之功，《本草纲目拾遗》中记载："人参补气第一，三七补血第一，味同而功亦等，故称人参三七，为中药中之最珍贵者。"

赵师认为白及、三七粉联合应用具有协同作用，可广泛应用于胃镜下所见糜烂性胃炎、胃十二指肠溃疡等多种疾病，亦可联合乌贝散等应用于胆汁反流性胃炎等多种存在消化道黏膜损伤的患者。常用方法为白及 6~12g 与三七粉 3g 联合使用，其中三七粉冲服。对于创面较大、出血量较多的患者亦可加大其用量，三七的补虚强壮作用亦可达到补气摄血的目的。

（二）典型病例举隅

杨某，女，77 岁，2017 年 7 月 9 日初诊。主诉：胃痛伴纳差 1 年，患者 1 年前无明显诱因出现胃痛，并伴纳差，胃镜检查：①Barrett 食管；②食管憩室；③糜烂性胃炎伴胆汁反流。病理示（食道下段）鳞状上皮黏膜组织呈慢性炎，上皮表面可见柱状上皮，上皮轻度增生，无异型，病变符合 Barrett 食管。现症：胃脘部疼痛，时有胸骨后不适，口渴引饮，乏力，纳差，眠可，二便调。舌质红，中央有裂纹，苔薄少，脉弦。

中医诊断：胃痛（胃阴亏虚证）。西医诊断：①糜烂性胃炎；②食管憩室；③Barrett 食管。

处方：生地黄 15g，玉竹 15g，沙参 15g，麦冬 15g，白及 6g，三七粉（冲服）3g，太子参 15g，陈皮 15g，生白术 15g，海螵蛸 15g，煅瓦楞 15g，焦三仙各 15g，鸡内金 10g，钩藤 3g，10 剂，水煎服，每日 1 剂。

二诊：2017 年 7 月 23 日。胸骨后不适及乏力明显缓解，胃痛减轻，但纳食欠佳，自觉胃脘痞满，上方加枳实 6g，厚朴 10g，延胡索 15g，10 剂，水煎服，每日 1 剂。

三诊：2017 年 8 月 10 日。纳可，胃痛偶作，上方加用丹参饮（丹参 15g，檀香 6g，砂仁 6g），14 剂，水煎服，每日 1 剂。

按语： 患者以胃痛伴纳差为主诉就诊，胃失濡养，不荣则痛，燥热内生，见口渴引饮，不能受纳腐熟水谷，故见纳差，结合舌脉均为阴虚之象，故辨证为胃阴亏虚证。初诊给予益胃汤加大量健脾益气、敛疮生肌中药，以养阴益胃、生肌止痛，且三七粉冲服更能形成对创面有效的机械性保护作用。二诊见纳食仍欠佳，为胃脘阴虚日久，中焦之气痞塞，因虚致实，虚实夹杂，而需在益气养阴之药基础上加用少量行气药物以升清降浊消痞；三诊诸症皆减，但见胃痛偶作，为久痛入络，胃络受阻，以致瘀血内停，胃络阻滞，不通故而胃痛偶作，《临证指南医案·胃脘痛》谓："初病在经，久痛入络，以经主气，络主血，则可知其治血之当然也，凡气既久阻，血也因病，循行之脉络自痹，而辛香理气，辛柔和血之法，实为对待必然之理"，故而加用丹参饮以活血化瘀，行气止痛。

（陈海燕）

二、高良姜、香附

（一）应用经验

高良姜味辛性热，归脾、胃经，功善散寒止痛，温中止呕，《本草汇言》载高良姜，祛寒湿、温脾胃之要药，可用于治胃寒脘腹冷痛。

香附味辛，味苦微甘，性平，归肝、脾、三焦经，善于疏肝解郁、理气和中、调经止痛，《滇南本草》载其调血中之气，开郁，宽中，消食，止呕吐。

赵师认为，高良姜、香附合用，一散寒凝，一行气滞，共奏温胃理气止痛之功，清代谢元庆所著《良方集腋》称此两味药为良附丸，可温胃散寒、理气止痛，主要用于治疗气滞寒凝诸证，症见脘腹疼痛，喜温喜按，胸胁胀闷，苔白，脉弦等，为临

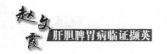

床常用的治疗肝胃气滞冷痛的基本方，方药精简，而收效甚著。

赵师临床所见寒凝气滞诸证，尤其是肝、胃两经之病，症见胃脘冷痛，喜热食，两胁胀闷，遇寒加重者，舌质胖嫩或色偏暗，苔白，脉弦，即可基本明确辨证，投此方可散寒凝，行气滞。中焦为一身气机枢纽，中焦气滞寒凝不仅可见胃脘及两胁冷痛，更可致多种病症，如阴寒凝滞之胸痹，症见心痛如绞，喘不得卧，伴形寒；或女性痛经之寒凝气滞证，症见小腹冷痛，得热痛减，经色黯黑。温阳散寒行气后方可斡旋中焦，使一身之气机通畅，诸症得减，屡试不爽。对于两药的用量，常用量为良姜6g，香附10g，而因寒所得者，良姜可加至9g，因气而得者，香附可加至15g。赵师认为，该方对于解除胃肠道痉挛，促进溃疡面愈合，改善腹冷痛、腹胀闷、胁痛等症状疗效显著。临床中，因患者病程多较长、病情多复杂，可根据患者具体病情，将此方合于复方之中，加减化裁。

（二）典型病例举隅

肖某，男，31岁，2016年6月19日初诊。主诉：间断胃脘隐痛3月余。3月前进食生冷后出现间断胃脘隐痛，曾于当地医院查胃镜示：①食管正常；②胆汁反流性胃炎；③胃底贲门糜烂。病理：胃黏膜组织急慢性炎，间质充血水肿，固有膜间少量淋巴细胞、浆细胞中性粒细胞浸润。^{13}C 呼气试验：阴性。现症：胃脘隐痛，伴胀满，喜温喜按，反酸、嗳气，偶有两胁闷胀，纳眠可，二便调。舌质淡红，舌体胖大，苔薄白，有瘀斑，边齿痕，舌下脉迂曲，脉弦细。

中医诊断：胃痛（脾胃虚寒证）。西医诊断：胆汁反流性胃炎。

治疗：疏肝和胃，散寒止痛。

处方：醋柴胡6g，白芍15g，川芎15g，陈皮15g，枳壳10g，党参15g，半夏15g，白及6g，三七粉（冲服）3g，白术15g，佛手15g，甘松15g，钩藤3g，厚朴10g，柿蒂15g，刀豆

15g，海螵蛸 15g，瓦楞子 15g，焦三仙各 15g，良姜 6g，香附 10g。14 剂，水煎服，每日 1 剂。

二诊：2016 年 7 月 21 日。服药后，胃脘隐痛及两胁闷胀减轻，但反酸、嗳气仍作，缓解欠佳，上方加大柿蒂、刀豆、海螵蛸、瓦楞子用量至 30g，加用桂枝 3g，14 剂，水煎服，每日 1 剂。

三诊：2016 年 8 月 27 日。诸症均减，但见舌质淡红，苔白腻，诉口黏、纳呆，加用草果 10g，藿香 15g，佩兰 10g，14 剂，水煎服，每日 1 剂。

按语： 患者初诊症见胃脘隐痛，伴胀满，喜温喜按，反酸、嗳气，偶有两胁闷胀，虽值夏日，但自诉病因贪食生冷而起，结合舌脉，考虑为寒凉伤及脾胃之气，失于温养则痛。但同时中焦为一身之气机枢纽，斡旋失常，日久肝气不疏，两胁闷胀，肝胃不和，可见反酸等胆汁反流性胃炎典型症状，故在散寒止痛同时亦应疏肝解郁。赵师以柴胡疏肝散为基础方以疏肝和胃，同时胃镜下亦见胃底贲门糜烂，给予三七粉、白及以消肿生肌，海螵蛸、瓦楞子制酸止痛，厚朴、柿蒂、刀豆降逆消胀，同时针对其病机给予良附丸以行气散寒止痛。二诊时患者胃脘隐痛及两胁闷胀减轻，但反酸、嗳气仍作，缓解欠佳，加大消胀降逆、制酸止痛力度，同时亦加少量桂枝以加强温养之功。三诊诸症均减，但见苔白腻，并诉口黏、纳呆，时值长夏，素体脾胃虚弱，更易为湿困，加用少量草果、藿香、佩兰以醒脾化湿。病机关键在于肝胃气滞寒凝，在疏肝和胃基础上加用温养之剂，散寒行气，故见肝胃和而气机条畅。

（陈海燕）

三、海螵蛸、浙贝母

（一）应用经验

海螵蛸，又名乌贼骨，咸、涩，微温，归肝、肾经。功能收敛止血，固精止带，止酸止痛，收湿敛疮。临床可用于崩漏下

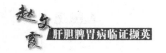

血，肺胃出血，创伤出血。

浙贝母，苦寒，归肺、心经。功效清火散结，《本草正》言其："大治肺痈肺萎，咳喘、吐血、衄血，最降痰气，善开郁结，止疼痛，消胀满，清肝火，明耳目……一切痈疡肿毒，湿热恶疮，痔漏，金疮出血，火疮疼痛。"

赵师认为，海螵蛸与浙贝母合用，不但可以用于胃及十二指肠溃疡，凡胃痞病、胃脘痛、反酸等病，病人有胃脘烧灼、反酸等症状，舌苔偏腻，胃镜检查提示胃黏膜有糜烂损伤者，均可选择使用。从主治功效看，本方具有散结止痛，收涩止酸作用，故临床表现为胃脘疼痛，烧灼反酸者，效果均好。由于赵师所遇多为病程较长、病情复杂、辗转复诊病人，故临床使用过程中，多将此方合于复方之中，作汤剂服用，若为病情单纯、病程较短者，亦可按上述比例及剂量作散剂服用。

（二）典型病例举隅

赵某，男，25岁，2015年1月13日初诊。主诉：反酸、烧心6月余。6个月前因饮酒后出现反酸、烧心、胃灼痛，查^{13}C呼气试验示阳性。曾口服抗Hp药物治疗，胃镜：浅表性胃炎伴糜烂，病理：黏膜慢性炎伴活动炎，局灶腺体肠上皮化生。曾服中药治疗。现症：反酸、烧心、嗳气、胃灼痛，纳眠可，二便调。舌暗红，苔黄腻，脉沉细。

中医诊断：吞酸（胃气不和证）。西医诊断：Hp相关性胃炎。

治疗：和胃止酸。

处方：陈皮10g，半夏15g，黄连10g，黄芩10g，煅瓦楞30g，海螵蛸30g，浙贝母10g，炒薏苡仁30g，炒枳实10g，厚朴10g，刀豆15g，柿蒂30g，炙甘草6g，金银花30g，栀子10g，三七粉（冲服）3g。14剂，水煎服，每日1剂。

二诊：2015年1月27日。反酸、烧灼减轻，时发胃脘刺痛，上方加生蒲黄10g，五灵脂10g，14剂，水煎服，每日1剂。

三诊：2015 年 2 月 11 日。反酸、胃脘烧灼大减，舌苔黄腻，上方去金银花、栀子，加苍术 10g，黄柏 10g，14 剂，水煎服，每日 1 剂。

四诊：2015 年 3 月 3 日。反酸、烧灼、胃脘灼痛等症均已消失，时感胃脘痞塞，胃纳仍差，食后尤甚，舌质暗红，苔薄黄腻，脉弦细。处方：醋柴胡 6g，炒白芍 15g，炒枳壳 10g，黄芩 10g，党参 15g，清半夏 15g，黄连 10g，茯苓 15g，川芎 15g，海螵蛸 30g，浙贝母 6g，焦三仙各 15g，鸡内金 15g，厚朴 10g，三七粉（冲服）3g。14 剂，水煎服，每日 1 剂。半月后复查，^{13}C 呼气试验：阴性，胃镜：未见明显异常。

按语：本患初诊主要表现为反酸、烧心、嗳气、胃灼痛等一派胃气失和症状，故赵师以半夏泻心汤为基础方以和胃降逆，胃黏膜慢性炎症伴糜烂，局灶腺体肠上皮化生，故加乌贝散、三七粉以收湿敛疮，止酸止痛；因系饮酒所致，故加金银花、栀子以清热解毒。二诊时患者时发胃脘刺痛，考虑病程较长，病入血分，故加生蒲黄、五灵脂散瘀止痛。三诊反酸烧灼大减，热毒已除，故去金银花、栀子，见舌苔黄腻，提示湿热较甚，故加苍术、黄柏清热燥湿。四诊仅余胃痞、纳差症状，虽仍属胃失和降，病机关键在于木不疏土，故转用加味柴胡四逆汤而收功。

（陈海燕）

四、丹参、郁金

（一）应用经验

丹参味苦，微寒。归心、心包、肝经。功效活血祛瘀，凉血清心，养血安神，用以治疗胸胁疼痛、癥瘕结块具有良效。

郁金性辛、苦，寒。归心、肺、肝经。功效活血止痛，疏肝解郁，凉血清心，利胆退黄。用于胁下痞块，每获奇效。

赵师常将此二药联用，既能入气分以疏肝解郁，又可入血分以活血调经，且能化痰湿以开心窍，凉血热以止吐衄。至于黄疸

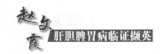

之症，用之能利胆退黄，配合应用，亦有一定功效。两药均入肝经，合用可增加疏肝理气、活血之功效。

（二）典型医案举隅

张某，女，63岁，2015年3月12日初诊。主诉：间断两胁胀痛、乏力半年，再发20天。至当地医院查肝功能：总胆红素54μmol/L，谷丙转氨酶56U/L，谷草转氨酶66U/L，谷氨酰转肽酶95U/L；HBV‐DNA：1.72E+6IU/mL。乙肝标志物：HBsAg、HBeAb、HBcAb阳性。彩超：肝硬化；脾大。现症见：两胁胀痛，乏力，腹胀，纳可，眠可，大便正常，小便黄。巩膜轻度黄染，未见赤掌，胸颈部未见红丝血缕，胁下积块固定不移，舌质暗淡，苔薄白，舌下络脉迂曲，脉沉弦。

中医诊断：肝积（肝郁脾虚兼血瘀证）。西医诊断：肝炎肝硬化（乙型，代偿期，活动性）。

治则：疏肝解郁兼以行气活血。

处方：醋柴胡6g，炒白芍15g，麸炒白术15g，茯苓15g，炒当归10g，薄荷6g，甘草6g，黄芩10g，郁金15g，丹参15g，薏苡仁30g，炒鸡内金15g，金钱草30g，陈皮15g，醋鳖甲10g。14剂，水煎服，每日1剂；恩替卡韦抗乙肝病毒治疗。

二诊：2015年3月26日。服药后患者两胁胀痛稍减轻，仍有乏力、腹胀症状。上方加党参15g，炒枳壳15g，厚朴10g。14剂，水煎服，每日1剂。此后随诊，症状改善，继服1月，复查肝功能基本复常。

按语： 患者主症两胁胀痛、乏力，伴见腹胀，目睛黄染，胸颈部未见红丝血缕，胁下积块固定不移，舌质暗淡，苔薄白，舌下络脉迂曲，脉沉弦。诊断属中医肝积范畴，辨证为肝郁脾虚兼血瘀证。赵师认为：本病为本虚标实之证，肝郁、血瘀为标，脾虚为本。患者摄生不慎，外感湿热疫毒之邪，阻滞肝络，肝失疏泄，横逆乘脾，脾失健运，气血运行不畅，气滞血瘀痰凝，日久形成积聚。正如《诸病源候论·积聚病诸候》说："诸脏受邪，初未能成积聚，留滞不去，乃成积聚。"治疗以疏肝健脾为主，兼以行气活血，治疗以逍遥散为主方，加用丹参以活血祛瘀、郁金疏肝解郁、活血利胆退黄。二诊时患者两胁胀痛减轻，仍觉腹胀、乏力，分析为脾虚失于运化，枢机不利，故加党参以健脾益气，炒枳壳、厚朴以疏肝理气、行气除胀。患者诸症悉除。

（李艳敏）

五、牡蛎、土鳖虫

（一）应用经验

牡蛎首载于《神农本草经》，味咸、涩、微寒，归肝、肾经，有平肝潜阳、软坚散结、收敛固涩之功效。其中记"牡蛎，味咸平，主伤寒寒热，温疟洒洒，惊恚怒气，除拘缓鼠瘘，女子带下赤白，久服，强骨节，杀邪气，延年。"

土鳖虫，最早记载于《神农本草经》，又名土元，味咸性寒，有小毒，归肝经。入肝经血分，性专走窜，具有散血瘀、消坚结、活血化瘀、接骨续筋、消肿止痛、下乳通经等功效，临床通常用于癥瘕痞块、血瘀经闭、产后瘀阻腹痛及跌打损伤等病症。

赵师以为牡蛎、土鳖虫二者相须为用，可"破留血积聚，去血积"。癥块癖积，虽有形可征，而究其本，源于正虚。脾虚则水谷运化失常，酿湿生痰，气虚则血运无力，瘀血阻滞，痰瘀胶阻，结成癥积。表现为局部肿胀或有肿物痞块，痛有定处，倦怠乏力，食少神疲，舌质紫黯或有瘀点、瘀斑，脉细弦或细涩等，活血化瘀为常规治法。可与桃仁、红花、赤芍、当归、郁金、川芎等配伍行气活血、化瘀消积，同时配合健脾益气之品以治形成癥积之源。

（二）典型病例举隅

张某，男，45岁，2015年3月8日初诊。主诉：间断右胁疼痛3年余，加重2周。当地中医院查乙肝标志物：HBsAg、HBeAb、

HBcAb 阳性。肝功能异常，HBV - DNA：3.69E + 3IU/mL。上腹部 CT：肝硬化；脾大；腹水；门脉高压；胆囊炎。开始服用阿德福韦酯胶囊抗病毒治疗，及保肝利尿等治疗后症状缓解。2 周前无明显诱因右胁疼痛加重，在我院门诊查肝功能：总胆红素 26.8μmol/L，直接胆红素 7.3μmol/L，白蛋白 25.3g/L，谷丙转氨酶 64U/L，谷草转氨酶 71U/L，碱性磷酸酶 128U/L。彩超示肝硬化并结节；肝源性胆囊炎；脾大（长 136mm，厚 58mm）。现症见：右胁下癥积，胁肋刺痛，入夜尤甚，面色黧黑，口干不欲饮，纳差，食量较常量减少约 1/2，眠可，二便调。舌质暗，苔薄白稍腻，舌下脉络迂曲，脉细涩。

中医诊断：肝积（瘀血阻络证）。西医诊断：肝炎肝硬化（乙型，失代偿期，活动性）Child - pughB 级。

治则：活血化瘀，软坚散结。

处方：当归 12g，川芎 15g，桃仁 15g，牡丹皮 15g，赤芍 20g，红花 15g，乌药 10g，香附 15g，枳壳 12g，延胡索 20g，五灵脂 15g，党参 15g，鳖甲 15g，生牡蛎 30g，土鳖虫 10g，甘草 9g。7 剂，水煎服，日 1 剂。

二诊：2015 年 3 月 15 日。患者仍有右胁刺痛，乏力气短症状明显，上方去五灵脂，加炒白术 20g，黄芪 10g，14 剂，水煎服，日 1 剂。三诊：2015 年 3 月 29 日。诸症均减，舌体淡暗，舌苔薄白，舌下静脉增粗，脉弦细。予以上方巩固治疗。随访 1 年，胁下积块缩小，复查肝功能基本正常，彩超提示：肝硬化并结节，脾大（长 98mm，厚 42mm）。

按语：患者以右胁下癥积，胁肋刺痛，入夜尤甚，面色黧黑，口干不欲饮，纳差。舌质暗，苔薄白稍腻，舌下脉络迂曲，脉细涩。辨证属瘀血阻络。赵师以膈下逐瘀汤为基础方加减治疗，方中鳖甲、生牡蛎入肝经，软坚散结，土鳖虫性专走窜，能破瘀消癥，通经络而达病所，加强破瘀消癥之力。当归、川芎、赤芍养血活血，与逐瘀药同用，可使瘀血祛而不伤阴血；牡丹皮清热凉血，活血化瘀；桃仁、红花、五灵脂破血逐瘀，以消积块；配香附、乌药、枳壳、延胡索行气止痛；党参以健脾益气。二诊患者乏力气短症状明显，系肝积脾虚表现，故加黄芪10g，炒白术20g以增健脾益气之力。活血祛瘀切记需气血同调，肝气疏通调达，方能使瘀散血活；脾胃运化功能强健，才能使气血生化有源。气机升降出入正常，癥积方消。

（闫　乐）

六、泽泻、白术

（一）应用经验

泽泻首载于《神农本草经》，味淡、微苦，其药性为味甘、淡，性寒，归肾、膀胱经。能利水渗湿，泄热。用于治疗小便不利、水肿胀满、痰饮眩晕。

白术首载于《神农本草经》，味苦，甘，性温。归脾、胃经。具有健脾益气，燥湿利水，止汗，安胎功效。用于脾虚食少，腹胀泄泻，痰饮眩悸，水肿，自汗，胎动不安。

泽泻、白术联用，最早见于《金匮要略》泽泻汤，具有利水除饮、健脾制水之功效，主治：饮停心下，头目眩晕，胸中痞满、咳逆水肿。赵师将泽泻、白术联用，应用于肝病脾虚失运、湿浊内生、痰湿之邪停聚中焦，而出现脘腹胀满、乏力肢肿、周身困重等症，特别是肝硬化腹水脾虚水泛证，见腹大如鼓，皮色苍黄，脉络显现，舌苔偏腻。该对药单独或与他方合并使用，多有良效。泽泻利水渗湿，引水从下排出，以治其标；白术健脾行水，使痰饮不得生，以治其本。两药相伍，一重在祛湿，使已停之饮有所出路；一重在健脾，使水湿得以正常运化。泽泻与白术应用不拘于五比一，临证根据标本虚实轻重调整剂量。然泽泻大量易伤阴，治疗用药时中病即止，不可久用。

（二）典型病例举隅

李某，男，28岁，2015年2月20日初诊。主诉：间断右胁不适 11 年余，反复腹胀 2 年，加重 1 周。2 年前当地医院检查诊断为乙肝后肝硬化、门静脉高压，脾大，腹水，予以拉米夫定抗乙肝病毒治疗，补充白蛋白、利水消肿等治疗症状缓解，此后腹胀反复发作。1 周前因受凉后出现腹胀加重来诊。现症见：腹大胀满，按之如囊裹水，胸脘胀闷，得热则舒，周身困重，畏寒肢肿，口淡不渴，纳呆食少，大便溏薄，日 3~4 行，小便短少，日约 800mL，舌质淡，舌苔白腻水滑，脉沉迟。肝功能：白蛋白 22.41g/L，谷丙转氨酶 43.8U/L，谷草转氨酶 160U/L，碱性磷酸酶 247.1U/L，谷酰氨转肽酶 294U/L；血常规：白细胞 2.12×10^9/L，血小板 32.00×10^9/L；腹水彩超：下腹水深 102mm，肝肾隐窝水深 56mm。

中医诊断：鼓胀（寒湿困脾证）。西医诊断：肝炎肝硬化（乙型，失代偿期，活动性），腹水，门脉高压症。

治则：温阳散寒，化湿醒脾。

处方：附子 3g，干姜 6g，泽泻 15g，白术 15g，木瓜 15g，茯苓 15g，厚朴 12g，木香 10g，草果 9g，大腹皮 30g，郁金 15g，党参 15g，甘草 6g，生姜 3 片，大枣 5 枚为引。7 剂，水煎服，每日 1 剂。

二诊：2015 年 2 月 27 日。患者日尿量增加至 1500mL，大便日 1~2 次，条状便，仍脘腹胀闷，舌苔白腻，在原方上加量至泽泻 30g，7 剂，水煎服，日 1 剂。

三诊：2015 年 3 月 6 日。尿量日 3000mL，体重日下降 1kg，腹胀浮肿减轻，条状便，日 1 行。舌质淡暗，苔腻减轻，脉弦。复查腹水彩超：下腹水深约 78mm，脾肾隐窝腹水消失。中药在上方基础上减泽泻 30g，白术 12g，加黄芪 15g，7 剂，水煎服，日 1 剂。

四诊：2015 年 3 月 13 日。腹胀明显减轻，活动如常，舌质淡暗，舌体大，苔薄白，脉弦。彩超示少量腹水（下腹水深 42mm）。予以上方基础去附子，14 剂，水煎服，日 1 剂。

按语：患者初诊以腹大胀满，胸脘胀闷，得热则舒，周身困重，畏寒肢肿，大便溏薄，小便短少，舌苔白腻水滑，脉弦迟。辨证属寒湿困脾。赵师以实脾饮合泽泻汤为基础方，方中泽泻、白术健脾燥湿、祛除水湿；附子、干姜补火助阳，温中散寒除湿，正如"离照当空，阴霾自散"；以木瓜祛湿活络，厚朴、木香、草果行气燥湿，大腹皮降气除满、祛水消胀，诸药并用共奏温阳化湿、利水消胀之功。二诊时温阳之效初显，但利水之功欠佳，故加大泽泻用量增利水渗湿之功以治其标。三诊后恢复原量，增黄芪以益气扶正，防止药性攻伐太过，伤及正气。寒湿困脾之鼓胀应用此对药，需注意剂量配比，使利水、健脾主次分明，祛邪不忘补虚，补虚不忘实，切忌一味攻伐，导致正气不支，邪恋不去。

（闫　乐）

七、赤芍、白芍

（一）应用经验

赤芍为毛茛科植物赤芍或川赤芍的干燥根。其味苦，微寒，归肝经。能入血分，清肝火，凉血热，散淤血，通经脉，散瘀肿，其功效以凉血活血为主。故凡血热、血瘀之证，或妇女经闭、痛经，产后瘀血积聚，以及损伤瘀肿等一切瘀血留滞作痛病症，皆可用之。

白芍是毛茛科白芍属植物，是毛茛科植物芍药的干燥根。其性凉、味苦、微寒，酸能收敛，苦凉泻热，具有补血敛阴、柔肝止痛、养阴平肝的功效。为治疗诸痛之良药。

赵文霞教授认为赤芍偏于清热凉血、行血散瘀，用于血热、血滞之症；白芍偏于养血益阴、柔肝止痛，用于血虚肝旺之症。赤芍散而不补，白芍补而不散；赤芍泻肝火以凉血，白芍养肝阴以平肝。两药合用，一散一敛，一泻一补，对脾胃肝胆病阴虚夹有瘀热之症者最为适用。

（二）典型病例举隅

崔某，女，55 岁，2016 年 10 月 14 日初诊。主诉：间断便

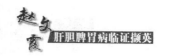

秘、腹胀 4 年。现病史：近 4 年来间断大便干如羊粪卵，7~8 日一行，脘腹胀满，口中灼热，口干口苦，食欲不佳，眠差，小便黄。舌质暗红，舌边齿痕，苔薄少，舌下静脉显露，脉沉细。辅助检查：^{13}C 呼气试验阳性，DOB：41.4。

中医诊断：便秘（肝胃不和，阴虚夹瘀证）。西医诊断：功能性便秘；幽门螺杆菌相关性胃炎。

治法：疏肝和胃，润肠通便，滋补肾精。

方药：加味柴胡四逆散加减。醋柴胡 10g，赤芍 15g，白芍 15g，枳壳 10g，黄芩 10g，党参 15g，厚朴 10g，生白术 30g，火麻仁 30g，郁李仁 20g，焦三仙各 10g，肉苁蓉 15g。14 剂，水煎服。抗幽门螺杆菌四联药 2 周。

二诊：2016 年 11 月 4 日。服药 2 周，腹胀减轻，食欲改善，口苦消失，间断口中发热，大便 2 日 1 行，软便，舌质暗红，舌边齿痕减少，苔薄白，舌下静脉显露，脉沉缓。上方去焦三仙，加油当归 15g，白芍加至 30g，14 剂，水煎服。

按语：本患主要表现为大便干，脘腹胀满，口中发热，口干口苦，食欲不佳，眠差，舌质暗红少苔，舌下静脉显露等一派肝胃不和、阴虚夹瘀之象，赵师以加味柴胡四逆散为基础方以疏肝行气，方中赤芍白芍同用，一散一敛，一泻一补，养肝阴，泻肝火，共收养阴化瘀之功。六腑以通为用，加生白术健脾助运，火麻仁、郁李仁以润肠通便；肉苁蓉润肠导滞，并可温肾助阳，既可防养阴药滋腻碍胃，又可于"阳中求阴"，使"阴得阳升而泉源不竭"，阴平阳秘，气血自通，通则胀消。

（刘君颖）

八、佛手、甘松

（一）应用经验

佛手味辛、苦，性温。入肝、脾、胃、肺经。具有疏肝解郁、理气和中，燥湿化痰功效。本品辛行苦泄，气味芳香，能醒脾理气，和中导滞，可治脾胃气滞之脘腹胀痛、呕恶食少等。同时又善疏肝解郁、行气止痛，治肝郁气滞及肝胃不和之胸胁胀痛、脘腹痞满等。

甘松味辛、甘，性温。归脾、胃经。本品味辛行气，芳香醒脾，性温散寒，故能行气消胀，开郁醒脾，散寒止痛，既可治寒凝气滞之脘腹胀痛、不思饮食等症，又可治疗气机阻滞之胸闷腹胀、纳呆食少。

赵师认为，佛手主要入肝经，以疏肝气为主，正如《本草便读》所言："佛手，理气快膈，惟肝脾气滞者宜之，阴血不足者，亦嫌其燥耳"。甘松主要入脾胃，以醒脾理气为要，正如《本草纲目》所说："甘松芳香，甚开脾郁，少加入脾胃药中，甚醒脾气"。《本草汇言》则曰："甘松醒脾畅胃之药也"。《开宝方》主"心腹卒痛，散满下气"，皆取香温行散之意。其气芳香，入脾胃药中，大有扶脾顺气，开胃消食之功。二者合用，可治疗肝病、胃肠病之肝郁气滞、肝胃不和之证，起到调肝理脾、疏肝和胃之佳效。

（二）典型病例举隅

朱某，女，50 岁，家庭妇女，2016 年 7 月 26 日初诊。主诉：咽喉部异物感 2 年余。现病史：2 年前无明显诱因出现咽喉异物感，恶心欲呕，纳差食少，先后至两家三甲医院口服药物治疗（具体不详），症状间断发作。现症：咽喉及胸骨后不适感，情绪波动时加重，干呕，厌食，食少，眠可，大便溏，不规律，小便正常。舌质暗红，苔白厚腻，有裂纹，舌下静脉可见，脉弦细而缓。辅助检查：喉镜示慢性咽炎。腹部彩超：肝左叶囊肿；肝右叶钙化灶；左肾下极囊肿。胃镜：慢性食管炎；浅表性胃炎。

中医诊断：干呕（肝胃不和，胃气上逆）。西医诊断：慢性咽炎；慢性食管炎；慢性胃炎。

治法：降逆和胃，行气疏肝。

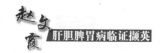

方药：旋覆代赭汤加减。旋覆花（包）9g，代赭石12g，党参15g，姜半夏15g，姜厚朴10g，紫苏叶9g，焦三仙各15g，鸡内金15g，佛手15g，甘松15g，炒白术15g，茯苓15g。14剂，水煎服，日1剂。

二诊：2016年8月9日。服上药后干呕、胸骨后不适症状减轻，仍不欲饮食，口淡无味，咽喉不适，心下隐痛，眠可，二便调，舌质暗红，苔黄厚腻，有裂纹，舌下脉络可见，脉弦细而缓。中药按上方加黄芩10g，丹参15g，檀香6g，砂仁6g，12剂，水煎服，日1剂。

三诊：2016年8月25日。食欲改善，食量增加，情绪转佳，二便已调，给服开胸顺气丸巩固疗效。

按语：本患初诊以咽喉部异物感、恶心欲呕为主，发作与情志有关，为肝气犯胃、胃失和降、胃气上逆所致；肝郁脾虚，则食少、便溏；舌质淡红，苔白厚腻，脉沉细，为脾虚食滞之象。其治在于疏肝气，降胃气，醒脾气，故赵师以旋覆代赭汤为基础方和胃降逆行气，加佛手以疏肝理气、和中导滞，甘松以行气消胀、醒脾开胃，二者合用共奏调肝理脾、和中消胀之功。二诊时则加丹参饮活血祛瘀，行气止痛，加黄芩清热燥湿、泻火解毒，后以开胸顺气丸开郁散结以收功。

（刘君颖）

九、山楂、鸡内金

（一）应用经验

山楂味酸甘，微温。归脾、胃、肝经。有消食化积、行气散瘀之功效。能治各种饮食积滞，尤为消化油腻肉食积滞之要药。

鸡内金味甘，平。归脾、胃、小肠、膀胱经。有健胃消食，涩精止遗，通淋化石之功效。用于食积不消，呕吐泻痢，小儿疳积，胆胀胁痛，遗尿、遗精、石淋涩痛。

赵师认为，山楂善消油腻肉食积滞，如《食鉴本草》曰：

"化血块，气块，活血"。《本草纲目》曰："化饮食，消肉积，癥瘕，痰饮痞满吞酸，滞血痛胀"。而鸡内金善消米面积滞，并可健运脾胃，如《滇南本草》称："宽中健脾，消食磨胃。治小儿乳食结滞，肚大筋青，脾积痞积"。临床中，脂肪肝、胃痛、泄泻等疾病多由饮食失节、食滞中焦引起，二者配伍，能消各种饮食积滞，共达健脾和胃、消食化积、行气散瘀、散结止痛之功。

（二）典型病例举隅

刘某，女，38岁，职员。2016年7月22日初诊。主诉：胃脘胀痛半年余。现病史：胃脘胀痛，喜按，嗳气，反酸，口干，饮食较前减少，眠差，乏力身困，大便偏干，排解不畅，3～5日1行。查体：舌质淡暗，苔黄腻，脉沉滑。既往史：乳腺炎病史1年，未治疗。辅助检查：当地医院胃镜：慢性浅表性胃炎。^{13}C呼气试验：阳性。DOB：14.8。

中医诊断：胃痛（肝胃不和兼脾虚）。西医诊断：幽门螺杆菌相关性胃炎。

治法：疏肝和胃，行气通便。

方药：醋柴胡10g，炒白芍15g，枳壳15g，黄芩10g，党参15g，清半夏30g，厚朴10g，草果15g，炒莱菔子30g，生白术30g，火麻仁15g，郁李仁15g，焦山楂15g，鸡内金15g。7剂，水煎服。抗幽门螺杆菌四联药2周。

二诊：2016年8月5日。仍嗳气频作，夜间口苦，食后胃胀，眠可，大便质干难解，1～2日1次，小便正常。舌质暗淡，舌体胖大，边齿痕，苔薄稍黄，舌下脉络不显，脉沉细。中药按上方去枳壳，改枳实10g，改火麻仁30g，郁李仁30g，加柿蒂15g，刀豆子15g。14剂，水煎服。

三诊：2016年8月28日。精神改善，胃脘胀痛基本消失，嗳气、乏力减轻，排便较前通畅，给枳实导滞丸口服巩固疗效。

按语：本患初诊主要表现为胃脘胀痛等一派肝胃不和症状，

故赵师以加味四逆散为基础方以疏肝和胃；嗳气、反酸，苔黄腻，脉沉滑，为脾虚食滞之象，故加山楂、鸡内金以消积化食；胃脘喜按、乏力身困，为脾气虚弱之象，故加党参、白术健脾益气。二诊时患者夜间口苦，食后胃胀，眠可，大便干难解，故去枳壳，改枳实行气导滞，加柿蒂、刀豆以降逆下气、生津止渴、健脾化痰、行气通便。待腑气得通，胃气自降，胀痛则消。此处伍用焦山楂、鸡内金，正是取其健脾和胃、消食化积、行滞止痛之效。

（刘君颖）

第三章

验方集锦

赵文霞教授在中医理论指导下，结合多年临床经验，自拟而成多首经验方，效果独特。现撷取9首汇集如下，以供参详。

第一节　加味菖蒲郁金方

（一）处方组成及方解

1. 处方组成

石菖蒲15g，郁金15g，胆南星9g，生大黄（后下）10g，乌梅12g，枳实12g，厚朴12g。

2. 方解

君药：石菖蒲，辛、温，具有较强的芳香、行散之力，可豁痰开窍、化湿醒神，《神农本草经》载其可"通九窍"，《时病论》中云石菖蒲可入心开窍，以治温邪窜入心包而致神昏谵语者。《本草从新》谓其"利九窍……逐痰消积"。《神农本草经》云其能"通九窍，明耳目，出声音"。

臣药：郁金、胆南星。郁金，辛、苦，具有行气解郁之效，其体轻，气味宣达，善入于气分而行气解郁，《普济本事方》谓其可治"癫狂因忧郁而得，痰涎阻塞包络心窍者"。胆南星性味苦、凉、辛，善能开泄，辛散之力胜过半夏，专治风痰、湿痰入于经络所引起的证候。二药共助君药豁痰开窍、化湿醒神。

佐药：厚朴、枳实、大黄。厚朴，辛、苦、温，可温中下气，化湿行滞。《名医别录》载："主温中，益气，消痰下气……去留热，止烦满，厚肠胃。"可主治食积气滞，腹胀便秘，湿阻中焦脘痞吐泻，痰壅气逆等。枳实，辛、温，可下气消痞、通腑导滞。《神农本草经》言其"主大风在皮肤中……除寒热结"，说明枳实具有祛风、行气化结之功效。《本草纲目》记载："大抵其功皆能利气。"朱丹溪认为枳实具有较强的泻痰之效。大黄，苦、寒，具有较强的泻下作用，可荡涤肠腑，推陈致新，使湿热痰瘀得以下泻，又苦寒沉降，善泄热，可清热泻火解毒，并具有活血逐瘀通经之效，可下瘀血、清瘀热。三药合用，则腑气得通，痰浊得下，辅佐君药、臣药豁痰开窍。

使药：乌梅，味极酸，主入肝经，可引诸药入肝经，又可敛肝平逆，治厥阴气逆而上扰清窍。《神农本草经》谓其"主下气，除热，烦满，安心"，说明乌梅主下气，可敛肝平逆。又肝足厥阴之脉与督脉会于颠，若邪传厥阴、木郁化火、气火上逆而扰神明者，可用乌梅敛之。

纵观全方，配伍严谨，方中石菖蒲具化痰之用，又芳香开窍，郁金具行气之功。石菖蒲得郁金行气之效，则气血运行畅达，痰浊瘀之邪得去；郁金得石菖蒲化湿之效，则气血运行更通畅，无湿痰瘀停滞之患。两药合用，共同发挥化痰浊、开窍之效。厚朴、枳实与大黄配伍，一方面可泻有形之糟粕，另一方面又可运行无形之滞气，三者同用，共同发挥泻浊攻积、通腑导滞之效。乌梅，可引诸药入肝经，又可敛肝平逆。诸药配伍，则共同发挥通腑泻浊、开窍醒神之功效。

（二）临床应用

1. 适应证

本方适用于痰浊蒙窍之肝性脑病，症见静卧嗜睡，语无伦次，神情淡漠，舌苔厚腻。

2. 病案

胡某，男，51岁，2012年10月6日初诊。主诉：神志昏蒙

2 日。2 日前进食炖排骨后出现嗜睡，晨昏颠倒，语无伦次，面目秽垢，流涎，纳少，大便 2 日未行。舌质暗，苔厚腻，脉弦滑。计算力、定向力下降，双手扑翼样震颤阳性。既往有乙肝肝硬化病史 10 年，反复腹水 1 年。血氨 103 μmol/L。

中医诊断：肝厥（痰浊蒙窍证）。西医诊断：肝炎肝硬化（乙型，失代偿期），活动性并肝性脑病。

治则：通腑泻浊，开窍醒神。

处方：石菖蒲 15g，郁金 15g，生大黄（后下）15g，乌梅 12g，枳实 12g，厚朴 12g，1 剂，急水煎服，日 1 剂。

二诊：2012 年 10 月 7 日。服药后排大便 1 次，质干量多，夜眠 4 小时，晨起神志转清，仍反应迟钝，舌苔厚腻稍减。药已中病，守方继服。

三诊：2012 年 10 月 8 日。神志清，应答切题，反应稍迟钝，纳食改善，大便日 4 次，质稀，舌苔薄腻。守上方，改生大黄后下为同煎，以缓其泻下之力。服药 3 剂，神志清，面目清爽，纳食增加，大便日 2 次，质软，舌苔薄白腻，扑翼样震颤消失，计算力、定向力复常。复查血氨正常。嘱平素低蛋白饮食，口服逍遥丸、六君子汤加减以调理肝脾。

按语：赵师认为本病是在肝积、鼓胀基础上，复感湿热、疫疠、火毒之邪，或饮食不节、嗜酒过度，致湿热痰瘀阻滞中焦，腑气不通，浊气上逆蒙蔽脑窍而致。脑为元神之府，为"一身之元首"；肝主疏泄，具有调畅全身气机之用；大肠主传化糟粕，具有通、降的特点。大肠的通畅与否，与肝、脑的生理功能有着重要联系。明朝李梴《医学入门·脏腑》认为"肝与大肠相通"，肝脏寄腑于大肠，肝的正常疏泄有赖于大肠的正常传化废物，而大肠排泄糟粕的机能也有赖于肝的疏泄。又"肝经与督脉会于巅而与脑相联系；其支者，复从肝，别贯膈，上注肺，而与大肠经脉相通"，大肠与肝脑相联系，若大肠正常排泄废物，浊气下降，脏腑得水谷精微滋养，肝气条达，脑髓充养，精神活动

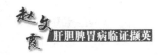

正常；一旦阳明大肠传导排泄失职，腑气不畅，肝气拂郁，浊邪留滞，循肝经上犯于脑，则见神昏、谵语。赵师认为腑气不通，浊气上逆，蒙蔽脑窍是本病的基本病机，通腑泄浊、开窍醒神是本病的主要治疗原则。通腑泻下给湿热痰瘀诸邪以出路，浊邪得去，利于脑神复用；开窍之法既能通达脑窍，也可促使肠腑浊邪下降，二者相互促进，共同发挥醒神之效。

（三）小结

加减菖蒲郁金汤是赵文霞教授临床经验方，适用于治疗肝积、鼓胀基础上痰浊蒙窍之昏迷（肝性脑病），症见静卧嗜睡，语无伦次，神情淡漠，舌苔厚腻。其主要病机为腑气不通，浊气上逆，蒙蔽脑窍。若患者不能配合口服，亦可改为高位保留灌肠给药。本方为治标之法，中病即止，继以疏肝健脾，治痰之源，以图竟功。

（马素平）

第二节　软坚化瘀通络散

（一）处方组成及方解

1. 处方组成及用法

醋鳖甲 150g，炮穿山甲 150g，土鳖虫 100g，生牡蛎 300g，炒鸡内金 150g，当归 90g，甘草 60g。取以上 7 味药物，共粉碎成细粉，过筛，混匀备用。每次 6g，一日两次，饭后服。

2. 方解

君药：鳖甲。有软坚散结之力，味咸入肝经血分，长于软坚消癥，多与活血化瘀消痰药物配伍使用，用于肝脾肿大及癥瘕积聚。《神农本草经》载："主心腹癥瘕坚积……"《药性论》："主宿食、癥块、疟癖气、冷瘕……"

臣药：穿山甲、土鳖虫。二药均味咸，入肝经血分，性专走窜，能破瘀消癥，通经络而达病所，加强君药破瘀消癥之力，用之为臣。《本草经疏》云：穿山甲"性走，能行瘀血，通经络……"。《本经》曰：土鳖虫"主心腹寒热洗洗，血积癥瘕，破坚，下血闭"；《医林改错》载：土鳖虫"治血鼓，腹皮上有青筋"。

佐药：当归、生牡蛎、桃仁、鸡内金。当归，甘，辛、温，归肝、脾经，甘润补血，辛行温通，既能补血又能活血，是活血行瘀之要药，素有"十汤九归"之说；生牡蛎咸寒入肝经，具有软坚散结之效，正如《本草备要》所述："咸以软坚化痰，消瘰疬结核，老血瘕疝……"；桃仁亦入肝经血分，善泄血滞，活血化瘀；鸡内金，甘，平，归脾、胃经，能消食以助脾运，脾运恢复，能促进气血津液的运行，并有化坚之效，《滇南本草》云："治痞积疳积。"四药配合君、臣药以加强活血散结作用，共为佐药。

使药：甘草，性平，味甘，归十二经，缓急解毒，调和百药，为使药。

纵观全方，配伍严谨，共成软坚散结、化瘀通络之剂，契合肝硬化瘀血阻络之核心病机。

（二）临床应用

1. 适应证

本方适用于肝硬化瘀血阻络证。症见胁肋刺痛，痛有定处，肝脾肿大，面色晦暗，赤掌，颈胸部赤丝血缕，肌肤甲错，舌质紫黯或有瘀斑、瘀点，脉弦涩或涩。

2. 病案

党某，男，62岁，2012年7月6日初诊。主诉：胁下积块2年余。2年前劳累后发现胁下刺痛，当地医院彩超示肝硬化，脾大。乙肝病毒标志物：HBsAg、HBeAb、HBcAb阳性；HBV-DNA 3.6×10^5 IU/mL。肝功能基本正常，诊断为乙肝肝硬化，予以恩替卡韦片抗乙肝病毒治疗，HBV-DNA阴转。2年来脾脏进行性增大，右胁不适。初诊时见：胁肋不适，左胁下积块固定不移，面色晦暗，赤掌，胸部赤丝血缕，舌质黯，边有瘀点，舌下脉络迂曲，脉弦涩。肝功能白蛋白 35g/L、胆碱酯酶 3.7kU/L。血常规：白细胞 2.9×10^9/L，血小板 38×10^9/L。HBV－DNA 未检出。彩超示肝硬化；脾大（厚 56mm，长 160mm），门脉内径 15mm，门脉血流速度 12cm/s。

中医诊断：肝积（瘀血阻络证）。西医诊断：肝炎肝硬化（乙型，代偿期），活动性（门静脉高压、脾功能亢进）。

治则：活血化瘀，软坚散结通络。

处方：在恩替卡韦抗病毒治疗基础上，予以软坚化瘀通络散，每次 6g，日 2 次，饭后服。

二诊：2012 年 10 月 15 日。服药后胁肋不适症状改善。面色晦暗减轻，赤掌，胸部赤丝血缕色泽变淡，舌质黯，边有瘀点，舌下脉络迂曲，脉弦涩。复查肝功能白蛋白 36.1g/L、胆碱酯酶 3.8kU/L。血常规：白细胞 3.2×10^9/L，血小板 41×10^9/L。彩超示肝硬化，脾大（厚 54mm，长 156mm），门脉内径 15mm，门脉血流速度 14cm/s。守方继服。以后每三月复诊一次，症状逐渐改善。2013 年 7 月 1 日，软坚化瘀通络散治疗满 1 年，胁肋不适基本消失，左胁下积块缩小，面色稍暗，赤掌色浅，胸部赤丝血缕部分消失，舌质暗淡，瘀点消失，舌体大，舌下脉络显露，脉沉弦。肝功能白蛋白 38g/L，胆碱酯酶 4.3kU/L；血常规：白细胞 3.5×10^9/L，血小板 68×10^9/L。彩超示肝硬化，脾大（厚 46mm，长 143mm），门脉内径 13mm，门脉血流速度 18cm/s。继续口服软坚化瘀通络散，加健脾丸 8 粒，日 3 次，口服，达益气健脾扶正之效。

按语：赵师认为肝积是由于情志失调、饮食伤脾、感受外邪、病后体虚，或黄疸、疟疾等经久不愈，肝脾受损，脏腑失和，以致气滞、血瘀、痰凝阻于肝络，结于胁下，日久结为肝积。《景岳全书·杂症谟》："盖积者，积垒之谓，由渐而成者……是坚硬不移者，本有形也，故有形者曰积"，"皆积之类，其病多在血分，血有形而静也"。本病病机主要是气机阻滞，瘀血内结。血瘀是其核心病理因素，贯穿于疾病始终。肝积初中期，以气滞血瘀多见，血瘀程度相对较轻；末期，正虚血瘀多见，血瘀程度较重。肝积病在血分，活血化瘀、软坚散结通络为其基本治法。软坚化瘀通络散软坚散结、化瘀通络，契合此病机，适用于肝积疾病始终。病案表明，本方可以改善瘀血阻络症状，提高患者血清白蛋白、胆碱酯酶水平，改善门静脉内径，提高门脉血流，缩小脾脏厚度、长度。但本方毕竟为祛邪之剂，不可过用，治疗上始终注意顾护正气，故待积稍消后，选用健脾丸善其后。正如《素问·六元正纪大论》所云："大积大聚，其可犯之，衰其大半而止。"《医宗金鉴·积聚》云："屡攻屡补，以平为期。"本病疗程长，以丸、散剂为宜。

（三）小结

软坚化瘀通络散是赵文霞教授临床经验方，适用于肝硬化瘀血阻络证，症见胁肋刺痛，痛有定处，肝脾肿大，面色晦暗，赤掌，颈胸部赤丝血缕，肌肤甲错，舌质紫黯或有瘀斑、瘀点，脉弦涩或涩。本方可以改善瘀血阻络症状，提高患者血清白蛋白、胆碱酯酶水平，降低门静脉内径，提高门脉血流，缩小脾脏厚度、长度。但本方毕竟为祛邪之剂，不可过用，治疗上始终注意顾护正气，故待症状改善后，联用扶正之剂攻补兼施。

（马素平）

第三节　健脾补肾利水方

（一）处方组成及方解

1. 处方组成

党参15g，炒白术30g，生山药15g，菟丝子15g，枸杞10g，大腹皮30g，白茅根30g，炒麦芽15g，醋柴胡6g，枳实3g。

2. 方解

君药：党参、炒白术。党参味甘，性平，归脾、肺经，具有补脾肺气、补血、生津之功效。清代《本草正义》云："党参力能补脾养胃，润肺生津，健运中气。"白术味苦、甘、温，功可补气健脾、燥湿利水。《本草求真》记载："其性最温，服则能以健食消谷，为脾脏补气第一要药也"；又云："白术味苦而甘，既能燥湿实脾，复能缓脾生津……凡水湿诸邪，靡不因其脾健而自除。"两者配伍大补脾胃之气，使脾运健旺，水谷得以运化成为精微物质，以滋养气血，濡养五脏六腑、四肢百骸。

臣药：山药、菟丝子、枸杞。山药甘、平，归脾、肺、肾经，能补脾益胃、生津润肺、补肾涩精。《本草纲目》记载："山药能益肾气，健脾胃，止泄痢，化痰涎，润皮毛。"菟丝子味辛、甘、平，归肝、肾经，功可补肾阳、益肾精、养肝体。《本草汇言》："菟丝子，补肾养肝，温脾助胃之药也。"枸杞味甘、平，归肝、肾经，能补肾阴、养肝血、益肾精。《药品化义》记载："枸杞，体润滋阴，入肾补血，味甘助阳，入肾补气，故能聪耳明目，添精髓……凡真阴不足之证，悉宜用之。"三药健脾气，益肾精，补肝体，强肝用，辅助君药加强健脾补肾之力，共为臣药。

佐药：大腹皮、白茅根、枳实、炒麦芽。其中大腹皮味辛，性微寒，归脾、胃、大肠、小肠经，能行气宽中、利水消肿，《本经逢原》谓其"痞满膨胀，水气浮肿，脚气壅逆者宜之"。白茅根味甘，性寒，归肺、胃、膀胱经，能凉血止血、清热利尿，《神农本草经》言"主劳伤虚羸，补中益气，除瘀血、寒热、利小便"。大腹皮、白茅根佐助君、臣药以加强治疗作用。炒麦芽味甘，性平，归脾、胃、肝经，能消食健胃，《本草经疏》："麦蘖……其发生之气，又能助胃气上升，行阳道而资健运，故主开胃补脾……"；枳实味苦、辛、酸，性温，归脾、胃、大肠经，能破气除痞、化痰消积；防止补益药物阻滞气机，使补而不滞。

使药：柴胡。柴胡味苦、辛，性微寒，归肝、胆经，引药直达病所。

综观全方，共奏健脾补肾、行气利水之功效，契合肝硬化脾肾亏虚，气滞、血瘀、水停，本虚标实之病机。

（二）临床应用

1. 适应证

本方适用于鼓胀之脾肾亏虚证。症见：腹部胀大如鼓，面色萎黄或黧黑，腹部积块，气短乏力，食欲不振，渴不多饮，小便量少，大便溏垢，苔白腻或黄腻，脉象沉弦或沉细。兼腹壁青筋怒张，胁腹刺痛，面颈胸臂有蛛纹赤缕，手掌赤痕，加泽兰15g，土鳖虫12g，水红花子15g；腹大胀满，早宽暮急，四肢不温，神疲乏力，腰膝酸冷，浮肿尿少，加补骨脂15g，桂枝3g；兼形体消瘦，口干欲饮，五心烦热，面色黧黑，加牡丹皮15g，地骨皮15g，泽泻12g。

2. 病案

关某，女，63岁，2011年5月6日初诊。主诉：间断腹部胀大3年，再发并加重半月。面色萎黄，胁下积块，乏力，纳呆，渴不多饮，尿少便溏，舌体大，边有齿痕，苔白腻，舌下脉络迂曲，脉象沉。既往乙型肝炎病史20年。彩超：肝硬化、脾大、腹水（下腹水深110mm）；肝功能：血清白蛋白28.4g/L，前白蛋白89mg/L，胆碱酯酶1.2kU/L。

中医诊断：①鼓胀（脾肾亏虚证）；②肝积。西医诊断：肝炎肝硬化（乙型，失代偿期），活动性（腹水）。

治则：健脾补肾，化气利水。

处方：党参15g，炒白术30g，生山药15g，菟丝子15g，枸杞10g，大腹皮30g，白茅根30g，枳实3g，炒麦芽15g，醋柴胡6g。7剂，水煎服，日1剂。

二诊：2011年5月13日。尿量增加，腹胀减轻，纳食改善，仍下午腹胀明显，腰膝酸冷。药已中病，守方加桂枝3g，14剂，继服。

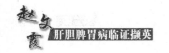

三诊：2011年5月28日。腹胀明显缓解，日尿量2500～3000mL，体重日下降约0.6kg，纳食基本如常，大便软，日1次，腰膝酸软减轻。继续服药3月，复查彩超示少量腹水（下腹水深34mm），肝功能：血清白蛋白：32.4g/L，前白蛋白169mg/L，胆碱酯酶2.3kU/L。

按语：赵师认为肝硬化腹水属鼓胀范畴，其病位在肝，涉及脾肾，病机总属本虚标实，以正气亏损为本，气滞、血瘀、水停为标。《医宗必读》曰："积之成也，正气不足，而后邪气踞之。"肾为先天之本，脾为后天之本，正气源于先后天的滋养，故所述正气不足，以脾肾不足为主。脾肾亏乏，导致人体先后天之气不足，其具体表现为白蛋白的低下，血清白蛋白归属中医气血精微。脾为气血生化之源，后天之本。若脾气虚弱，则运化功能失常，气血化生无源，则血清白蛋白亦会低下，反之则血清白蛋白亦会升高；肾主藏精，为先天之本，肝藏血，肝肾同源，精血相互濡养、相互化生，肝病日久，子病及母，肝肾俱虚，肾精衰减，精血不足，血清白蛋白亦会不足。

赵师认为本病的治疗以健脾补肾固其本为主，兼以行气利水祛邪。脾主升清，主运化精微、水液，吸收、转输至全身，若脾气升清作用减退，则水湿不能上归于肺，停聚于体内而成水肿，若脾强则水自消；肾主藏精，主脏腑气化，主水，若肾脏受损，则肾气蒸化水液功能失司，停而为水，若肾脏功能恢复，则水自消；鼓胀以水停为突出表现，标本兼治，攻补兼施，故治疗以健脾补肾为主，兼以利水祛邪。本案例以健脾补肾利水方健脾补肾、行气利水，取得成效；二诊患者有脾肾阳虚症状明显，加用桂枝温通阳气，化湿利水。

（三）小结

健脾补肾利水方是赵文霞教授临床经验方，适用于鼓胀之脾肾亏虚证。临证或偏于肝肾阴虚、或偏于脾肾阳虚，或兼有肝脾血瘀，需随证化裁，增损药物，才能取得理想的临床效果。本病为痼疾，疗程长，须徐徐图之，始能达成所愿。

（马素平　崔倩倩）

第四节　消脂护肝方

（一）组成及方解

1. 组成

泽泻21g，山楂15g，赤芍15g，决明子15g，黄芪12g，郁金12g，柴胡9g。

2. 方解

君药：泽泻，甘淡，性寒，归肾、膀胱经，功专利水降浊，渗湿泄热。《本草纲目》谓之能"渗湿热，行痰饮"，《本草蒙筌》称之能"泻伏水，去留垢"，《神农本草经》记载："消水，养五脏，益气力，肥健"，切中本病痰湿郁积的病机，为君药。

臣药：山楂、赤芍。山楂，酸、甘，微温，归脾、胃经，具有消食化积、活血化瘀之功效，《本草纲目》谓之能"化饮食、消肉积、痰饮、滞血痛胀"，《本草通玄》言："山楂中和，消油垢之积"（然油腻肉食正是引起脂肪肝的主要因素之一）；《医学衷中参西录》言："山楂，若以甘药佐之，化瘀血而不伤新血，开郁气而不伤正气，其性尤和平也"；赤芍味苦，微寒，归肝经，具有清热凉血、祛癥止痛之功效，《滇南本草》曰：赤芍"泻脾火，降气，行血，破瘀，散血块，止腹痛，攻疮痛"，《药品化义》称之能"泻肝火"。赤芍与山楂合用，消食化滞、活血化瘀、凉血活血，助君消散食、滞、瘀、热。

佐药：决明子、郁金、黄芪。决明子，甘、苦，微寒，质润，归肝、大肠经，具有益精清肝之功，益肝以防肝郁，清肝以防郁而化热，质润以防苦寒之剂伤阴，《日华子本草》谓之能"助肝气，益精水"，《本经》谓"久服益精光"，不但清肝明目、润肠通便，助君药祛湿化痰，而且可清肝火、养肝阴，使痰湿从

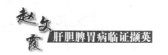
二便分消；郁金，味辛、苦，性寒，归肝、胆、心经，具有行气解郁、清心凉血、利胆退黄、活血止痛之效。《本草备要》谓之"行气，解郁；泄血，破瘀"；黄芪，甘，温，归脾、肺经，具有补益中气、升发清阳之功效，《珍珠囊》谓之能"益元气、壮脾胃"，益气化湿，以行中焦运化之力，实为治本虚之要药，与决明子、郁金共为佐药。

使药：柴胡。苦、辛，微寒，归肝、胆、三焦经，具有疏肝解郁、引诸药归于肝经、直达病所之功，《本经》谓"主心腹肠胃结气，饮食积聚，寒热邪气，推陈致新"，使肝气条达、结气得散、瘀血得化。

诸药合用，共奏化湿祛痰、活血化瘀兼益气、疏肝、健脾之功效，标本兼顾，相得益彰。

（二）临床应用

1. 适应证

本方适用于痰湿、血瘀型脂肪肝，高脂血症，肥胖病等。

2. 病案

张某，男，46岁，农民，2015年7月31日初诊。主诉：乏力肢困2月余。近2月觉乏力困倦，起床时明显，咽干，时有腹胀不适，纳眠尚可，大便不成形，日3次，小便异味。脂肪肝病史5年，喜食肥甘油腻，无大量饮酒史。身高171cm，体重82kg，体重指数：28.0。舌质暗红，苔薄白滑腻，舌下静脉显露，脉沉细滑。肝功能：谷丙转氨酶60U/L，谷草转氨酶26U/L，碱性磷酸酶50U/L，谷氨酰转肽酶57U/L；血脂：总胆固醇3.88mmol/L，甘油三酯3.8mmol/L。肝脏瞬时弹性检测：肝脏硬度值5.3kPa，脂肪检测CAP：336，脂肪度≥67%。

中医诊断：肝癖（痰湿阻滞兼有血瘀证）。西医诊断：非酒精性脂肪性肝炎。

治则：疏肝健脾，化痰祛湿，活血化瘀。

方药：消脂护肝方加减。泽泻30g，山楂15g，赤芍15g，决明子 15g，黄芪 15g，郁金 12g，柴胡 9g，丹参 15g，党参 15g，炒白术 15g，陈皮 15g，桔梗 12g，钩藤 3g，荷叶 10g。15 剂，水煎服，日 1 剂，分 2 次口服。嘱其清淡饮食，控制食量，适量运动，减轻体重。

二诊，体重减轻 2kg，乏力减轻，因外出务工，改消脂护肝胶囊口服，每日 3 次，每次 3 粒。2016 年 1 月 31 日复诊，乏力肢困症状消失，复查肝功能：谷丙转氨酶 30U/L，谷草转氨酶 29U/L，碱性磷酸酶 40U/L，谷氨酰转肽酶 36U/L，总胆固醇 2.83mmol/L，血脂：甘油三酯 1.8mmol/L。肝脏脂肪含量检测：肝脂肪检测 CAP：238，脂肪度≥11％。

按语： 脂肪肝可归属中医"胁痛""肥气""肝胀"等范畴，如《灵枢·胀论》云："肝胀者，胁下满而痛引少腹。"肝胀、胁下满正是非酒精性脂肪性肝病的临床主要症状。其病因病机与中医的痰、湿、癖、积等关系密切。《素问·通评虚实论》曰："甘肥贵人则膏粱之疾也。"该患者喜食肥甘油腻，饮食无规律，病程日久，痰湿困阻中焦，脾失健运，水谷精微不能布于四肢，故乏力身困；脾不升清，胃不降浊，则大便稀溏；脾运失职，则脘腹胀满。苔薄白滑腻，舌下静脉显露，脉沉细滑，为脾虚湿困兼有血瘀之象。故治以消脂护肝方清肝祛痰，加党参健脾益气，白术燥湿健脾，陈皮、荷叶利湿泄浊，丹参活血化瘀，并能养血清热，以防燥性太过，桔梗行气畅中，钩藤疏肝，配合饮食及运动调理，使脾气得健，肝气得疏，痰湿得除，瘀血得化，则诸症悉愈矣。

（刘晓彦）

第五节　利胆退黄方

（一）组成及方解

1. 组成

茵陈 30g，金钱草 30g，郁金 15g，大黄 10g，赤芍 15g。

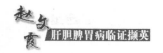
2. 方解

君药：茵陈。苦寒下降，功专清利湿热而退黄疸，是为君药。

臣药：金钱草、郁金。金钱草和郁金均有利胆除湿退黄之功，辅助君药加强主治作用，而黄疸的发生和消退与小便通利与否有密切关系。金钱草能利水通淋，通过淡渗利湿，以助湿祛黄退。同时，黄疸由湿热和瘀热郁蒸于肌肤而致，郁金能行气活血，凉血逐瘀，与金钱草协同共为臣药。

佐药：大黄、赤芍。大黄泄热除瘀，解毒通便，导瘀热由大便而下。赤芍清热凉血祛瘀，助郁金祛湿退黄。

使药：郁金。功专肝胆二经，能引诸药直达病所。

综观全方，共奏利胆退黄，清肝祛湿，化瘀解毒之功效。

（二）临床应用

1. 适应证

本方主治湿热蕴结型黄疸，常见于急慢性肝炎、胆囊炎、胆石症等病，见身目俱黄、黄色鲜明、小便短赤，烦渴口苦、胁腹胀满、纳差、乏力、大便秘结、脉滑数等症状。

2. 医案

崔某，男，26 岁，农民，2014 年 5 月 16 日初诊。主诉：身目尿黄 10 天。10 天前劳累后出现身目黄染，腹胀、纳差，口苦、恶心、厌食油腻，尿色黄如茶叶水样，当地彩超提示"胆囊炎"，口服消炎利胆片效果不佳，症状呈进行性加重。现症：身目黄染，黄色鲜明，右胁不适，脘腹胀满，口苦口黏，厌油，四肢酸困，恶心欲吐，大便黏滞不畅，小便色黄，量可。既往无肝炎病史。舌质暗红，苔黄厚滑腻，脉弦滑。2014 年 5 月 17 日，乙肝标志物 HBsAg > 225.00ng/mL，HBeAg 65.7PEIU/mL，HB-cAb 1.961PEIU/mL；HBV – DNA：7.51E + 5IU/mL；肝功能：总胆红素 146.7μmol/L，直接胆红素 83.6μmol/L，间接胆红素 63.1μmol/L，谷丙转氨酶 162U/L，谷草转氨酶 143U/L，碱性磷酸酶103U/L，谷氨酰转肽酶90U/L。彩超：肝实质弥漫性损伤、胆囊炎。

中医诊断：黄疸（肝胆湿热证）。西医诊断：①病毒性肝炎（急性，乙型，黄疸型）；②胆囊炎。

治则：清肝利胆，化湿退黄。

方药：利胆退黄方加味。茵陈30g，金钱草30g，郁金15g，大黄10g，赤芍15g，泽泻30g，柴胡12g，炒栀子12g，垂盆草30g，五味子12g，陈皮15g，炒白术12g，砂仁6g，车前子（包）15g。7剂，水煎服，日1剂，分2次口服。嘱其清淡饮食，卧床休息。西医治疗给予常规保肝、抗炎治疗及营养支持治疗。

二诊，诸症减轻，食欲改善，身目尿黄稍减，舌脉同前，上方赤芍加量至30g，再进10剂。

三诊：黄疸明显减轻，精神改善，饮食如常，舌质稍暗，苔薄黄稍腻，脉弦缓。复查肝功能：总胆红素65.4μmol/L，直接胆红素43.2μmol/L，间接胆红素22.2μmol/L，谷丙转氨酶61U/L，谷草转氨酶58U/L，碱性磷酸酶96U/L，谷氨酰转肽酶78U/L。调整上方，去车前子、炒栀子，加党参、茯苓健脾化湿，7剂，水煎服，日1剂。初诊1个月后复查肝功能基本正常，半年后复查乙肝标志物HBsAg、HBeAb、HBcAb阳性，HBV-DNA：1.05E+2IU/mL。彩超：肝胆脾无异常。

按语：关于黄疸，《金匮要略·黄疸病脉证并治》有"黄家所得，从湿得之"的论断。从脏腑病位来看，多是由脾胃累及肝胆。黄疸的发病多由于内外之湿阻滞于中焦，导致脾胃运化功能失常，肝失疏泄；或结石、积块瘀阻胆道，胆液不循常道，随血泛溢而成。如中阳偏盛，湿从热化，则致湿热为患，发为阳黄，临床以湿从热化的阳黄居多，正如该例患者。《丹溪心法·疸》所言："疸不用分其五，同是湿热。"对于黄疸的治疗，《金匮要略》早有"诸病黄家，但利其小便"之训。故该案患者治疗以

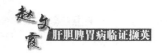

化湿退黄为主，在利胆退黄方基础上，更加炒栀子、垂盆草、车前子清热利湿，白术、砂仁、陈皮健脾燥湿，和中止呕，柴胡疏肝利胆，引药归经。待热减湿退，又加党参、茯苓健脾益气，扶正以祛邪，终获佳效。

（刘晓彦）

第六节　清肝解毒汤

（一）组成及方解

1. 组成

茵陈 30g，虎杖 30g，垂盆草 30g，板蓝根 30g，五味子 30g，陈皮 15g。

2. 方解

君药：茵陈、虎杖。茵陈入肝经，具有清湿热、退黄疸之功效；虎杖亦入肝、胆经，有清热解毒、利胆退黄之功，两者共为君药。

臣药：垂盆草、板蓝根。垂盆草性凉味甘，清热利湿；板蓝根清热解毒，两者共为臣药，辅助君药增加清热解毒、利胆退黄之力。

佐药：五味子、陈皮。五味子味酸以补肝，陈皮燥湿化痰以祛湿，共为佐药。

六药相介，组方精简，各司其职，功效明确，共成清热解毒祛湿之剂。

（二）临床应用

1. 适应证

本方适用于湿热毒郁型急性肝炎，慢性肝炎急性发作。

2. 医案

陈某，女，36 岁，2015 年 4 月 21 日初诊。主诉：身目尿黄半个月。近半月身目尿黄，黄色鲜明，右胁疼痛不适，纳差，稍恶心，精神可，大便干，1～2日1次，夜眠欠安。舌质红，苔黄腻，脉弦滑。既往史：发现乙肝病毒标志物阳性20年，未治疗。接诊后查乙肝标志物HBsAg、HBeAb、HBcAb阳性，HBV-DNA：3.62E＋6IU/mL。肝功能：谷丙转氨酶192U/L，谷草转氨酶123U/L，碱性磷酸酶229U/L，谷氨酰转肽酶90U/L，总胆红素118μmol/L，直接胆红素72μmol/L，间接胆红素46μmol/L，白蛋白39g/L。尿常规：尿胆红素阳性。彩超：肝实质回声弥漫性改变，胆囊壁稍毛糙。

中医诊断：黄疸（湿毒蕴结）。西医诊断：①病毒性肝炎（乙型、慢性、中度）；②胆囊炎。

中医治则：清肝解毒，利湿退黄。

西药予以恩替卡韦抗病毒治疗。

处方：清肝解毒汤加味。茵陈30g，虎杖30g，垂盆草30g，板蓝根30g，五味子15g，陈皮15g，醋柴胡10g，炒当归15g，茯苓15g，炒白术15g，牡丹皮15g，赤芍20g，生大黄（后下）9g，栀子10g。水煎服，日1剂。

1周后，症减食增，夜眠改善，仍有餐后腹胀，上方去栀子，加焦三仙各10g，鸡内金30g。继续调理3周，皮肤、巩膜黄染消失，诸症皆好转，复查肝功能：谷丙转氨酶42U/L，谷草转氨酶38U/L，碱性磷酸酶63U/L，谷氨酰转肽酶79U/L，总胆红素42.6μmol/L，直接胆红素25.6μmol/L。上药制水丸继续服用3月余，复查肝功能均正常，HBV-DNA阴性，彩超示肝胆脾未见异常。

按语：患者因"身目尿黄半月"来诊。症见：身目尿黄，黄色鲜明，右胁疼痛不适，纳差，稍恶心，精神可，大便干，1～2日1次，夜眠欠安。舌质红，苔黄腻，脉弦滑。中医辨证为黄疸，湿毒蕴结型。该患者外感疫毒之邪，蕴结于中焦，脾胃运化失常，损伤脾胃，以致运化功能失职，湿浊内生，熏蒸或阻滞于脾胃肝胆，致肝失疏泄，胆液不循常道，随血泛溢，浸淫肌肤而发黄。如《金匮要略·黄疸病脉证并治》曰："谷气不消，胃中苦浊，浊气下流，小便不通……身体尽黄，名曰谷疸。"《金匮要略·黄疸病脉证并治》曰："黄家所得，从湿得之。"本病病位在肝胆，累及脾胃，为标实之证。《金匮要略》有"诸病黄家，但利其小便"之训，赵师强调临证应注意依湿从热化、寒化的不同，分别施以清热利湿和温中化湿之法。本案初期治以清肝解毒之法，以清肝解毒汤为主方加减；经治疗患者食欲改善、食量稍增，腹胀、尿黄症状减轻，说明热毒渐退，为免大量苦寒药损伤中阳，去栀子，加用焦三仙、鸡内金健脾助运，和胃消食。终使脾胃得健，湿毒得解，肝木得清。

（刘晓彦）

第七节　疏肝止泻汤

（一）组成及方解

1. 处方组成

醋北柴胡 6g，炒白术 15g，炒白芍 15g，桔梗 10g，薏苡仁 15g，陈皮 12g，防风 15g，木香 10g，砂仁 6g，补骨脂 15g，赤石脂 15g。

2. 方解

本方由痛泻要方、香砂六君子加味组合而成。痛泻要方出自明《景岳全书》，由白术、白芍、陈皮、防风组成，其中白术燥湿健脾，白芍养血泻肝，陈皮理气醒脾，防风散肝舒脾。四药相配，可以补脾土而泻肝木，调气机以止痛泻，但其疏肝之力偏弱，赵师在本方中加用醋北柴胡等以加强疏肝之功。肝木为克脾土之脏，故在肝郁脾虚的情况下，更易发生对脾脏的过度克伐，使其运化功能失职，水谷不分，混杂而下。痛泻要方长于治疗临床所常见肝旺脾虚所致腹泻，典型者多伴肠鸣，便前痛甚，泻后痛暂减，反复发作，每于情志不畅时发作。香砂六君子出自《古今名医方论》卷一，方由四君子汤加陈皮、半夏、木香、砂仁组成，在益气健脾基础上更添行气化痰之功，正如清代医家柯琴云："陈皮以利肺金之逆气，半夏以疏脾土之湿气，而痰饮可除也，加木香以行三焦之滞气，缩砂以通脾肾之元气，而贲郁可开也，君得四辅则功力倍宣，四辅奉君则元气大振，相得而益彰矣。"此方中更加用补骨脂健脾温肾、赤石脂收涩、薏苡仁渗湿，共达止泻之功。桔梗入肺经，有宣肺之功，为诸药之楫。肺与大肠相表里，大肠传导功能正常与否，同肺主行水、大肠主津的作用关系密切。肺主行水、通调水道，与大肠主津、重新吸收剩余水分的作用相互协作，肺调节水液，使大肠既无水湿停留之患，又无津枯液竭之害，从而保证了大便的正常排泄，桔梗可谓本方点睛之笔。

（二）临床应用

1. 肝郁并脾虚泻

李某，女，17 岁，主诉：间断腹泻半年。患者每于考试时腹痛，排水样便，伴肠鸣辘辘，泻后痛减。舌质红，苔薄白腻，边齿痕，舌下脉络显，脉弦。既往体健。大便常规未见异常。

中医诊断：泄泻（肝郁脾虚证）。

治法：疏肝健脾，渗湿止泻。

处方：醋北柴胡 6g，炒白芍 15g，炒白术 12g，炒麦芽 15g，陈皮 15g，防风 15g，炒山药 15g，薏苡仁 15g，木香 10g，补骨脂 12g，赤石脂 12g，桔梗 10g，炙甘草 15g。10 剂，水煎服，日 1 剂。

二诊：便质较前明显改善，已基本成形，腹痛未复作，但诉纳呆、早饱，改炒白术为生白术 15g，加党参 15g。再服 14 剂后纳食较前改善，早饱腹胀亦明显减轻。

按语：该患者诉便前腹痛、泻后痛减，且每于考试时发作，结合舌脉，可辨此证为肝郁并脾虚。对于肝郁并脾虚泄泻患者的治疗，可根据肝强与脾弱的偏颇，调整炒白芍与炒白术的配伍比例及用量。该患者初诊以肝郁之象为主，故炒白芍用量多于炒白术，且加用醋柴胡、炒麦芽等疏肝行气药物。炒白术偏于燥湿，长于渗湿止泻，而生白术健脾而不燥，更适于健脾，复诊时患者脾虚更著，故改炒白术为生白术，并加党参以健脾益气，疏肝及健脾并举。嘱其调畅情志，规律饮食，注意生活调摄，以防复作。

2. 湿热泄泻

王某，男，35岁，主诉：间断腹泻2年余。患者2年余前饮食不节后大便溏薄，日2～3次，伴肛门下坠感，进食油腻加重，午后自觉身热。舌质红，苔薄黄稍腻，脉滑。既往糖尿病病史3年。大便常规及结直肠镜未见明显异常。

中医诊断：泄泻（湿热夹杂证）。

治法：清热行气，渗湿止泻。

处方：醋北柴胡6g，炒白芍15g，炒白术15g，陈皮15g，防风15g，桔梗10g，黄连6g，黄芩6g，木香10g，砂仁6g，清半夏15g，厚朴6g，薏苡仁30g，赤石脂12g，焦三仙各15g。7剂，水煎服，日1剂。

二诊：便质改善，午后身热已明显减轻，但自觉口中无味，痞满，见舌苔白腻，加麸炒枳壳10g，厚朴6g，佩兰12g，7剂，水煎服，日1剂。诸症悉除。

按语： 临床实践中，除肝郁脾虚、脾虚湿盛所致泄泻外，亦常见湿热夹杂泄泻，或因饮食不节，嗜食肥甘，或因妄投滋补，或因病程迁延日久。葛根芩连汤是治疗湿热泄泻的经典方药，但适用于急性起病、病程较短的实证患者，而病程缠绵、虚实夹杂者并不适用。本病案中患者因饮食不节，化生痰湿，湿久郁热，湿热蕴脾，泄泻频作，午后身热即湿困热伏之象。对于这种患者，徒清热则热不退，徒祛湿则热愈炽，应在健脾渗湿的基础上，复以清热行气，使气行则湿行，湿去则热无所依，即"湿去热孤"。遂在基础方中加用黄芩、黄连、清半夏以清热，燥湿，焦三仙以行气健脾消积，去补骨脂，以防化热。复诊时热已减，但因患者病程较长，湿邪缠绵困脾，加用佩兰以醒脾化湿，加用少量麸炒枳壳、厚朴以升清降浊消痞，但需注意勿过量使用行气药而使泄泻复作。

（三）小结

疏肝止泻汤药性平和，除可用于上述肝郁泄泻、脾虚泄泻、湿热泄泻外，尚可加减用于肾阳虚泄泻、伤食泄泻等多种证型。泄泻治疗，总体以化湿止泻为治疗大法，但临床使用中，需辨湿、热、肝郁、脾虚、肾阳虚等病机不同，多数时为多种病机并存，在本方基础上根据病情变化随症加减，临床收效显著。对于该病患者，平素生活调摄对于巩固疗效、预防复发格外重要，应告诫患者本病发作与情志相关，平素应注意调节情绪，减轻压力，以减少病情反复。

（陈海燕）

第八节　和胃利咽汤

（一）处方组成及方解

1. 处方组成

旋覆花 9g，代赭石 10g，党参 15g，厚朴 10g，清半夏 15g，苏梗 15g，陈皮 12g，茯苓 15g，炒麦芽 15g，浙贝母 10g，生姜 3 片，大枣 5 枚。

2. 方解

本方由旋覆代赭汤、半夏厚朴汤加味组合而成。旋覆代赭汤出自《伤寒论》，由旋覆花、代赭石、人参、清半夏、炙甘草、生姜、大枣组成，可降气化痰，益气和胃，主治胃气虚弱，痰浊内阻，心下痞硬，噫气不除，或反胃呕逆，吐涎沫，舌淡苔白滑，脉弦而虚。原书《伤寒论·辨太阳病脉证并治》中记载：

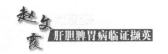

"伤寒发汗，若吐若下，解后心下痞硬，噫气不除者，旋覆代赭汤主之。"此乃外邪虽经汗、吐、下而解，但治不如法，中气已伤，痰湿内盛，胃失和降，痰气上逆。本方中旋覆花性温而能下气消痰，降逆止嗳；浊气上逆，以代赭石质重而沉降，善镇冲逆，但味苦气寒，用量不能过大，二者共为君药；脾为生痰之源，半夏醒脾燥湿化痰，生姜可和胃降逆，同时可制约代赭石的寒凉之性，使其镇降气逆而不伐胃，二者共为臣药。脾胃气虚，以人参、大枣益脾胃，补气虚，为佐药。炙甘草扶助已伤之中气，同时调和诸药，为使。

半夏厚朴汤出自《金匮要略》，是治疗咽喉部有异物感的专方，方由清半夏、厚朴、茯苓、紫苏、生姜组成，可行气化痰，降逆散结。《金匮·妇人杂病脉证并治》指出："妇人咽中如有炙脔，半夏厚朴汤主之。"主治表现为有咽喉中异物感，吞吐不得，情志不畅，胸闷，舌苔白腻，脉弦滑者，本病乃气机郁滞，痰气阻结所致，而多因情志不畅起病。气郁痰生，阻结于咽，则喉中如有异物；浊气不降，逆乱肺胃，则嗳气频，或欲呕。方中以半夏、厚朴为君，下气散结，化痰醒脾；生姜降逆化湿，和胃化痰，既助半夏化痰，又减半夏毒，苏叶疏利气机，共为臣药；茯苓健脾和胃，渗利痰湿，杜绝生痰之源，为佐。

半夏厚朴汤所主治"妇人咽中如有炙脔"，即后世所谓"梅核气"。赵师认为，梅核气发病虽似在咽，但与肝脾肺胃均密切相关，脾胃虚弱，失于健运，水湿内停，聚而生痰，若情志不畅，肝气郁结，无法调节一身之气，肺胃失于宣降，更加重气机失常，痰气交阻，滞于咽喉，表现为"咽中如有炙脔"。临床所见梅核气患者多有纳减、胃脘胀满、反酸、嗳气等胃气虚而浊气上逆表现，即所谓"虚逆"，症状与现代医学中"胃食管反流病"相似。现代医学认为情绪不佳是胃食管反流病的常见诱因，而与祖国医学中肝气郁结致横逆犯胃，痰气交阻的病机认知有相通之处，故赵师在治疗此类病人时，尤其强调对患者情志因素的干预。本病为虚实夹杂之证，病位在胃不在咽，虽有痰气交阻之实，但更应注意其脾胃虚弱之本。而旋覆代赭汤在降逆化痰同时，更有人参、生姜、大枣、炙甘草等益气和胃之品，标本虚实兼顾，切中病机，正如尤在泾云："旋覆花咸温，行气下水；代赭石味苦质重，能坠痰降气；半夏、生姜辛温，人参、大枣、甘草甘温，合而用之，所以和胃气而止虚逆也"。若仅以半夏厚朴汤行气化痰，则独重于实，而忽视脾胃之虚，一味行气且有加重耗气之虞。和胃利咽汤将旋覆代赭汤原方中人参调整为党参，因党参偏于补中气且较人参药性更为平和；将半夏厚朴汤原方中苏叶调整为苏梗，后者宽胸利膈之功较前者更著，更符合本病病机及发病特点。且在两方基础上加用陈皮理气化痰，浙贝母化痰散结，炒麦芽除行气消积，缓解痞满外，同时兼有改善情志之功。

（二）临床应用

马某，女，53 岁，主诉：纳减伴咽部异物感 1 年。患者 1 年前因情志不畅出现纳减，反酸，烧心，嗳气，少气懒言，善太息，并伴咽部异物感，吐之不出，咽之不下，近 1 周加重，遂就诊。舌质淡红，苔薄白稍腻，体胖大，舌下脉络显，脉弦。既往体健。曾于 2016 年 8 月 16 日查胃镜：①慢性食管炎（食管黏膜出现白色颗粒样改变）；②糜烂性胃炎；③胃息肉？病理：（胃体）符合腺息肉；^{13}C 呼气试验：阴性。

中医诊断：胃痞（脾胃虚弱证）；梅核气（痰气交阻证）。

西医诊断：①胃食管反流病；②糜烂性胃炎；③胃息肉。

治法：益气降逆化痰。

处方：旋覆花（包煎）9g，代赭石 10g，厚朴 10g，清半夏 15g，苏梗 15g，白及 6g，三七粉（冲服）3g，海螵蛸 30g，瓦楞子 30g，炒麦芽 15g，木香 10g，砂仁 6g。7 剂，水煎服，日 1 剂。

二诊：纳食较前增加，反酸亦减，体力较前改善，但仍频太息，在初诊处方基础上加用佛手 15g，甘松 15g，7 剂，水煎服，

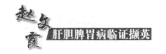

日 1 剂，并嘱患者调节情绪。

三诊：诸症较前改善，守方同前，继服 7 剂，嘱其畅情志、节饮食。

按语：该患者正是因情志不畅出现纳减，反酸，烧心，嗳气，少气懒言，伴咽部异物感等症状，结合舌脉，辨证典型，给予和胃利咽汤可达标本兼治。患者镜下见食管黏膜出现白色颗粒样改变，胃镜诊断为慢性食管炎。慢性食管炎是胃食管反流病的最常见疾病类型，咽部不适是胃食管反流病常见的食管外综合征表现之一。赵师认为和胃利咽汤可有效治疗胃食管反流病患者的反酸、烧心、咽部不适等症状。另胃镜同时提示糜烂性胃炎，故在和胃利咽汤基础上加用白及、三七粉以化瘀止血，修复黏膜损伤，尤其以三七粉冲服更能形成对创面有效的机械性保护作用。另诉反酸时作，故以海螵蛸、瓦楞子制酸；苔薄白稍腻，体胖大，加用木香、砂仁以化湿醒脾。二诊时：仍频太息，因患者肝气郁结日久，在初诊处方基础上加佛手 15g、甘松 15g 以疏肝理气通络。本病患者应尤其注意心理干预，同时应嘱患者调节情绪，保持心情舒畅。三诊时诸症较前改善，此方有效。

（三）小结

赵师结合数十年的临床实践，认为梅核气治疗在行气化痰基础上，更应根据其根本病机，注重益气和胃，故将经典方半夏厚朴汤与旋覆代赭汤加减合用，切中病机，疗效确切。

（陈海燕）

第九节　加味柴胡四逆汤

（一）处方组成及方解

1. 处方组成

醋柴胡 6g，炒白芍 15g，炒枳壳 10g，黄芩 10g，党参 15g，清半夏 15g，焦三仙各 15g，鸡内金 10g。

2. 方解

本方由四逆散、小柴胡汤、半夏泻心汤加味组合而成。四逆散出自《伤寒论》318条："少阴病四逆，其人或咳，或悸，或小便不利、或腹中痛，或泻利下重者，四逆散主之"。方由柴胡，白芍，枳实，炙甘草四味药组成，功能透邪解郁，疏肝理脾，其所治诸症多为或然，四逆、咳、悸、小便不利、泻利下重，貌似杂乱无章，然细审病机均由肝郁所致；小柴胡汤出自《伤寒论》96条："……胸胁苦满，嘿嘿不欲饮食，心烦喜呕，或心中烦而不呕，或渴，或腹中痛，或胁下痞硬……小柴胡汤主之"，第263条曰："少阳之为病，口苦，咽干，目眩也。"其所治诸证，均为邪郁少阳，经气不利所致。半夏泻心汤原治小柴胡汤误治成痞，其临床表现虽有心下痞塞、脘腹胀满、呕吐肠鸣等不同，但病机关键在于脾胃虚弱，客邪入里，寒热错杂，升降失调。另足厥阴肝经与足少阳胆经互为表里，二者都行经胸胁部位，与脾胃的关系密切，肝郁及胆，胆郁及肝，均易影响脾胃，出现肝（胆）脾不和与肝（胆）胃不和，表现为胃痛、脘痞、胁痛、呃逆等病症。本方疏肝解郁，健脾和胃，既照顾到了肝胆的疏泄，又兼顾到了脾胃的升降，加减化裁，可用于治疗多种肝胆脾胃疾病。

（二）临床应用

1. 胁痛

胡某，女，41岁，2012年9月6日初诊。主诉：胁痛半月。两胁隐痛，善太息，口苦反酸，嗳气，纳少，进食后反酸明显，眠差，入睡困难，大便不成形，日2~3次。舌质暗红，苔薄白，脉沉细。既往乙肝病史10年，抑郁病史2年。心理测试提示：中重度抑郁。

中医诊断：胁痛（气滞血瘀证）。

治则：疏肝解郁，化瘀止痛。

处方：醋柴胡10g，炒白芍15g，炒枳壳10g，黄芩10g，党参 15g，清半夏 30g，川芎 15g，川楝子 6g，延胡索 15g，白及 15g，三七粉（冲服）3g，海螵蛸 30g，煅瓦楞 30g，焦三仙各 15g，鸡内金 10g，厚朴 6g。7 剂，水煎服，每日 1 剂。

二诊：服后胁痛大减，口苦反酸已除，胁痛隐隐偶有发作，入睡困难，情绪低落，纳食可，二便调，舌质暗红，苔薄黄，脉弦细。药已中病，守方继服。

三诊：胁痛反酸已止，仍时有腹泻，上方减白及、三七粉、海螵蛸、煅瓦楞，加健脾止泻药物，服药 3 月，复查肝功能正常，抑郁量表积分正常。嘱平素调畅情志，并间断服逍遥丸、归脾丸以两调肝脾。

按语：《景岳全书·胁痛》曰："胁痛之病本属肝胆二经，以二经之脉皆循胁肋故也。"又因肝主疏泄，性喜条达，所以情志失调，易致郁结，故胁痛治疗，核心在肝。《临证指南医案·胁痛》曰："久病在络，气血皆窒。"故本患除加味柴胡四逆汤理气解郁外，另加金铃子散、川芎、白及、三七粉活血化瘀，海螵蛸、煅瓦楞燥湿制酸，厚朴降逆治呃。肝郁最易乘脾，故获效之后，即加健脾药物。肝病多郁，病情缠绵，故坚持疗程，调节情志实属必要。

2. 胃痞

徐某，女，58 岁，2013 年 1 月 13 日初诊。主诉：胃脘胀满痞闷不适 2 月余。胃脘胀满痞闷不适，服用"多潘立酮""奥美拉唑"等，效不佳。刻下：胃脘胀满痞闷，烧心，反酸，咽部灼烧感，耳痒，不能平躺，平躺时反酸明显，右胁时有隐痛不适，纳可，眠差，大便溏薄，日 2 次。舌质红，边有齿痕，苔白厚腻，脉沉细。高血压病史 10 余年。^{13}C 呼气试验：阳性。

中医诊断：胃痞（肝胃失和证）。

治则：疏肝理气，和胃健脾。

处方：党参 15g，清半夏 30g，醋柴胡 6g，炒白芍 15g，枳壳 10g，黄芩 10g，黄连 3g，焦三仙各 15g，炒白术 30g，炒山药

30g，柿蒂 30g，刀豆子 30g，高良姜 6g，旋覆花 10g，厚朴 10g，海螵蛸 30g，煅瓦楞 30g。7 剂，水煎服，每日 1 剂。

二诊：药后脘胀胃痞诸症明显减轻，大便已成形，睡眠仍差，上方减海螵蛸，煅瓦楞，加夜交藤 30g，五味子 10g。前后共服药 1 月余，诸症尽消。

按语： 胃痞基本病机为脾胃气机升降失常，脾气不升，胃气不降，而脾升胃降又赖肝气的调节，本病案赵师紧扣病机，以四逆散疏肝解郁，调和肝胃，合半夏泻心汤和胃降逆，开结除痞，此为治本大法，因尚伴有烧心、反酸、大便溏薄等症，故加海螵蛸、煅瓦楞燥湿制酸，更合柿蒂、刀豆子、旋覆花、厚朴降逆止呃，加高良姜、炒白术、炒山药健脾止泻，此等药物均为针对兼症而设，辨证思路明晰，用药主次兼顾，故收效显著。

3. 泄泻

孟某，男，57 岁，2012 年 11 月 9 日初诊。主诉：间断腹泻 1 年。晨起腹部隐痛不适，伴有肠鸣，便意急迫，便质稀薄，每日 2 次，晨起 1 次，早饭后 1 次，有泡沫，第二次便质更稀，纳眠可，小便调。舌质暗红，边有齿痕，苔薄黄，脉沉细。乙肝病史 20 余年，抗病毒治疗 6 年，胆囊切除术后 1 年，大便常规杆球比 7∶3，肠镜：慢性结肠炎。

中医诊断：①泄泻（肝脾不调证）；②肝积。

治则：疏肝解郁，健脾止泻。

处方：醋柴胡 6g，炒白芍 15g，炒白术 15g，党参 10g，陈皮 15g，半夏 10g，黄芩 6g，炒枳壳 10g，防风 10g，荆芥 15g，炮姜 6g，补骨脂 15g，芡实 10g，焦山楂 15g，炒麦芽 15g。7 剂，水煎服，每日 1 剂。

二诊：肠鸣泄泻明显减轻，每日大便 1 次，便质不成形。药已中病，上方加炒山药 30g，炒扁豆 30g。7 剂，水煎服，每日 1 剂。前后共服药 2 月余，肠鸣腹泻完全控制，嘱禁食生冷，平服附子理中丸、金匮肾气丸，以防病情反复。

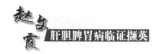

按语：痛泄要方虽为治疗肝郁脾虚型泄泻的常用方剂，但临床应用时发现其无论疏肝还是健脾之力，均有不逮。故赵师在临床上常以加味柴胡四逆汤合痛泻要方以增强疏肝之力，加党参、补骨脂、炮姜等以加强健脾温肾之功，并加赤石脂、芡实收涩止泻，标本兼顾，取效之后，则加强健脾温肾之力，并注意平素调摄，以防复发，故不但取效迅速，且疗效巩固。

（三）小结

加味柴胡四逆汤是赵文霞教授临床经验方，除上述胁痛、胃痞、泄泻外，加减化裁，尚可用于呃逆、胃痛、腹痛等多种消化系疾病。其主治病证虽多，但作用突出一个"和"字，通过调和肝胆脾胃功能，以恢复其正常生理机能。临床使用中，所治病证应为肝胆脾胃失和，并随肝胆、肝胃、肝脾不和的不同而调整治疗重心，随证化裁，增损药物，才能取得理想的临床效果。

（陈海燕）

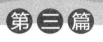

第三篇

医案荟萃

第一章

肝胆疾病

第一节　慢性肝炎

一、慢性乙型肝炎（黄疸　寒湿阻遏）

张某，男，28 岁。2008 年 2 月 13 日初诊。

主诉：身、目、尿黄半月。

现病史：半月前从上海返乡过春节，出现身、目、尿黄，右胁不适，痞满食少，纳呆便溏，口黏不渴，在当地医院查肝功能异常，总胆红素 87μmol/L、直接胆红素 55μmol/L、谷丙转氨酶 757U/L、谷草转氨酶 532U/L，治疗效差，急来我院求治。时舌苔厚腻，脉弦滑，诊断为黄疸（阳黄，湿重于热），予以茵陈四苓汤健脾利湿、清热利胆，并予以复方甘草酸苷注射液等药物治疗后，黄疸进行性上升，请赵师诊治。

现在症：身目尿黄，黄色晦暗，右胁不适，痞满食少，口淡不渴，腹胀便溏，神疲畏寒。舌质淡、舌苔白腻，脉濡缓。

既往史：发现慢性乙型肝炎史 20 余年，无自觉症状，未治疗。

辅助检查：乙肝标志物：HBsAg、HBeAg、HBcAb 阳性，HBV – DNA 1.7 + 6copy/mL；抗 HAV、抗 HCV、抗 HEV 均阴性，非嗜肝病毒抗体阴性，甲状腺功能正常，铜蓝蛋白、铁蛋白均正常范围；肝功能：总胆红素 137μmol/L、直接胆红素 95μmol/L、谷丙转氨酶 557U/L、谷草转氨酶 232U/L、白蛋白

40g/L、碱性磷酸酶 110U/L、谷氨酰转肽酶 110U/L；凝血酶原时间 15 秒；血常规正常。彩超：肝实质弥漫性损伤，肝源性胆囊炎。

中医诊断：黄疸（阴黄，寒湿阻遏）。

西医诊断：病毒性肝炎（乙型，慢性，重度）。

治法：温中化湿，健脾利胆。

方药：茵陈术附汤加减。茵陈 30g，白术 15g，制附子 6g，干姜 6g，甘草 6g，炒薏苡仁 30g，枳壳 12g，厚朴 10g，藿香 10g，鸡内金 12g。3 剂，水煎服，日 1 剂。

西药予以拉米夫定片抗乙肝病毒治疗；减少静脉补液量。

二诊：2008 年 2 月 16 日。身目尿黄未再加重，脘腹痞满减轻，纳食增加，大便溏，神疲畏寒。舌质淡、舌苔白腻，脉濡缓。总胆红素 120μmol/L、直接胆红素 87μmol/L、谷丙转氨酶 498U/L、谷草转氨酶 210U/L；凝血酶原时间 14 秒；中药守上方，加郁金 15g，鸡骨草 15g。7 剂，水煎服，日 1 剂。

三诊：2008 年 2 月 23 日。身目尿黄明显减轻，脘腹痞满改善，纳食基本如常，大便成形，畏寒减轻。舌质淡红、舌苔薄白，脉沉。总胆红素 79μmol/L、直接胆红素 48μmol/L、谷丙转氨酶 276U/L、谷草转氨酶 128U/L，谷氨酰转肽酶 97U/L；凝血酶原时间 12 秒；中药 7 剂，守上方，加泽泻 12g，茯苓 15g，水煎服，日 1 剂。

四诊：2008 年 3 月 3 日。身目尿黄、脘腹痞满消失，纳食如常，大便成形，畏寒明显减轻。舌质淡红、舌苔薄白，脉沉。复查肝功能：总胆红素 35μmol/L、谷丙转氨酶 45U/L、谷草转氨酶 59U/L、谷氨酰转肽酶 65U/L。彩超：肝实质弥漫性损伤。中药 7 剂，守上方，附子减量为 3g，水煎服，日 1 剂，维持治疗。

1 周后复查肝功能复常，HBV - DNA 转阴。继续守上方加减维持治疗 2 月，复查肝功能仍正常，停药。

按语：患者以身目尿黄为主症，属"黄疸"范畴。黄疸辨证，首先辨阴阳，阳黄黄色鲜明如橘色，伴有湿热证候，阴黄黄色晦暗如烟熏，伴有寒湿诸候。其次要辨湿重于热和寒湿阻遏，二者均有口不渴，头身困重，纳呆便溏，舌苔厚腻，脉濡等湿重症状，但湿重于热型黄疸属阳黄，黄色不如热重者鲜明，但较寒湿之晦暗，仍属鲜明，同时又舌苔厚腻微黄之热象，寒湿阻遏有神疲畏寒、舌淡苔白腻等寒湿特征。三是辨急黄，该患者无意识异常，无肌肤瘀斑等邪陷心包、动血等现象，不支持急黄。

赵师认为，该患者黄色晦暗，右胁不适，痞满食少，口淡不渴，腹胀便溏，神疲畏寒，舌淡苔白腻，脉濡缓，辨证属阴黄－寒湿阻遏证。患者既往感受疫毒之邪，内蕴于中焦，肝脾失和，复该年上海大雪，外感寒湿之邪，寒湿阻遏，损伤中阳，累及肝胆，以致肝失疏泄，胆液不循常道，随血泛溢，外溢肌肤，上注眼目，下流膀胱，使身目小便俱黄，而成黄疸。入院后大量补液，加重体内水湿停聚，中阳被遏，湿从寒化，"黄家所得，从湿得之"，黄疸进行性加重。

辨证精准，治疗当谨守病机，遵《金匮要略》"诸病黄家，但利其小便"之训，温中化湿，健脾利胆，茵陈术附汤加味化裁，疗效显著。

赵师强调，诊治疾病一定要根据季节、地区、特定的气候变化及人体的体质、治疗的具体情况，综合分析，制订适宜的个体化治疗方法。本案是赵师"因时、因地、因人制宜"诊治疾病的典范。

（马素平）

二、慢性乙型肝炎（黄疸　热重于湿）

患者：毛某，男，34 岁，农民，2013 年 4 月 10 日初诊。

主诉：间断右胁不适半年，加重伴身目黄染、腹胀 1 周。

现病史：近半年间断右胁不适，劳累后易发，近 1 周加重，伴身目黄染，厌油腹胀，乏力，纳差，口苦。4 月 9 日至太康

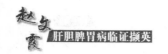
县人民医院查肝功能：谷丙转氨酶 722U/L，谷草转氨酶 938U/L，谷氨酰转肽酶 149U/L，总胆红素 60.8μmol/L，今来我院求治。

现在症：右胁不适，身目黄染，纳差，腹胀，乏力，厌油，眠可，小便色黄量可，大便基本正常，无发热，无皮肤瘙痒。查体：舌质红，苔薄黄，脉弦细。皮肤黏膜及巩膜轻度黄染，肝脾肋下未触及，肝区叩击痛阳性。

既往史：14 年前体检发现乙肝标志物示 HbsAg、HbeAg、HbcAb 阳性，未治疗。

辅助检查：2013 年 4 月 11 日（河南中医学院第一附属医院）肝功能：总胆红素 58.2μmol/L，直接胆红素 31.9μmol/L，间接胆红素 26.3μmol/L，总蛋白 58.8g/L，白蛋白 38.6g/L，谷丙转氨酶 1047U/L，谷草转氨酶 735U/L，碱性磷酸酶 111U/L，谷氨酰转肽酶 165U/L，腺苷脱氨酶 25.9U/L，总胆汁酸 94.4μmol/L，前白蛋白 61.5mg/L；肾功能：尿酸 427μmol/L，a - 微球蛋白 8.6mg/L；总钙 2.16mmol/L。PCR - HBV - DNA：1.20E + 7IU/mL；乙肝五项：HBsAg > 225.00ng/mL，HBeAg 77.487PEIU/mL，HBcAb > 3.87PEIU/mL；甲胎蛋白 13.1ng/mL。上腹部彩超：肝实质回声轻度弥漫性改变，肝内钙化灶，胆囊壁毛糙，脾大。心电图：①窦性心动过缓伴不齐；②左心室高电压；③前壁异常 Q 波（请结合临床）。

中医诊断：①黄疸（阳黄，热重于湿）；②肝着。

西医诊断：病毒性肝炎（乙型，慢性，中度，HBeAg 阳性）。

治法：清热祛湿，利胆退黄。

方药：茵陈蒿汤加味。茵陈 30g，炒栀子 9g，生大黄 6g，郁金 15g，金钱草 30g，海金沙 30g，柴胡 6g，垂盆草 15g，虎杖 10g，陈皮 15g，清半夏 10g，牡丹皮 15g，焦山楂 15g，炒神曲 15g，炒麦芽 15g，鸡内金 15g，瓦楞子 30g，白术 15g。7 剂，水煎服，日 1 剂。

西医治疗以保肝降、抗病毒为主要措施，应用复方甘草酸苷针抑制肝脏炎症反应、恩替卡韦分散片抗乙肝病毒。

二诊：2013 年 4 月 18 日。服药 7 剂，右胁不适减轻，纳差、乏力，厌油，眠可，小便色黄，大便基本正常，无发热，无皮肤瘙痒。舌质红，苔薄黄，脉弦细。查体同前。中药守原方去瓦楞子，加太子参 15g 益气健脾。

三诊：2013 年 4 月 25 日。精神可，厌油消失，纳食如常，右胁不适大减，仍自觉乏力，口干欲饮，眠可，二便自调。舌质红，苔薄少，脉弦细。中药上方加炒白芍 15g 养阴柔肝。

四诊：2013 年 5 月 10 日。诸症消失，饮食如常，二便调。复查肝功能：总胆红素 9.6μmol/L，总蛋白 64.8g/L，白蛋白 39.4g/L，谷丙转氨酶 48U/L，谷草转氨酶 42U/L，碱性磷酸酶 68U/L，谷氨酰转肽酶 51U/L，前白蛋白 111.6mg/L；FQPCRH-BV – DNA：4.80E +4IU/mL。均较前好转。

继续守上法调理 3 个月，复查肝功能基本正常。HBV – DNA 转阴。

按语：《金匮要略·黄疸病脉证并治》："黄家所得，从湿得之。"黄疸的发病是由于内外之湿阻滞于脾胃肝胆，导致脾胃运化功能失常，肝失疏泄，或结石、积块瘀阻胆道，胆液不循常道，随血泛溢而成。病理属性与脾胃阳气盛衰有关，中阳偏盛，湿从热化，则致湿热为患，发为阳黄；中阳不足，湿从寒化，则致寒湿为患，发为阴黄。该患者属湿热为患，辨证当属阳黄，故赵师以清热祛湿为其治疗主法。茵陈蒿汤乃治疗湿热发黄的经典方剂，茵陈最善清利湿热，退黄疸；栀子清泄三焦湿热；大黄降泄瘀热。三药相合，清利降泄，引湿热由二便而去，使邪有出路。同时加垂盆草、虎杖加强清热祛湿功效，金钱草、海金沙利胆退黄；治疗过程中始终注意顾护脾胃，使脾气健旺，则水湿运化得力，黄疸易除。

（刘晓彦）

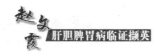

三、慢性乙型肝炎（黄疸 湿重于热）

患者：张某，男，48 岁，农民。2015 年 5 月 6 日初诊。

主诉：间断右胁胀痛 6 年，恶心 1 月，加重伴身目尿黄 10 天。

现病史：患者 6 年前右胁不适，未治疗。1 年前患者因恶心、呕吐入住我科，乙肝标志物 HBsAg、HBeAg、HBcAb 阳性，HBV–DNA 阳性，肝功能异常。彩超：轻度脂肪肝，胆囊壁毛糙；上腹部 CT 平扫：轻度脂肪肝（肝/脾 CT 值 0.96）。胃镜：食管溃疡，胃多发溃疡（A1 期），胆汁反流性胃炎，十二指肠球炎，Hp 阳性。给予恩替卡韦分散片以抗乙肝病毒及护肝降酶、抑酸护胃为主治疗，经治疗好转出院。半年前患者自行停用恩替卡韦片，1 个月前出现恶心、呕吐，初未予重视，10 天前恶心、呕吐加重，呕吐物为胃内容物，伴乏力、身目黄染、尿黄，体重近 1 月下降 10 余斤。

现在症：身目黄染，黄色鲜明，右胁胀痛，神疲乏力，气短懒言，纳差，口渴，口干苦，恶心、呕吐，小便不利，尿黄如浓茶色，大便黏滞不爽，日 1 次。舌质暗红，舌体胖大，边有齿痕，苔白厚微腻，舌下脉络迂曲，脉弦细。皮肤、黏膜、巩膜重度黄染，可见肝掌及蜘蛛痣，腹部平坦，未见青筋显露，肝脾肋下未触及，中上腹部有压痛，肝区叩击痛阳性，移动性浊音阴性。

辅助检查：血常规：白细胞 6.1×10^9/L，红细胞 4.8×10^{12}/L，血红蛋白 138g/L，血小板 119×10^9/L，中性粒细胞百分比 86.8%；肝功能：总胆红素 156.8μmol/L，直接胆红素 29.2μmol/L，总蛋白 62.4g/L，白蛋白 30.8g/L，谷丙转氨酶 967U/L，谷草转氨酶 606U/L，碱性磷酸酶 117U/L，谷氨酰转肽酶 202U/L，血氨 35μmol/L；血栓止血：凝血酶原时间 14.7 秒，国际标准化比值 1.36。上腹部 CT 平扫：①肝实质弥漫性损害；

②肝源性胆囊炎。

中医诊断：黄疸（阳黄，湿重于热）。

西医诊断：①病毒性肝炎（乙型，慢性，重度，HBeAg 阳性）；②肝源性胆囊炎。

治法：化湿清热，利胆退黄。

方药：茵陈五苓散加减。茵陈 30g，茯苓 15g，炒白术 10g，泽泻 20g，猪苓 15g，桂枝 6g，金钱草 30g，醋郁金 15g，赤小豆 30g，海金沙 30g，麸炒枳壳 15g，姜厚朴 15g，太子参 30g，生大黄 10g，白茅根 30g，赤芍 15g。7 剂，水煎服，日 1 剂。

二诊：2015 年 5 月 13 日。患者身目黄染较前减轻，未再呕吐，仍有恶心、乏力、右胁不适，纳眠差，无口干口苦，无皮肤瘙痒，无发热，小便黄如茶水样，大便偏稀，日 4～5 次。舌体胖大，边有齿痕，舌质暗红，苔白厚微腻，舌下脉络迂曲，脉弦细。辨证为湿热内蕴证，在上方基础上改生大黄为酒大黄 10g，以减通腑之效而留清热之力，加砂仁 6g，薏苡仁 15g 增强化湿之效。

三诊：2015 年 5 月 20 日。患者身目尿黄明显减轻，恶心基本消失，纳食增加，右胁疼痛、乏力缓解，大便软，日 1～2 次。舌体偏胖，边无明显齿痕，舌质暗红，苔薄白，舌下脉络迂曲减轻，脉弦细。湿邪黏滞不爽，缠绵难愈，故在 5 月 13 日方基础上去酒大黄、白茅根，加用草果仁 6g 以燥湿。1 月后复查肝功能基本恢复正常。

按语：黄疸的治疗，首先应区分阴黄、阳黄。阳黄以湿热为主，阴黄以寒湿为主。阳黄根据湿、热轻重，分湿重于热、热重于湿两型。湿重于热证主要由于湿遏热伏，肝失疏泄，胆液不循常道，溢于肌肤而发黄，因湿为阴邪，湿重于热证，故身目色黄而不鲜；湿甚于内，热被湿遏，不能外透，故身热不扬；湿困中宫，浊邪不化，脾胃运化功能减退，故胸脘痞满，食欲减退，湿热夹滞，阻于肠道见大便稀而不爽等。阳黄治疗大法，主要为清

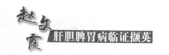

热化湿利小便。化湿有助于退黄，湿去则热无以附。正如《金匮要略·黄疸病》说："诸病黄家，但利其小便"。湿重于热的治疗以化湿清热为主，方用茵陈五苓散加减，该方主要治湿热黄疸、湿重于热、小便不利者。方中茵陈蒿清热利湿，利胆退黄；白术健脾燥湿；桂枝通阳，内助膀胱气化；茯苓、猪苓、泽泻以健脾行气，利水渗湿。加海金沙利水通淋以促进胆汁排泄，金钱草清肝胆湿热，郁金以利胆退黄，清热；薏苡仁以健脾利湿清热；赤小豆以利湿退黄、利水；赤芍以凉血活血；枳壳、厚朴理气除胀满；砂仁以化湿；白茅根以利尿；为防止各寒凉药物伤正，给予太子参以加强健脾之功；加大黄使湿热从大便而解。全方共奏化湿清热、利胆退黄之功，同时祛邪不伤正。

（刘晓彦）

四、慢性乙型肝炎（黄疸　湿热蕴结　瘀血阻络）

患者：姬某，男，42岁，农民。2014年4月11日初诊。

主诉：身目尿黄进行性加重10天。

现病史：10天前受凉后肢体酸困，逐渐出现全身皮肤、目睛发黄，尿色黄如茶叶水样，尿量可，并呈进行性加重，伴食欲减退、食量减少，口臭，腹胀，恶心欲吐，大便日2～3次，色黄质溏，黏滞不爽，夜眠不安。2天前至当地中医院查乙肝标志物 HBsAg、HBeAg、HBcAb 阳性；肝功能：谷丙转氨酶 2415U/L、谷草转氨酶 1342U/L、谷氨酰转肽酶 404U/L、碱性磷酸酶 193U/L、总胆红素 136.4μmol/L、直接胆红素 93.3μmol/L、间接胆红素 43.1μmol/L；凝血酶原时间 14.9 秒；尿常规：尿胆原（＋）、胆红素（＋＋）；血常规：白细胞 3.52×10^9/L，余正常；彩超：肝弥漫性回声改变、脾略厚、胆囊壁毛糙。

现在症：身目黄染，其色鲜明，腹胀纳差，口苦口臭，乏力身困，恶心欲吐，大便日2～3次，色黄质溏，黏滞不爽，小便色赤，夜眠不安。舌质红，舌下脉络显露，苔黄厚，脉弦滑。全身皮肤黏膜及巩膜中度黄染，肝掌阳性，未见蜘蛛痣，肝区叩击痛阳性。

既往史：20年前有有偿献血史。

辅助检查：2014年4月10日于我院查肝功能：总胆红素149.6μmol/L，直接胆红素93.3μmol/L，间接胆红素56.3μmol/L，总蛋白80.9g/L，白蛋白33.5g/L，谷丙转氨酶336U/L，谷草转氨酶674U/L，碱性磷酸酶234U/L，谷氨酰转肽酶401U/L，总胆汁酸120.6μmol/L；血脂：甘油三酯1.79mmol/L；血糖、肾功、电解质正常；血常规正常；尿常规：白细胞计数35.94/μL，细菌7.57/μL，胆红素（＋），比重≥1.030；大便常规正常。血氨35μmol/L；血栓止血正常；乙肝标志物HBsAg、HBeAb、HBcAb阳性，HBV－DNA：4.21E＋04IU/mL；甲肝、丙肝、戊肝抗体均阴性；呼吸道病毒巨细胞病毒抗体IgG阳性，单纯疱疹病毒Ⅰ型抗体IgG阳性；自免肝全套均阴性；上腹部CT平扫：脂肪肝（轻度）、脾大。

中医诊断：黄疸（湿热蕴结，瘀血阻络）。

西医诊断：①病毒性肝炎（乙型，慢性，重度，HBeAg阴性）；②脂肪肝；③尿路感染？

治法：清热利湿退黄。

方药：茵陈蒿汤加味。茵陈30g，炒栀子15g，生大黄15g，鸡内金15g，醋郁金15g，金钱草30g，鸡骨草30g，赤芍15g，叶下珠30g，垂盆草30g，陈皮15g，清半夏9g，薏苡仁30g，炒麦芽15g，姜厚朴10g。7剂，水煎服，日1剂，早晚分服。注意下阴卫生。

西药恩替卡韦抗病毒治疗，并予以护肝对症支持治疗。

二诊：2014年4月18日。身目尿黄、口臭、腹胀、乏力症状较入院时减轻，食欲改善，食量稍增，大便日2～3次，成形软便。舌质红减轻，苔薄黄，脉弦。复查肝功能：总胆红素87.7μmol/L，直接胆红素47.9μmol/L，谷丙转氨酶242U/L，谷草转氨酶163U/L，碱性磷酸酶183U/L，谷氨酰转肽酶270U/L，总胆汁酸11.5μmol/L；尿常规胆红素（＋－）。上方加用党参15g，白术15g，茯苓15g以健脾益气，扶正祛邪。14剂，水煎服，日1剂，早晚分服。

三诊：2014年5月4日。身目尿黄继续减轻，纳食明显改善，口臭、腹胀、乏力症状消失，大便成形，日2次。舌质淡红，体胖，边有齿痕，苔薄黄。调整治法以健脾利湿退黄为主，茵陈五苓散加减，处方如下：茵陈30g，炒白术15g，茯苓15g，猪苓15g，泽泻15g，薏苡仁30g，党参15g，炒鸡内金15g，郁金15g，金钱草30g，鸡骨草30g，赤芍30g，叶下珠30g，垂盆草30g，陈皮15g，清半夏9g，炒麦芽15g。14剂，水煎服，日1剂，早晚分服。

四诊：2014年5月18日。身目黄染、口臭、腹胀消失，进食量已恢复正常，轻度乏力，小便淡黄，大便调。舌质淡红，体胖，边有齿痕，舌下脉络曲张，苔薄黄。查体：全身皮肤黏膜及巩膜无黄染，肝区叩击痛弱阳性。复查肝功能：总胆红素28.5μmol/L，直接胆红素11.2μmol/L，谷丙转氨酶76U/L，谷草转氨酶53U/L，碱性磷酸酶153U/L，谷氨酰转肽酶159U/L，总胆汁酸10.1μmol/L；HBV－DNA：＜5.0E＋2IU/mL。西医继续恩替卡韦抗病毒治疗；中医治疗以逍遥散加减疏肝健脾，鳖甲煎丸口服软坚散结通络，巩固治疗。

随访半年，复查肝功能正常，HBV－DNA：未检出；彩超：肝弥漫性回声改变。

按语：患者因"身目尿黄进行性加重10天"来诊。症见身目黄染，黄色鲜明，纳差，口臭，腹胀，乏力，小便黄，舌质红，舌下脉络显露，苔黄厚，脉弦滑。四诊合参，中医辨证为黄疸，湿热蕴结兼血瘀型。该患者有偿献血，疫毒之邪直中血分，阻于肝络，伏而不发。遇因引动伏邪，致肝失疏泄，横克脾土，脾失健运，湿浊内生，湿浊与疫毒合邪，熏蒸胆道，胆液不循常道，随血泛溢，浸淫肌肤而发黄。本病病位在肝胆，累及脾胃，为虚实夹杂之证。本案初期治以清热利湿退黄之法，茵陈蒿汤为主方，加小剂量郁金、赤芍行气活血退黄；经治疗患者食欲改善、食量稍增、口臭、腹胀、乏力、尿黄症状减轻，说明湿热渐退，由热重于湿，转化成湿重于热，为免大量苦寒药损伤中阳，改茵陈蒿汤为茵陈五苓散利湿，酌加用党参、白术、茯苓健脾益气，同时加大赤芍剂量以增强活血化瘀之效。四诊以后黄疸已退，遗留肝郁脾虚之象，湿热疫毒熏蒸肝，加重血瘀，故以逍遥散疏肝健脾、鳖甲煎丸软坚散结通络巩固治疗，防止肝脏严重损伤后肝纤维化、肝硬化形成。

（刘晓彦）

五、慢性乙型肝炎（肝着　肝郁脾虚）

患者：翦某，男，32岁，职员，2013年2月28日初诊。

主诉：右胁部不适10余年，加重1周。

现病史：10余年前因右胁部不适至当地医院就诊，化验提示乙肝标志物阳性，具体不详，多次化验肝功能正常，未行系统治疗。近1周右胁不适症状加重，2013年2月26日于河南中医学院第一附属医院门诊检查提示肝功能：谷丙转氨酶257U/L，谷草转氨酶116U/L，谷氨酰转肽酶56U/L；乙肝标志物HBsAg、HBeAg、HBcAb阳性；HBV－DNA：5.63E＋8IU/mL，血常规正常。彩超提示肝右叶钙化灶，故来诊。

现在症：右胁不适，忧思焦虑，纳食减少，乏力身困，二便尚调。查体：舌质淡红，舌体胖大，边有齿痕，苔薄白，脉沉细。慢性病容，精神欠佳，肝区叩击痛阳性。

中医诊断：肝着（肝郁脾虚）。

西医诊断：病毒性肝炎（乙型，慢性，中度，HBeAg阳

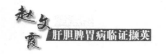

性）。

治法：疏肝解郁，调肝理脾。

方药：四逆散合六君子汤加减。醋柴胡9g，炒枳壳10g，炒白芍15g，清半夏10g，陈皮15g，党参15g，茯苓15g，炒白术15g，煅牡蛎30g，瓦楞子30g，五味子10g，垂盆草15g，炒麦芽15g，炒神曲15g，焦山楂15g，苦参15g，炒鸡内金10g，炒薏苡仁30g。7剂，水煎服，日1剂，分2次饭后温服。

西医治疗以保肝降酶、抗病毒为原则。

二诊：2013年3月7日。服药7剂，食欲改善，食量增加，仍觉乏力，右胁不适间断发作，夜眠可，二便调，舌质淡红，舌体胖大，边有齿痕，苔薄白，脉沉细。上方去焦山楂，党参加量至25g，7剂，水煎服。

三诊：2013年3月14日。患者精神改善，右胁不适较前减轻，饮食如常，间断右胁隐痛，舌质淡暗，舌体胖大，边有齿痕，苔薄白，脉沉细涩。患者舌暗脉涩，为瘀血阻络之象，中药于3月7日方基础上去炒麦芽、炒神曲、炒薏苡仁，加土鳖虫10g活血化瘀，穿山甲10g软坚散结，通络止痛。

四诊：2013年3月23日。服上方9剂，患者精神好转，右胁隐痛不适偶发，程度较前减轻，纳眠可，二便调。舌脉同前。复查肝功能：谷丙转氨酶58U/L，谷草转氨酶63U/L，谷氨酰转肽酶49U/L，腺苷脱氨酶21.8U/L，总蛋白80.1g/L，前白蛋白194.4mg/L；HBV－DNA 9.19E＋5IU/mL。患者肝功能较前好转，HBV－DNA下降。

中药继服原方30剂，临床症状消失，复查肝功能正常，3个月后复查HBV－DNA转阴，继续口服抗病毒药物治疗。

按语：患者以"右胁不适"为主症入院，属中医"肝着""胁痛"范畴，多因肝失疏泄，肝脏气机不畅，着于胁下而不行所致。《素问·脏气法时论篇》曰："肝病者，两胁下痛引少腹，令人善怒"。《景岳全书·胁痛》云"胁痛之病，本属肝胆二经，以二经之脉皆循胁肋故也"。其基本病机为气滞、血瘀，肝胆疏泄不利。肝病日久，易波及脾胃。本案特点在于：

一是实脾法的应用。《金匮要略》："见肝之病，知肝传脾，当先实脾"，赵师临床就常用"实脾法"治疗肝病，正如本案。该患者右胁不适，纳差，乏力，舌质淡红，舌体胖大，边有齿痕，苔薄白，脉沉细。辨证当属肝郁脾虚证，为虚实夹杂之候，故以疏肝解郁，调肝理脾为法，虚实同治，以四逆散疏肝理气，六君子汤益气健脾，燥湿化痰，共奏疏肝理脾之功效，使脾气得健，肝气得疏，肝木不得克乘脾土；同时赵师在治疗肝病同时也常加用炒麦芽、炒神曲等健脾和胃之品，顾护胃气，消食导滞，培土固本。

二是通络法的应用。该患者思虑日久，肝气不疏，气滞则血瘀，久病则入络，络脉瘀滞不通，不通则痛，此时赵师常用土鳖虫活血化瘀，穿山甲祛瘀通络，络通血活，胁痛则愈。

（刘晓彦）

六、慢性乙型肝炎（肝着　肝胆湿热）

患者：石某，男，25 岁，职员，2014 年 11 月 4 日初诊。

主诉：间断右胁胀痛 1 年半，加重伴腹胀 2 周。

现病史：1 年半前无明显诱因出现右胁胀痛，伴纳差、乏力，间断发作，至郑州某职工医院查乙肝标志物 HBsAg、HBeAg、HBcAb 阳性，肝功能：谷丙转氨酶 250U/L，自服"保肝药"（具体不详）10 天，症状缓解，停药。2 周前劳累后右胁胀痛再发加重，伴腹胀，夜间明显，恶心欲呕，纳差、乏力，尿黄，在附近诊所按"胃病"治疗效果欠佳。再次到上述职工医院复查肝功能异常，故来诊。

现在症：间断右胁胀痛，伴腹胀，夜间明显，恶心欲呕，纳差、乏力，口干口苦，大便不畅，小便色黄，夜眠欠安。舌质红，舌苔薄黄，脉弦滑。查体：精神不振，肝病面容，可见肝掌征、蜘蛛痣。肝区叩击痛阳性。

既往史：7 年前查乙肝标志物 HBsAg、HBeAg、HBcAb 阳性，肝功能正常，未予诊治。

家族史：其母患有"乙肝"，具体不详。

过敏史：青霉素过敏。

辅助检查：2014 年 11 月 3 日于郑州某职工医院查肝功能：总胆红素 33.6μmol/L，直接胆红素 16.1μmol/L，谷丙转氨酶 1392U/L，谷草转氨酶 585U/L，谷氨酰转肽酶 208.3U/L，总胆汁酸 14μmol/L；乙肝标志物 HBsAg、HBeAg、HBcAb 阳性；HBV – DNA：3.20E + 7IU/mL；彩超：肝实质弥漫损伤。

中医诊断：肝着（肝胆湿热）。

西医诊断：病毒性肝炎（乙型，慢性，中度，HBeAg 阳性）。

治法：清热利湿，疏肝健脾。

方药：茵陈蒿汤合逍遥散加减。茵陈 30g，炒栀子 15g，大黄 15g，北柴胡 6g，炒白芍 15g，牡丹皮 15g，白术 15g，茯苓 15g，醋郁金 15g，酒黄芩 10g，陈皮 15g，清半夏 9g，叶下珠 30g，垂盆草 30g，鸡内金 15g，金钱草 30g。6 剂，水煎服，日 1 剂，分 2 次温服。

辅以中药健脾解毒清肠汤直肠滴入，以通腑降浊除痞。拟方如下：大黄 9g，酒黄芩 12g，白及 15g，紫草 15g，儿茶 6g，茯苓 30g，薏苡仁 24g，赤芍 24g，炒白术 15g，炒枳实 10g，姜厚朴 10g。日 1 次，连用 1 周。

西医治疗以护肝降酶、口服恩替卡韦抗病毒治疗为主。

二诊：2014 年 11 月 10 日。患者精神较前好转，恶心欲呕减轻，纳食稍增加，乏力，口干口苦，眠差，大便调，小便色黄。舌质红，苔薄黄，脉弦滑。守上方北柴胡加量至 12g，6 剂，用法同前。

三诊：2014 年 11 月 18 日。右胁胀痛较前好转，乏力、口干口苦缓解，恶心欲呕消失，饮食、睡眠较前改善，时感腹满胀痛，餐后明显，大便日 3～4 次，量少不畅，色黄成形，小便色淡。舌质红，苔薄白，脉弦滑。复查肝功能：谷丙转氨酶 235U/L，谷草转氨酶 106U/L，碱性磷酸酶 135U/L，谷氨酰转肽酶 157U/L，总胆汁酸 20.9μmol/L；甲胎蛋白 11.24ng/mL。中药守 11 月 4 日方，加莱菔子 30g，槟榔 10g 以理气消胀。

半月后临床症状均消失，2014 年 12 月 11 日再次复查肝功能均正常，口服经验方清肝解毒散巩固治疗。

按语： 该患者禀赋不足，自幼感受母体湿热疫毒之邪，内蕴于中焦，肝脏气血郁滞，著而不行，阻于肝络，肝郁乘脾，发为肝着。《灵枢·五邪》说："邪在肝，则两胁中痛。"本病病位在肝，与脾胃相关，病性为虚实夹杂。病毒性肝炎乃外感湿热疫毒之邪，正不胜邪所致，若病程迁延，损伤正气，虚实夹杂。

赵师认为，从中医证候与临床检验相关性而言，该病在炎症活动期，临床检验指标与中医正邪变化具有相关性。例如谷丙转氨酶升高与湿热毒邪的进退往往呈正相关，邪进酶升，邪退酶降，湿热去而复返，则肝酶降而复升，湿热余邪稽留不清则肝酶持续难复。因此，谷丙转氨酶不仅是现代医学诊断肝炎的重要指标，同时也是中医衡量湿热毒邪在人体为患的客观指标。

从治疗用药来讲，肝炎活动期的治疗原则应是祛邪扶正与调理气血相结合。病变初起为湿热之邪引起的全身反应，治疗大法自然是清热利湿以祛邪，治疗湿热取利小便的方案，既能祛湿又能使热从小便出，给邪以出路。施今墨的经验也表明："外邪入侵，必使邪有出路，千万不可关门辑盗。其出路有三：为汗，为下，为利小便。"赵师强调，湿热最易阻滞气机，导致肝血瘀阻，应在清热利湿同时注意调理气血，防治湿热过后肝气郁滞，肝络闭阻，进展为肝积。赵师于本案初诊治以茵陈蒿汤合逍遥散加减。方中用茵陈、栀子、大黄三药相合，清利降泄，引湿热由二便而去，使邪有出路，则黄疸自除。逍遥散应用其变方，以牡丹

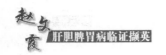
皮易当归，既可活血，又可清热；以郁金易薄荷，既可疏肝解郁，又可活血化瘀，可谓一举两得。

（刘晓彦）

七、慢性乙型肝炎（肝着　肾阳亏虚）

患者：孙某，女，37 岁，职员，2015 年 8 月 31 日初诊。

主诉：发现乙肝标志物阳性 6 年，肢冷 2 年。

现病史：6 年前体检发现 HBsAg、HBeAg、HBcAb 阳性，肝功能正常，无明显症状，未予治疗。近 2 年自觉肢冷。下肢明显，腰酸，乏力，来诊。

现在症：双下肢冷，腰酸，乏力，畏寒，纳可，喜热食，眠差多梦，二便调，月经量多，色暗，有血块，无痛经。舌质淡，苔薄白，可见瘀点，舌下静脉显露，脉沉。

既往史：无输血献血史，有拔牙史。

辅助检查：本院门诊肝功能 谷丙转氨酶 65U/L，谷草转氨酶 51U/L；HBV - DNA：4.41E + 3IU/mL；乙肝标志物 HBsAg、HBeAb、HBcAb 阳性；甲胎蛋白 11.24ng/mL；彩超示：肝实质轻度弥漫性改变。

中医诊断：肝着（肾阳亏虚）。

西医诊断：病毒性肝炎（乙型，慢性，轻度，HBeAg 阴性）。

治法：温阳补肾，和胃安神。

方药：肾气丸加减。熟地黄 15g，山茱萸 10g，炒山药 15g，牡丹皮 15g，泽泻 15g，茯苓 15g，制附子（先煎）3g，肉桂 1g，炒枣仁 30g，首乌藤 15g，合欢皮 15g，焦三仙各 15g，生姜 3 片，大枣 5 枚。15 剂，水煎服，日 1 剂，分 2 次饭前温服。配合中医外治督灸。

二诊：2015 年 9 月 19 日。双下肢冷减轻，时有头晕，易感冒，纳可，眠一般，大便稀，偶伴腹痛，日 1 次，小便正常。舌质暗淡，边有齿痕，苔薄白，舌下脉络显露，脉沉细。调方以补中益气汤益气健脾，加温补脾肾之品。生黄芪 15g，党参 15g，炒白术 15g，陈皮 15g，升麻 10g，北柴胡 10g，炒当归 10g，枳壳 12g，木瓜 10g，川牛膝 15g，炒白芍 15g，防风 10g，炒山药 15g，炮姜 6g，补骨脂 15g，炒麦芽 15g。15 剂，水煎服，日 1 剂。

三诊：2015 年 10 月 7 日。自觉双下肢发凉，平素易感冒，时有心慌，纳可，眠差多梦，入睡难，大便干，2 天/次，小便调。舌暗，质嫩，边齿痕，苔薄少，脉沉。中药按 9 月 19 日方去木瓜、牛膝、炮姜，加黄精 15g，叶下珠 15g，苦参 15g，首乌藤 15g。15 剂，水煎服。

此方为主加减调理 4 月余，肢凉、腰酸、畏寒等症基本消失，复查肝功能正常，HBV－DNA＜100IU/mL。

按语：慢性乙型肝炎多因感受疫毒之邪（乙肝病毒），邪滞肝经，导致肝失疏泄，脾失健运，则出现胁痛、纳差、乏力等症。而若病情迁延日久，则子病犯母，肝病及肾，可致肾气、肾阳亏虚之证，如畏寒肢冷、月经量多色暗等，乃是肾精亏虚，肾失固摄所致。邪盛正虚，心神失养，则眠差多梦。初诊赵师以肾气丸温阳补肾，扶正以祛邪，先固先天之本；二诊时则以补中益气汤加减温阳健脾，扶助后天，继续以炒山药、补骨脂温补肾阳，三诊时更加黄精调补肾精，以叶下珠、苦参解毒祛邪。整个治疗过程以扶正为主，兼顾祛邪，终使正胜邪退，疾病得愈。该患者为低乙肝病毒载量，肝功能轻度异常，不在西药抗病毒适应证之列，而脾肾阳虚症状明显，赵师着眼于治"人"而非治其"病"，不但临床症状缓解，而且病毒载量随之转阴，可见中医之治在于本，中医之奇在于效。

（刘晓彦）

八、慢性乙型肝炎（肝着　脾虚血瘀）

患者：徐某，男，51 岁，农民，2016 年 5 月 23 日初诊。

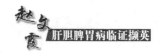

主诉：发现乙肝"小三阳"10 余年，右胁不适 1 个月。

现病史：10 年前体检发现乙肝"小三阳"（HBsAg、HBe-Ab、HBcAb 阳性），未予治疗，1 月前无明显诱因出现右胁不适，至某三甲医院就诊，查 HBV－DNA 阳性、肝功能异常（具体不详），给服恩替卡韦抗病毒治疗，右胁不适症状无改善，故来求治。

现在症：右胁胀闷，纳可，喜热食，进食生冷则泄泻，眠差易醒，大便溏，日 1 次，小便正常，舌体胖大，边齿痕，舌质暗，苔白厚腻，舌下静脉显露，脉沉弦。

既往史：无大量饮酒史。无手术史及输血史。

辅助检查：本院肝功能：谷丙转氨酶 83U/L；血脂：甘油三酯 1.73mmol/L，高密度脂蛋白 1.08mmol/L；乙肝标志物 HBsAg、HBcAb 阳性；甲胎蛋白：2.14；HBV－DNA 未检出；肝瞬时弹性检测：E 值 10.5KPa（F2－F3 期），肝脂肪衰减中位数 303（≥67%）；彩超：①肝实质弥漫性损伤（门静脉内径 10mm）；②胆囊壁毛糙；肝/脾 CT 值：25/52＝0.5。

中医诊断：①肝着（脾虚血瘀）；②肝癖。

西医诊断：①病毒性肝炎（乙型，慢性，轻度，HBeAg 阴性）；②非酒精性脂肪性肝炎。

治法：益气健脾，化痰活瘀。

方药：香砂六君子汤加减。党参 15g，炒白术 15g，茯苓 15g，陈皮 15g，清半夏 15g，木香 9g，砂仁 6g，醋柴胡 6g，炒白芍 15g，丹参 15g，桔梗 6g，郁金 15g，泽泻 15g，防风 15g，焦三仙各 15g，鸡内金 15g。14 剂，水煎服，日 1 剂，早晚饭后温服。

二诊：2016 年 6 月 8 日。服药后上述右胁胀闷减轻，纳食不香，夜眠改善，大便日 1 次，不成形，小便可。舌质暗，舌体胖大，边有齿痕，苔白腻稍厚，舌下脉络显露，脉沉弦。中药按上方去焦三仙，改茯苓 30g，泽泻 30g，加苍术 15g，薏苡仁 30g，豆蔻 9g。15 剂，水煎服。

三诊：2016 年 9 月 25 日。上方为主加减调理 3 月余，症状减轻，偶觉右胁不适，反酸，纳眠可，大便软，日 1 次，小便调，舌质稍暗，舌体大，舌边齿痕，苔白滑腻，舌下脉络显露，脉细滑。2016 年 9 月 24 日复查肝功能：谷丙转氨酶 53U/L，谷草转氨酶 76U/L，谷氨酰转肽酶 77U/L；血脂：高密度脂蛋白 0.99；乙肝标志物 HBsAg、HBcAb 阳性；HBV - DNA 未检出；彩超：①脂肪肝；②胆囊壁毛糙。调方如下：党参 20g，陈皮 15g，清半夏 15g，茯苓 15g，木香 10g，砂仁 6g，泽泻 30g，荷叶 15g，海螵蛸 30g，煅瓦楞子 20g，延胡索 15g，川楝子 10g，垂盆草 15g，煅龙牡各 15g，土鳖虫 10g，炒麦芽 15g。30 剂，水煎服。配服消脂护肝胶囊、肝苏片、多烯磷脂酰胆碱胶囊巩固疗效。

3 个月后再次复查肝功能基本正常，临床症状消失。

按语："见肝之病，知肝传脾，当先实脾"之说，已被中医诸家推崇备至，而此案正是赵师把"实脾法"应用于肝病治疗的代表。患者右胁不适为邪滞肝脉之象；乏力、间断腹泻，则为脾虚之征。舌质暗，舌体大，舌下静脉显露，均为瘀血阻滞之象，苔白厚腻则提示痰湿中阻，故治疗应益气健脾，化痰活瘀，方选香砂六君子汤加丹参、郁金活血化瘀；二诊时则加苍术、豆蔻芳香化湿，薏苡仁淡渗利湿。三诊时病情较前稍有波动，仍以香砂六君子汤为主方，加海螵蛸制酸止痛、收湿敛疮，煅瓦楞子消痰化瘀，软坚散结，制酸止痛；延胡索、川楝子（金铃子散）理气和胃止痛，泽泻、荷叶利湿泄浊，土鳖虫破血通经。脾气得健，痰瘀得化，邪无所传，其病自愈。

（刘晓彦）

九、慢性丙型肝炎（肝着　肝郁脾虚）

患者：张某，女，49 岁，2014 年 9 月 25 日初诊。

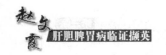
主诉：间断右胁胀痛 2 年，加重 1 周。

现病史：6 年前无明显诱因出现右胁胀痛，在当地医院查丙肝抗体阳性，肝功能正常，未治疗。1 年半前（2013 年 2 月）在我院复查 HCV – RNA（内标法）7. 45E + 6IU/mL，肝功能：谷丙转氨酶 125U/L，谷草转氨酶 67U/L，彩超示肝实质弥漫性回声改变，诊断为慢性丙型病毒性肝炎，予聚乙二醇干扰素注射液（180ug，1 次/周）皮下注射，联合利巴韦林分散片（每次 300mg，每日 3 次）口服抗病毒治疗，1 月后复查 HCV – RNA（内标法）未检出，右胁胀痛好转，8 月前因出现心慌、胸闷、纳食明显减少、烦躁、记忆力下降，停用抗病毒方案，症状消失。1 周前右胁胀痛再发加重，伴纳差、乏力，至某二级医院查肝功能：谷丙转氨酶 130U/L，谷草转氨酶 80U/L，故来我院求治。

现在症：间断右胁胀痛，伴纳差、反酸烧心，乏力，头晕，烦闷，眠差，大便干，日 1 次，小便调。查体：舌质淡红，苔薄白，脉弦细。肝病面容，肝区叩击痛阳性。

既往史：27 年前生产时因胎盘早剥曾输血治疗；6 年前行腹腔镜下畸胎瘤切除术。否认肝炎家族史。

辅助检查：2014 年 9 月 24 日我院查 HCV – RNA 定量：3. 17E + 06IU/mL，彩超：肝实质弥漫性损伤。胃镜：反流性胃炎伴糜烂、慢性食管炎。

中医诊断：①肝着（肝郁脾虚）；②吞酸。

西医诊断：①病毒性肝炎（丙型，慢性，中度）；②反流性胃炎伴糜烂；③慢性食管炎。

治法：疏肝健脾，和胃降逆。

方药：逍遥散合乌贝散加减。醋柴胡 6g，炒白术 15g，炒白芍 15g，茯苓 15g，当归 15g，薄荷 6g，醋郁金 15g，海螵蛸 30g，浙贝母 15g，炒麦芽 30g，叶下珠 30g，合欢皮 20g，夜交藤 30g，炙甘草 6g。14 剂，水煎服，日 1 剂。

二诊：2014 年 10 月 10 日。右胁胀痛、反酸烧心较前好转，纳食较前增加，仍觉乏力，头晕，眠差，大小便调。舌质淡红，苔薄白，脉弦细。血常规：白细胞 4.23×10^9/L，血红蛋白 134g/L，血小板 135×10^9/L；上腹部 CT 平扫：①肝右后叶下段结节样低密度，建议增强；②肝右叶钙化影；自免肝全套：阴性。患者肝功能异常，HCV-RNA 阳性，符合干扰素联合利巴韦林分散片抗病毒治疗适应证，经与患者沟通，同意再次抗病毒治疗。开始予小剂量利巴韦林分散片（300mg，日 2 次）口服联合聚乙二醇干扰素（180ug，1 次/周）皮下注射联合抗病毒治疗。中药守 9 月 25 日方加太子参 30g，黄芪 30g，14 剂，水煎服，日 1 剂。

三诊：2014 年 10 月 24 日。右胁胀痛及乏力较前减轻，未再反酸烧心，纳食增加，少许心慌、胸闷，头晕，记忆力下降，眠差，大小便调。无发热、头痛、四肢关节酸困、疼痛等症，舌质淡红，苔薄白，脉弦细。考虑患者心慌、胸闷与应用利巴韦林分散片的不良反应有关，中药 10 月 10 日方去乌贝散、薄荷、郁金，加枣仁、远志、珍珠母养心安神，定志助眠，调方如下：醋北柴胡 6g，当归 15g，炒白芍 15g，茯苓 15g，麸炒白术 15g，叶下珠 30g，鸡骨草 30g，炒鸡内金 15g，炒麦芽 30g，合欢皮 20g，百合 15g，首乌藤 30g，制远志 15g，炒酸枣仁 30g，珍珠母 30g，炙甘草 6g。14 剂，水煎服，日 1 剂。

治疗 2 个月后复查肝功能均正常，HCV-RNA 阴性，继续中西医结合治疗 1 年后（期间患者无明显不良反应），停用干扰素及利巴韦林，单纯中药调理半年余停药。2016 年 6 月复查肝功能、HCV-RNA 均阴性，彩超提示肝胆脾无异常，诸症悉愈。

按语：患者因输血或手术感染丙肝病毒，湿热疫毒之邪直中血分，内蕴于中焦肝胆，肝气郁结，乘土犯脾，损伤脾胃，肝郁脾虚，气血郁滞，著而不行，阻于肝络，发为肝着。《灵枢·五邪》说："邪在肝，则两胁中痛。"本病病位在肝，与脾胃相关，

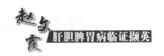

病性为虚实夹杂。

该案特点有三：

一是患者右胁不适伴纳差、乏力，头晕、眠差，舌质淡红，苔薄白，脉弦细。为肝郁脾虚之象，故应用逍遥散为首选。方中柴胡为君，疏肝解郁，使肝气得以条达；白芍、当归为臣，白芍养血敛阴、柔肝缓急，当归养血和血，为血中之气药；茯苓为佐，健脾益气，非但实土以抑木，且使营血生化有源；薄荷疏散郁遏之气，透达肝经郁热；并加郁金活血止痛、行气解郁、清心凉血，全方既能疏肝又能养肝，既能健脾又能行气。

二是患者又处"七七"之年，天癸已竭，肝肾亏虚，肝气横逆犯胃，故右胁胀痛、反酸烧心、烦闷，故治疗联合乌贝散（去陈皮）抑酸和胃止痛。方中乌贼骨（海螵蛸）制酸止痛，浙贝母化痰散结消痈。

三是中医益气扶正之法及辨证施治可消除或缓解干扰素、利巴韦林等抗病毒西药的不良反应。本案应用黄芪、太子参等扶正祛邪，配伍合欢皮、百合、夜交藤、远志以养心安神等措施，使患者得以顺利进行抗病毒治疗，终获佳效。

（刘晓彦）

十、慢性丙型肝炎（肝着　肝肾阴虚）

患者：李某，女，50岁，市民，2016年4月15日初诊。

主诉：右胁隐痛4月余。

现病史：4个月前自觉右胁隐痛，情绪波动时易发，伴上腹部不适，两目干涩，手足心热，失眠多梦，河南中医学院第一附属医院化验提示丙肝抗体阳性，HCV－RNA（内标法）：1.53E+6IU/mL，丙肝病毒基因分型1b型，肝功能轻度正常。2个月前开始口服"吉二代"（索磷布韦、雷迪帕韦复合制剂）抗病毒治疗至今，HCV－RNA转阴，症状无缓解，故来求治。

现在症：右胁隐痛，情绪波动时易发，脘腹不适，嗳气，纳可，两目干涩，手足心热，失眠多梦，眠差易醒，醒后难以入睡，腰酸困重，小便黄，大便正常。舌质暗红，有瘀斑，苔薄黄偏干，舌下静脉迂曲，脉沉细。

既往史：2012 年甲状腺乳头癌行甲状腺切除术，口服"优甲乐片"至今。2015 年因"膀胱顶口梗阻"行手术治疗。无输血史。

辅助检查：（2016 年 4 月 14 日，我院）HCV – RNA 定量未检出。肝功能：谷丙转氨酶 95U/L，谷草转氨酶 56U/L。彩超：肝实质弥漫性损伤、胆囊壁毛糙、脾轻大。

中医诊断：①肝着（肝肾阴虚）；②郁证。

西医诊断：①病毒性肝炎（丙型，慢性，轻度，1b 型）；②更年期综合征。

治法：滋补肝肾，通络止痛，解郁安神。

方药：杞菊地黄汤合四逆散加减。枸杞子 15g，菊花 10g，牡丹皮 15g，地骨皮 15g，生地黄 15g，山茱萸 15g，山药 15g，柴胡 6g，赤芍 15g，枳壳 9g，太子参 15g，延胡索 10g，川芎 15g，丹参 15g，桃仁 9g，合欢皮 10g，夜交藤 30g，钩藤 3g。14 剂，水煎服，日 1 剂。

二诊：2016 年 5 月 20 日。上方加减调理 1 个月，右胁隐痛症状大减，夜眠较前改善，手足心热减轻，自觉食欲不佳，食量偏少，上方去延胡索、合欢皮、夜交藤，加鸡内金 10g，炒麦芽 15g。30 剂，水煎服，日 1 剂。

三诊：2016 年 7 月 5 日。右胁隐痛偶发，饮食、睡眠均改善，舌质暗红，苔薄白，舌下脉络增粗，脉沉细。上方去地骨皮、赤芍，加水红花子 15g。30 剂，水煎服，日 1 剂。

四诊：2016 年 8 月 12 日。停用吉二代。仍有胃脘不适，眠浅易醒，自汗，小便难，大便可。舌质暗红，苔薄白，舌下脉络增粗，脉沉缓。复查肝功能均正常，HCV – RNA 定量未检出。调方如下：枸杞子 15g，菊花 10g，牡丹皮 9g，生地黄 15g，山茱黄 15g，醋柴胡 6g，炒白芍 15g，枳壳 12g，太子参 15g，丹参 15g，桃仁 9g，茯神 30g，水红花子 15g，龙骨 30g，牡蛎 30g。30 剂，水煎服，日 1 剂。

之后口服杞菊地黄丸联合慢肝康丸善后。1 年后来院复查，无自觉症状，肝功能、肝胆彩超均正常，HCV - RNA 定量阴性。

按语： 该患者为慢性丙型肝炎患者，HCV - RNA 阳性，丙肝病毒 1b 型，虽已口服直接抗丙肝病毒药物，HCV - RNA 转阴，但临床自觉症状未改善。从中医来看，患者年过五旬，"任脉虚、天癸竭、地道不通"，肾精亏虚，木失水涵，虚阳上泛，故手足心热；肝阴亏虚，目窍失濡，则两目干涩；阴虚肝经失养，不荣则痛，故右侧胁肋隐痛；母病及子，肝病及心，心阴俱虚，心神不宁，则失眠多梦。舌质暗红，有瘀斑，苔薄黄，舌下静脉迂曲，脉沉细，均为阴虚血瘀之征。赵师围绕其肝肾阴虚、血瘀阻络兼有肝郁之主要病机，治以滋补肝肾、通络止痛、解郁安神之法，方选杞菊地黄汤合四逆散加减，以前者滋阴益肾，清肝明目，以后者调肝理脾，透邪解郁，并加丹参、桃仁活血化瘀，合欢皮、夜交藤养心安神。赵师临床对于钩藤的应用颇有特色：大剂量可平肝阳、清肝热，小剂量可解肝郁、调脾胃。此处赵师应用钩藤 3g，目的在于解肝郁。三诊时加水红花子，该药味咸微寒，归肝、胃经，功能散血消癥，消积止痛，利水消肿，此处取其活血止痛之功。四诊时更加龙骨、牡蛎平肝潜阳，安神助眠。共治疗 4 月余，肝功能复常，临床症状基本消失。

（刘晓彦）

十一、慢性丙型肝炎（肝着　肝郁化火）

患者： 崔某，女，54 岁，市民，2017 年 8 月 26 日初诊。

主诉： 间断右胁疼痛不适 10 年，再发加重 1 个月。

现病史： 10 年前劳累后出现右胁疼痛不适，间断发作，当地医院检查发现丙肝抗体阳性，肝功能正常，未予治疗。1 个月

前生气后右胁疼痛再发并加重，至郑州市某二甲医院查 HCV –
RNA 阳性，故来诊。

现在症：右胁胀痛不适，生气或情绪波动时加重，脘腹胀
满，口苦，失眠多梦，耳鸣，头目昏沉，右眼睑稍浮肿，乏力，
纳少便溏，时感身痒。舌质暗红，边尖红，苔薄黄，舌下脉络增
粗显露，脉弦细稍数。肝区叩击痛阳性。

既往史：12 年前外伤后曾行牙齿修补术。无输血史。

辅助检查：抗 HCV：阳性；HCV – RNA 定量 7.00E + 6IU/
mL；肝功能正常；甲胎蛋白 1.96ng/mL；血常规基本正常；彩
超：肝弥漫性回声改变，肝内略强回声（增生结节？血管瘤？），
肝内钙化灶。

中医诊断：肝着（肝郁化火）。

西医诊断：病毒性肝炎（丙型，慢性，轻度）。

治法：清肝泻火，解郁安神。

方药：丹栀逍遥散加减。牡丹皮 15g，炒栀子 6g，炒当归
10g，炒白芍 15g，醋柴胡 6g，炒白术 15g，薄荷 10g，郁金 15g，
钩藤 10g，夜交藤 15g，煅龙骨 30g，煅牡蛎 30g，土鳖虫 10g，
磁石 10g，琥珀（冲服）1g。10 剂，水煎服，日 1 剂，早晚
分服。

自备西药"吉三代"抗丙肝病毒治疗。

二诊：2017 年 9 月 7 日。服上药后胁痛症状减轻，自觉周身
瘙痒仍明显，影响睡眠，右眼睑稍浮肿，纳食减少，二便可。舌
质暗红，苔白腻，舌边白涎，舌下脉络稍增粗，脉沉细。上方去
磁石、琥珀，加枳壳 15g，川芎 15g，合牡丹皮、栀子行气活血，
清心除烦，祛风止痒，加炒麦芽 15g 消食和胃。15 剂，水煎服，
日 1 剂，早晚分服。

三诊：2017 年 9 月 25 日。中药服上方 15 剂，胁痛、腹胀、
失眠等症减轻，周身瘙痒及眼睑浮肿明显好转，自感乏力，右胁
不适，口干，舌质稍暗，苔白腻，舌下脉络稍增粗，脉沉细缓。

按 8 月 26 日方加黄芪 15g 益气扶正，五味子 10g 酸甘敛阴，地骨皮 15g 清热凉血。处方：牡丹皮 15g，炒栀子 9g，赤芍 15g，醋柴胡 6g，炒白术 15g，薄荷 10g，郁金 15g，钩藤 10g，夜交藤 15g，合欢皮 15g，煅龙牡各 30g，土鳖虫 10g，黄芪 15g，五味子 10g，地骨皮 15g。15 剂，水煎服，日 1 剂，早晚分服。

以上方为主加减调理 2 月余，自觉症状胁痛、口苦、失眠、身痒等基本消失，复查肝功能正常，HCV-RNA 定量低于检测下限 100IU/mL。复查彩超：肝弥漫性回声改变，余无异常。

按语：根据西医治疗方案，慢性丙型肝炎只要检出 HCV-RNA 阳性，无论转氨酶升高与否，均应行抗病毒治疗。"吉三代"（索磷布韦、维帕他韦复合制剂）属于泛基因型直接抗丙肝病毒药物，该患者未行病毒基因分型检测，自行口服"吉三代"治疗，HCV-RNA 阴转，印证其抗病毒疗效。从中医治疗来讲，其自觉症状明显，右胁疼痛不适，生气或情绪波动时加重，为肝气郁滞之象；口苦，耳鸣，右眼睑稍浮肿，为肝郁化火，肝火上炎之征；腹胀，乏力，纳少便溏，为肝木克土，脾失健运所致；失眠多梦，头目昏沉，为心肝火旺，心神被扰所致；周身瘙痒为心肝火亢、血瘀生风之象，正如《素问·至真要大论》曰："诸痛痒疮，皆属于心"。故赵师以丹栀逍遥散为主清肝泻火，加薄荷、郁金、钩藤等疏肝解郁，加夜交藤、煅龙牡安神助眠。之后加减调理，均围绕疏肝、清热、活血、安神等进行。中西结合，病告痊愈。

此案特点有二：一是患者胁痛发作与情绪波动密切相关，为肝火上炎所致；二是患者右侧眼睑水肿，与肝经郁热有关；三是皮肤瘙痒，系心肝火亢，血瘀生风。故以丹栀逍遥散加减治疗后，肝火得降，肝气得疏，肝血得调，诸症向愈。

（刘晓彦）

十二、非酒精性脂肪性肝炎（肝癖　肝郁脾虚）

患者：郭某，男，38 岁，2014 年 9 月 12 日初诊。

主诉：间断右胁胀痛伴腹泻 2 年，加重 1 周。

现病史：2 年前无明显诱因出现右胁胀痛，间断腹泻，大便日 2～3 次，软便或稀便，在我院查肝功能：谷丙转氨酶 87U/L，谷草转氨酶 46U/L，谷氨酰转肽酶 86U/L，血脂：甘油三酯：3.32mmol/L，彩超：脂肪肝，未治疗。1 周前右胁胀痛及腹泻加重，伴纳差、乏力，大便日 5～6 次，呈稀水样，痛则腹泻、泻后痛减，我院查肝功能、血脂异常，来诊。

现在症：间断右胁胀痛，伴纳差、乏力、口苦，大便次数增多，日 5～6 次，呈稀水样，痛则腹泻、泻后痛减，小便调。查体：舌质淡暗，舌体大，苔薄白，脉弦细。身高 178cm，体重 83kg，BMI：26.2kg/m^2。形体偏胖，腹部饱满，质软，无压痛及反跳痛，肝区叩击痛阳性。

既往史：无大量饮酒史。

辅助检查：我院 2014 年 9 月 10 日，肝功能：谷丙转氨酶 109U/L，谷草转氨酶 139U/L，谷氨酰转肽酶 136U/L；肾功：尿酸 522μmol/L；血脂：甘油三酯 2.65mmol/L，高密度脂蛋白 2.17mmol/L，低密度脂蛋白 3.52mmol/L；传染病四项：阴性；2014 年 9 月 12 日上腹部 CT 平扫：脂肪肝（轻度）（肝/脾 CT 值：0.97）；肠镜：慢性结肠炎。

中医诊断：①肝癖（肝郁脾虚）；②泄泻。

西医诊断：①非酒精性脂肪性肝炎；②慢性结肠炎。

治法：疏肝健脾，化湿止泻。

方药：逍遥散合痛泻要方加减。醋柴胡 6g，炒白术 15g，炒白芍 15g，茯苓 15g，炒当归 10g，薄荷 5g，陈皮 12g，防风 9g，炒山楂 10g，丹参 20g，清半夏 9g，炒山药 30g，砂仁 9g，炒薏苡仁 30g，炙甘草 5g。6 剂，水煎服，日 1 剂。

并配合消脂护肝方口服以清肝祛痰、疏肝消脂。

嘱患者勿进食肥甘厚腻之品，控制体重，有氧运动。

二诊：2014 年 9 月 18 日。右胁胀痛稍减，有时隐痛，食欲改善，食量偏少，间断乏力、口苦，大便日 2～3 次，质溏，时伴腹痛。舌质淡暗，舌体大，苔薄白，脉弦细。中药守上方加泽泻 20g 以利水渗湿，加炮山甲 6g 活血散瘀、通行经络。

三诊：2014 年 9 月 22 日。服药 4 剂，右胁胀痛较前减轻，纳食增加，乏力改善，无明显口苦，大便质软，日 1 次。查体同前。复查：肝功能：谷丙转氨酶 72U/L，谷草转氨酶 78U/L，谷氨酰转肽酶 213U/L；肾功：尿酸 421μmol/L；血脂：甘油三酯 1.76mmol/L，低密度脂蛋白 3.94mmol/L；血糖：正常。守上方 10 剂继续煎服。

四诊：2014 年 10 月 2 日。服药 10 剂，右胁胀痛基本消失，纳食较前增加，无乏力、口苦等症，二便调。舌质淡暗，舌体大，苔薄白，脉弦细。复查肝功能：谷丙转氨酶 47U/L，谷草转氨酶 39U/L，谷氨酰转肽酶 134U/L；血脂：甘油三酯 1.75mmol/L，低密度脂蛋白 4.03mmol/L；均较前好转。体重较前下降 2kg。守上方清半夏加量至 12g，继续煎服 15 剂。

1 个月后诸症均消，复查肝功能、肾功、血脂等均正常，给予消脂护肝方继续服用，半年后复查彩超：肝胆脾无异常。

按语： 患者青年男性，形体肥胖，平素饮食起居失常，过食肥甘厚味，影响脾胃运化，正如《素问·痹论》所言："饮食自倍，肠胃乃伤"。脾失健运，蕴湿生痰，痰湿阻滞，郁而化热，土壅日久而致肝气失于条达，肝失疏泄，发为肝癖。肝癖是由于过食肥甘厚腻之品，食而不运，脂膏留积于肝，从而导致肝脏功能失调、疏泄不利的一系列病症。中医认为：脂肥来源于水谷精微，正常之脂肥为人体所必需。而脂肥过多，则由津液蓄积而成，为血之浊气，是脏腑功能失调的产物，表现为痰湿之症。所以赵师认为，脂肪肝的中医药辨证施治关键在于分虚实、辨寒热、别痰瘀、定脏腑，以消脂护肝为主，佐以扶正为辅。

就本案而言，病位在肝，与脾胃及肠相关，病性为虚实夹杂，病理机制为肝郁脾虚，兼有湿浊中阻。方选逍遥散合痛泻要方为主加减。方中柴胡疏肝解郁，使肝气得以条达；炒白芍养血敛阴、柔肝缓急，炒当归养血和血，为血中之气药；炒山楂、丹参活血通络，炒白术、茯苓健脾益气，非但实土以抑木，且使营血生化有源；陈皮、清半夏健脾和中、燥湿化痰，薄荷疏散郁遏之气，透达肝经郁热；防风祛风胜湿；山药、薏苡仁益气健脾、渗湿，砂仁化湿行气，炙甘草补脾益气，调和诸药。

另外，赵师治疗脂肪肝，在中医辨证用药的基础上，也酌情选用经现代药理研究证明具有抗脂肪肝作用的中药，如虎杖、山楂、荷叶、泽泻、人参、丹参等。同时配合中医外治，如针刺、灸法、穴位埋线等措施，以提高临床疗效。并嘱患者注意日常饮食、生活调摄，戒除烟酒等不良嗜好，控制体重，进行各种有氧运动，加强锻炼。

（刘晓彦）

十三、非酒精性脂肪性肝炎（肝癖　痰热蕴结）

患者：魏某，男，56岁，农民，2014年5月9日初诊。

主诉：间断右胁不适4年余，加重伴胃脘胀痛1个月。

现病史：4年前无明显诱因出现右胁不适，于当地体检彩超示脂肪肝（轻度），未治疗。1个月前右胁不适症状加重，伴胃脘胀满、疼痛，饥饿时明显，食后稍缓解，于河南省某三甲医院查胃镜：Hp阳性，胃多发浅溃疡，十二指肠糜烂性炎，病理检查提示：活动性炎伴腺上皮增生活跃。给予奥美拉唑、克拉霉素、阿莫西林及胶体果胶铋四联抗Hp治疗2周，症状稍缓解。1周前停药后上诉症状再发，故来求治。

现在症：右胁胀满不适，胃脘胀痛，饥饿时明显，纳差，反酸、烧心，痰多，乏力肢困，大便黏腻，日1~2次。查体：舌质红，苔薄黄腻，脉沉滑。形态肥胖，腹部饱满，柔软，上腹部有压痛、无反跳痛，肝脾肋下未触及，肝区叩击痛阳性。

辅助检查：2014年5月2日某三甲医院彩超：中度脂肪肝，

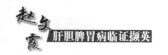
前列腺增大，左侧甲状腺结节。肝功能：谷丙转氨酶 96U/L，谷草转氨酶 79U/L，谷氨酰转肽酶 118U/L；血脂：甘油三酯 2.37mmol/L，低密度脂蛋白 3.89mmol/L。

中医诊断：①肝癖（痰热蕴结）；②胃脘痛。

西医诊断：①非酒精性脂肪性肝炎；②胃溃疡；③十二指肠炎。

治法：清热化痰，和胃止痛。

方药：二陈汤合清中汤加减。清半夏 10g，陈皮 15g，茯苓 15g，姜竹茹 15g，石菖蒲 15g，佩兰 10g，滑石 15g，瓦楞子 30g，煅牡蛎 30g，白及 15g，三七粉（冲服）3g，连翘 15g，延胡索 15g，黄连 6g，黄芩 10g，鸡内金 10g。10 剂，水煎服，日 1 剂。

二诊：2014 年 5 月 19 日。患者右胁不适及胃脘胀痛较前减轻，口淡无味，纳眠可，二便调。舌质红，苔薄黄腻，脉沉滑。在原方基础上加苍术 10g 加强燥湿之功。

三诊：2014 年 5 月 31 日。患者右胁不适偶发，胃痛好转，纳食可，食后稍觉腹胀，大小便基本正常。复查肝功能：谷丙转氨酶 31U/L，谷草转氨酶 28U/L，谷氨酰转肽酶 48U/L，基本正常；血脂：甘油三酯 1.67mmol/L，低密度脂蛋白 2.18mmol/L，较前好转。中药继续以健脾化湿，理气化痰为主，5 月 19 日方去滑石，巩固治疗。

3 个月后复查彩超示轻度脂肪肝。复查肝功能正常。

按语：该患者为非酒精性脂肪性肝炎，属于中医"肝癖"范畴，四诊合参，辨证属痰热蕴结证。患者中年男性，体型肥胖，嗜食肥甘厚味，肝脏气血郁滞，气血痰湿阻滞于肝络，致肝气疏泄失调，可见右胁不适；肝郁乘克脾土，致脾虚运化失常，水湿不化，痰湿内生，郁久化热，终致湿热阻滞中焦，气机不通，不通则痛。本病病位在肝，涉及脾胃，为本虚标实之证。本病病理因素为痰湿，基本病机为痰热阻滞气机，脾失健运，肝失疏泄，治疗重点在清热祛湿，疏肝健脾。方以二陈汤合清中汤为主加减，方中半夏行气下气散结，燥湿化痰，陈皮理气化痰，茯苓健脾祛湿化痰，姜竹茹化痰止呕，佩兰、滑石芳香化湿，使湿邪从中下二焦而去，瓦楞子、煅牡蛎消痰软坚，化瘀散结，制酸止痛，白及收敛止血，消肿生肌；三七化瘀止血、消肿定痛；更加黄连、黄芩清热利湿，延胡索疏肝理气，鸡内金消食和胃等。使痰湿得化，肝气得疏，中焦得运。

（刘晓彦）

十四、非酒精性脂肪性肝炎（肝癖　痰湿阻滞　瘀血内结）

患者：赵某，女，59 岁，家庭妇女，2013 年 9 月 26 日初诊。

主诉：间断右胁不适 2 年，加重伴乏力 1 月。

现病史：患者 2 年前无明显诱因出现右胁不适，至医院体检发现肝功能异常（具体不详），彩超：脂肪肝，服用保肝及降脂药物，肝功能反复异常，近半年来间断服用银杏叶片、脂必泰等药物及绞股蓝茶，症状时有发作。近 1 月来因过食肥甘，多食少动，体重增加约 3kg，再次出现右胁不适，程度较前加重，故来求治。

现在症：右胁闷胀不适，腹胀，纳差，乏力身困，口干口苦，晨起痰多，大便黏滞不畅。查体：舌质暗红，体大，舌边齿痕，舌下脉络增粗，苔白滑腻，脉沉弦滑。身高 157cm，体重 72kg，体重指数：$29.2kg/m^2$。形体偏胖，腹部饱满，质软，肝脾肋下未触及，肝区叩击痛阳性。

辅助检查：我院肝功能：谷丙转氨酶 184U/L，谷草转氨酶 110U/L，谷氨酰转肽酶 89U/L，余正常；血脂：CHO 7.81mmol/L，甘油三酯 4.38mmol/L，低密度脂蛋白 5.22mmol/L；血糖：空腹正常，餐后 2 小时 9.85mmol/L。传染病四项、甲状腺功能、自免肝全套均正常。彩超提示：脂肪肝。

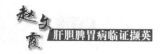

中医诊断：肝癖（痰湿阻滞，瘀血内结）。

西医诊断：①非酒精性脂肪性肝炎；②高脂血症；③肥胖。

治法：健脾祛湿，理气化痰，活血化瘀。

方药：二陈汤合金铃子散、丹参饮加减。党参15g，陈皮15g，清半夏15g，茯苓15g，丹参15g，木香10g，砂仁6g，泽泻30g，荷叶15g，白芷10g，川芎15g，炒麦芽15g，炒鸡内金10g，郁金15g，延胡索15g，川楝子10g，炒山药15g，黄连3g，炒薏苡仁30g。15剂，水煎服，日1剂，分2次口服。

嘱患者勿进食肥甘厚腻之品，加强有氧运动，控制体重。

二诊：2013年10月12日。患者精神较前改善，诉右胁不适、乏力、口干苦症状较前稍减轻，晨起吐痰减少，食欲好转，时有头晕，夜眠可，二便正常。体重减轻1.5kg。舌质淡红，体大，舌边齿痕，苔白腻，脉沉弦滑。复查肝功能：谷丙转氨酶62U/L，谷草转氨酶50U/L，谷氨酰转肽酶52U/L；肾功：尿酸486μmol/L；血脂：总胆固醇6.35mmol/L，甘油三酯2.65mmol/L，低密度脂蛋白4.89mmol/L，载脂蛋白B1.72g/L，脂蛋白（a）639mg/L；糖化血红蛋白正常。上方去麦芽、鸡内金、郁金、延胡索、川楝子，加黄芩6g，桂枝6g，炒白术15g，茯苓加量至30g。15剂，水煎服，日1剂，分2次口服。

三诊：2013年10月28日。患者精神良好，诉右胁不适偶发，乏力、晨起痰多、头晕明显减轻。舌质淡红，齿痕减少，苔白根部稍腻，脉弦滑。体重再次减轻1.5kg。复查肝功能：谷丙转氨酶49U/L，余正常；血脂：甘油三酯1.79mmol/L，低密度脂蛋白3.66mmol/L，脂蛋白（a）704mg/L；血糖正常。处方：党参15g，炒白术15g，陈皮15g，清半夏15g，茯苓30g，木香10g，砂仁6g，泽泻30g，荷叶15g，丹参15g，黄连3g，薏苡仁30g，黄芩6g，桂枝6g。15剂，水煎服，日1剂，分2次口服。

四诊：2013年11月13日。患者右胁不适、乏力、咳痰等症状基本消失，头晕偶作。舌质淡红，苔薄白，脉滑。体重66.5kg，体重指数：27.0kg/m²。中医治疗仍以健脾祛湿为法，以六君子汤为主加减健脾化湿，配服消脂护肝方护肝降脂，继续控制饮食，有氧运动，减体重，目标体重52～57kg。

1年后复诊，右胁不适、乏力等症状消失，体重降至60.5kg，体重指数：24.5kg/m²。复查肝功能、血脂均正常。

按语： 患者以右胁闷胀不适为主症，形体肥胖，乏力身困，口干口苦，晨起痰多，大便黏滞不畅。舌质暗红，体大，舌边齿痕，舌下脉络增粗，苔白滑腻，脉沉弦滑。四诊合参，中医诊断属"肝癖"范畴，辨证为痰湿内阻、瘀血内结型。患者为老年女性，平素饮食起居失常，过食肥甘厚味，影响脾胃运化，脾失健运，蕴湿生痰，痰湿阻滞，郁而化热，土壅日久而致使肝气失于条达，肝气不舒，失于疏泄，瘀血内生，痰瘀湿互结，阻于肝络，发为肝癖。本病病位在肝，与脾胃相关，病性为虚实夹杂。故其治疗宜谨据病机，以虚则补之、实则泻之为原则，脾居中焦，为水湿运化之枢纽，故治疗为以健脾祛湿为主，理气化痰，兼顾活血化瘀，以二陈汤合丹参饮、金铃子散为主方加减，药用茯苓益气健脾；陈皮、半夏、薏苡仁、木香、砂仁、健脾燥湿，泽泻淡渗利水；党参健脾益气；气行则血行，气滞则血瘀，瘀血形成，则更加影响气机畅通，故联用金铃子散（川楝子、延胡索）及川芎等疏肝理气之品，以助气血流转，恢复肝脏疏泄之功；丹参饮（丹参、砂仁、此处以木香易檀香）、郁金活血化瘀，山药健脾益肾，使脾胃健则气血生化有源，水湿得运。二诊时更加白术健脾益气、燥湿化痰，桂枝温化痰湿，通经活络。同时注意生活调摄，改变饮食结构及生活方式，减少高热量及高脂肪食物的摄入，适当进行体育运动，增加机体热能消耗，保持心情舒畅，避免过怒、紧张等不良情绪刺激。最终痰湿得除，脾运得健，体重得减，诸症自除。

（刘晓彦）

十五、非酒精性脂肪性肝炎（肝癖　脾虚湿滞）

患者：王某，男，40 岁，工人，2017 年 6 月 5 日初诊。

主诉：间断右胁不适伴乏力 2 周。

现病史：2 周前无明显诱因出现右胁不适，伴乏力，神困思睡，双下肢酸困，于甘肃怀县人民医院诊断为脂肪肝，化验肝功能异常（具体不详），给予水飞蓟宾及鳖甲煎丸口服，因返乡，故来求治。

现在症：右胁不适，乏力倦怠，神困思睡，双下肢酸困，纳可，大便质黏腻，排不净感，不规律，时伴腹部不适，小便调。

查体：舌质淡红，舌体胖大，边齿痕，苔薄白，舌下静脉显露，脉沉细。形体肥胖，身高 170cm，体重 90kg，腰围 97cm，肝区叩击痛阳性。

既往史：平素多食少动，无烟酒嗜好，曾有献血史。

辅助检查：（2017 年 5 月 26 日当地医院）肝功能：谷丙转氨酶 78U/L，谷草转氨酶 69U/L，谷氨酰转肽酶 56U/L；血脂：甘油三酯 3.25mmol/L，乙肝标志物均阴性；CT：①脂肪肝（肝 CT 值 61HU，脾 CT 值 55.02HU），②右肾小结石。

中医诊断：肝癖（脾虚湿滞）。

西医诊断：非酒精性脂肪性肝炎。

治法：益气健脾，除湿泄浊。

方药：香砂六君子汤加味。党参 15g，陈皮 12g，清半夏 30g，茯苓 15g，炒白术 15g，木香 10g，砂仁 10g，桂枝 6g，泽泻 15g，佩兰 15g，荷叶 15g，木瓜 15g，川牛膝 15g，薏苡仁 15g，垂盆草 15g。7 剂，水煎服，日 1 剂。嘱其清淡饮食，适量有氧运动，减轻体重。

二诊：2017 年 6 月 12 日。服上药后症状明显缓解，乏力、双下肢酸困较前改善，纳眠可，大便日1次，不成形，小便调。舌质暗红，舌体胖大，边齿痕，苔薄黄，舌下脉络显露，脉沉细。中药按上方去佩兰、泽泻，减桂枝为3g，加丹参10g，黄精15g。20剂，水煎服。配服消脂护肝方，每次3g，每日3次。

三诊：2017年7月14日。诸症基本消失，但大便仍不成形，1~2日1行，黏滞。舌质淡红，舌体稍大，苔薄白，舌下脉络显露，脉沉细。上方去垂盆草、五味子，加浙贝母12g，党参加至25g。30剂，水煎服，配合消脂护肝方继续服用。

四诊：2017年8月28日。症状基本消失，大便基本正常，近70天体重下降7kg，复查肝功能：谷丙转氨酶39U/L，谷草转氨酶32U/L，谷氨酰转肽酶46U/L，血脂：甘油三酯1.82mmol/L。继续服用消脂护肝方3个月巩固疗效。

按语：该患者罹患脂肪肝原因有三：一是由于不良生活方式，运动不足，气血运行不畅，脾胃功能减弱，正气日虚，脾虚湿滞。王孟英曰："过逸则脾滞，脾气因滞而少健运，则饮停聚湿也。"二是由于肥甘厚味食之太过，肥性黏腻阻滞，甘性偏缓壅中，过食肥甘则阻碍胃肠功能，脾胃升降失司，阻碍胃肠功能，湿浊停留体内，且肥甘又能滋生湿热，蕴酿成痰，痰热湿浊聚于体内，痹阻肝脉形成脂肪肝。三是肝脉闭阻，失于疏泄，则脾运更虚，终致脾虚肝郁，湿浊阻滞。赵师认为，该病证治当疏肝理气导滞，健脾化湿泄浊。故治用香砂六君子汤健脾化湿，更加桂枝温化痰湿，泽泻、薏苡仁、木瓜、荷叶淡渗利湿，五味子酸甘敛阴，以防温燥伤阴。待湿邪渐退，更加丹参化瘀通络，黄精滋水涵木。三诊时加量应用党参以助脾运，加贝母化痰祛湿泄浊。湿邪往往缠绵难愈，该患者配合饮食、运动调理，通过系统中药治疗，最终达到了降脂减肥保肝的多重疗效。

（刘晓彦）

十六、非酒精性单纯性脂肪肝（肝癖　肝郁脾虚）

患者：谭某，女，66岁，农民，2013年7月1日初诊。

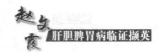

主诉：间断右胁隐痛不适 10 年，再发半个月。

现病史：10 年前开始间断出现右胁隐痛不适，当地体检发现脂肪肝、胆结石，未治疗。半个月前情绪不畅、进食油腻后症状再发，右胁隐痛，脘腹痞闷，失眠多梦，口苦口黏，大便稍干，小便调。故来诊。

现在症：右胁隐痛，纳可，眠差，多梦，二便调。查体：舌质淡红，边有齿痕，苔薄黄腻，脉弦细。身高 160cm，体重 63kg，腰围 81cm。体格检查：右胁下压痛，墨菲征阴性。

既往史：高血压病史 8 年，现服药治疗，血压控制可；3 年前"肾结石"手术史，无输血史。无大量饮酒史。

辅助检查：彩超：脂肪肝；胆囊多发结石（较大 10mm × 7mm）。肝功能正常。

中医诊断：①肝癖（肝郁脾虚）；②胆石症。

西医诊断：①非酒精性单纯性脂肪肝；②胆囊多发结石；③高血压病。

治法：疏肝健脾，理气解郁

处方：四逆散合金铃子散加减。醋柴胡 9g，炒白芍 15g，枳壳 10g，黄芩 10g，太子参 15g，清半夏 9g，郁金 15g，延胡索 15g，川楝子 10g，乌梅 10g，厚朴 10g，鸡内金 15g，炒麦芽 15g。10 剂，水煎服，每日 1 剂。

二诊：2013 年 7 月 10 日。胁痛消失，时有反酸，口苦，纳差，舌红，苔黄稍腻，脉弦细。调方为二陈汤合金铃子散加减。党参 15g，陈皮 15g，姜半夏 15g，茯苓 15g，木香 10g，砂仁 10g，黄连 3g，黄芩 6g，海螵蛸 30g，煅瓦楞子 15g，佛手 15g，甘松 15g，延胡索 15g，川楝子 6g，草果 6g，焦三仙各 15g。12 剂，水煎服，日 1 剂。

三诊：2013 年 7 月 22 日。诉右胁隐痛偶作，胃纳渐增，舌红，苔黄稍腻，脉弦细。调方为二陈汤合四金汤、金铃子散加减。党参 15g，陈皮 15g，半夏 15g，茯苓 15g，木香 10g，炮姜

6g，香附 15g，金钱草 30g，郁金 15g，海金沙 30g，鸡内金 15g，炒白术 15，枳实 12g，莪术 6g，延胡索 15g，川楝子 6g，炒麦芽 15g。15 剂，水煎服，每日 1 剂。

四诊：2013 年 8 月 6 日。诸症基本消失，守上方再进 30 剂。之后服用消脂护肝方及消石利胆胶囊 2 月余，胁痛消失，夜眠改善，体重降至 60kg，复查彩超：胆囊壁毛糙，余无异常。

按语： 临床中，约半数以上脂肪肝患者合并胆囊炎或胆囊结石，而脂肪肝与胆囊疾患的症状表现类似，临床容易混淆。该患者右胁隐痛、脘腹痞闷，无厌食油腻及后背放射性疼痛等症状，故赵师辨其胁痛仍为脂肪肝所致，治疗重点在于调肝，兼顾利胆。四金汤（金钱草、郁金、海金沙、鸡内金）为赵师治疗湿热证胆囊结石的经验方，对于胆囊多发小结石、泥沙样结石效果颇佳。本案先以疏肝解郁，继以健脾和胃为主，待肝郁解，脾运复，再予扶正消石，疗效满意。本证病机关键在于肝郁，肝气郁结，不得疏泄，气郁导致血滞，故见胁肋疼痛诸症。治病必求于本，标本兼治，故疏肝理气，畅通气机，调理脾胃使脾胃功能恢复。

（刘晓彦）

十七、酒精性肝炎（肝着 肝胃郁热）

患者： 张某，男，45 岁，公务员，2013 年 11 月 14 日初诊。

主诉： 间断右胁不适 5 月余，加重 1 周。

现病史： 患者 5 月前因饮酒后出现右胁不适，伴身目黄染，至某三甲医院住院治疗，查转氨酶明显升高（具体不详），总胆红素 179μmol/L，给予保肝降酶退黄等治疗，好转出院。出院两周后，因感冒发热，在当地诊所服用"安乃近"退热，出现胆红素再次升高，后至北京某医院求治，查肝功能：总胆红素 91μmol/L，直接胆红素 75.7μmol/L，谷丙转氨酶 96U/L，谷草转氨酶 125U/L；肝组织病理：考虑慢性酒精性肝炎，G1－2、

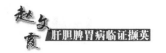
S1，经治疗后病情好转。患者未戒酒，肝功能反复轻度异常，3天前来我院查肝功能异常加重，故来诊。

现在症：间断右胁不适，腹胀，纳差，口干欲饮，大便溏结不调，小便色黄。查体：舌体大，边有齿痕，舌质红偏干，苔薄黄乏津，脉弦细。腹部平坦，腹软，无压痛及反跳痛，肝脾肋下未触及，肝区叩击痛阳性。

个人史：饮酒史 20 年，平均每日饮白酒半斤左右。

过敏史：青霉素、头孢类抗生素过敏。

辅助检查：2013 年 11 月 15 日我院复查肝功能：谷丙转氨酶 115U/L，谷草转氨酶 120U/L，谷氨酰转肽酶 297U/L；肾功能：尿酸 466μmol/L；血脂：总胆固醇 5.95mmol/L，甘油三酯 3.67mmol/L，低密度脂蛋白 3.86mmol/L，彩超：肝实质弥漫性改变。

中医诊断：肝着（肝胃郁热）。

西医诊断：酒精性肝炎。

治法：疏肝健脾，泄热和中。

方药：丹栀逍遥散合清中汤加减。牡丹皮 15g，炒栀子 6g，醋柴胡 6g，炒当归 15g，炒白芍 15g，炒白术 15g，茯苓 15g，薄荷 6g，黄连 6g，太子参 15g，玉竹 15g，石斛 15g，生地黄 15g，垂盆草 15g，五味子 15g，木瓜 15g，山楂 15g。7 剂，水煎服，日 1 剂，分 2 次口服。

嘱患者戒酒，清淡饮食，规律作息。

二诊：2013 年 11 月 22 日。患者戒酒，偶有右胁不适，稍乏力，纳眠可，二便基本正常。舌质稍红偏干，苔薄黄，脉弦细。再次复查肝功能：谷丙转氨酶 48U/L，谷草转氨酶 52U/L，碱性磷酸酶 135U/L，谷氨酰转肽酶 201U/L，余正常。患者病情较前好转，中药守上方去山楂，加葛花 15g，15 剂，水煎服，日 1 剂，分 2 次口服。

三诊：2013 年 12 月 8 日。右胁不适症状消失，纳眠可，二便基本正常。舌质淡红，苔薄白，脉弦细。肝区叩击痛阴性，再次复查肝功能：谷丙转氨酶29U/L，谷草转氨酶33U/L，碱性磷酸酶85U/L，谷氨酰转肽酶56U/L。

按语：患者以右胁不适为主症，伴纳差、乏力，舌体大，舌质红偏干，苔薄黄乏津，脉弦细。四诊合参，中医诊断属"肝着"范畴，辨证为肝胃郁热证。患者嗜酒，酿生湿热，湿热之邪蕴于中焦，熏灼肝胆，气机阻滞，肝失疏泄，肝郁乘脾，脾失健运，着而不行，发为肝着。肝郁化火，肝胃郁热，热盛伤阴，则舌质红偏干，苔薄黄乏津。该病病位在肝，与脾胃相关，病性为虚实夹杂。脾居中焦，为水湿运化之枢纽，故治疗以疏肝健脾、泄热和中为法，脾胃健则气血生化有源，水湿得运；故运用牡丹皮、栀子清热凉血，炒当归、炒白芍养血柔肝；白术、茯苓健脾益气；患者口干，酌加太子参、玉竹、石斛、生地黄以养阴生津；五味子酸甘敛阴，垂盆草、木瓜化湿泄浊。二诊时更加葛花解酒毒，醒胃止渴。该患者幸而及时戒酒，使得毒邪得解，郁热得清，其病向愈。

（刘晓彦）

十八、酒精性肝炎（肝癖 肝脾瘀热）

患者：秦某，男，45岁，农民，2016年4月22日初诊。

主诉：两胁隐痛1月余。

现病史：1个月前过量饮酒后出现间断两胁隐痛，未予治疗，4天前再次过量饮酒胁痛再发，至某三甲医院化验肝功能异常，CT提示重度脂肪肝，故来求治。

现在症：两胁隐痛，过量饮酒后加重，急躁易怒，口干口苦而不欲饮，偶腰部酸困，纳可，眠差易醒，大便质软成形，每日3次，小便色黄。查体：舌质暗红，苔薄黄，边齿痕，舌下脉络显露，脉弦细。身高173cm，体重83kg，腰围95cm，腹型肥胖，肝区叩击痛阳性。

既往史：脂肪肝病史10年。

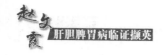

个人史：大量饮酒史 20 年。

辅助检查：2016 年 4 月 18 日肝功能：谷丙转氨酶 79U/L，谷草转氨酶 142U/L，谷氨酰转肽酶 206U/L；肾功能：尿酸 143μmol/L；CT：重度脂肪肝、肝右叶血管瘤、肝囊肿、肝脏钙化灶 19.2mm×18.7mm；左肾小囊肿。彩超：肝弥漫性回声改变（脂肪肝），肝右叶低回声（非均匀性脂肪肝？建议结合临床）。

中医诊断：肝癖（肝脾瘀热）。

西医诊断：酒精性肝炎。

治法：疏肝健脾，清热活血。

方药：丹栀逍遥散加减。牡丹皮 15g，炒栀子 6g，炒当归 10g，白芍 15g，柴胡 6g，白术 15g，荷叶 15g，泽泻 30g，丹参 15g，垂盆草 15g，莪术 15g，姜黄 15g，党参 15g，檀香 6g，陈皮 12g，防风 15g，川断 15g，麦芽 15g。15 剂，水煎服，日 1 剂。嘱患者戒酒，低脂饮食，坚持快走运动每日一万步。

二诊：2016 年 5 月 9 日。患者腹胀减轻，仍时有右胁下胀痛，口干口涩，纳眠可，大便日 2～3 次，质可，小便黄，舌质暗红，边齿痕，苔薄黄，舌下脉络显露，脉沉细。复查肝功能：谷丙转氨酶 51U/L，谷草转氨酶 95U/L，谷氨酰转肽酶 114U/L。中药按上方去牡丹皮、炒栀子、炒当归。加枳壳 10g，垂盆草改为 30g。15 剂，水煎服。

三诊：2016 年 5 月 24 日。偶有右胁隐痛，口干口苦，舌质淡，舌尖点刺，边齿痕，苔薄黄，舌下脉络迂曲，脉沉细。本院复查 CT：不均匀脂肪肝，肝/脾 CT 值＝18/47（0.38），肝左后叶低密度影，肝右叶钙化灶；复查肝功能：谷丙转氨酶 38U/L，谷草转氨酶 51U/L，谷氨酰转肽酶 62U/L；血脂：甘油三酯 1.89mmol/L。中药按上方去莪术，加丹参 15g，钩藤 3g。15 剂，水煎服。

之后口服消脂护肝方 3 月余，坚持戒酒、控制饮食、适量运动。

四诊：2016年10月21日。胁痛消失，饮食改善，体重下降8kg，我院复查肝功能：谷丙转氨酶23U/L，谷草转氨酶48U/L，谷氨酰转肽酶53U/L；复查CT提示：脂肪肝，肝内低回声16mm×19mm，考虑血管瘤，肝囊肿，肝内钙化灶。

按语： 中医认为，酒为体湿性热有毒之品，味甘、苦、辛，入心、肝、肺、胃经，少量饮酒可活血通脉祛寒，有益身体，长期大量饮酒则极为有害。《本草纲目》谓："少饮则和气血，多饮则杀人顷刻"。《诸病源候论》指出："酒性有毒，而复大热，故毒热之气渗溢经络，浸渍脏腑，而生诸病"。"酒者，水谷之精气也，其气剽悍而有大毒，入胃则酒胀气逆，内熏于肝胆，故气肝浮胆横。"可见，正是由于酒之湿热有毒的特性，长期过量饮酒易致肝胆等脏腑功能失常，脾失健运，湿热蕴结肝胆经络，则胁肋隐痛。痰阻经络，血运不畅，则瘀血阻滞，终致湿热血瘀交阻，肝气不疏，不通则痛，故胁痛时作。赵师治以疏肝健脾，清热利湿，活血化瘀。方选丹栀逍遥散加丹参、莪术、姜黄等化瘀通络之品，配合戒酒、运动、调整饮食结构等措施，调治半载，终获良效。

（刘晓彦）

十九、酒精性肝炎（肝癖　肝胆湿热）

患者： 张某，男，42岁，公务员，2013年3月18日初诊。

主诉： 间断右胁胀痛3年，再发半月。

现病史： 近3年过量饮酒后间断出现右胁胀痛不适，当地医院查肝功能异常，彩超提示脂肪肝，护肝治疗后症状改善，停药后症状再发。半月前饮酒后右胁胀痛再发，伴胃脘胀满、口苦口臭、眠差、多梦、尿色发黄、大便不畅，来诊。

现在症： 右胁胀痛，口气臭秽，口干苦欲饮冷，胃脘胀满，纳可，眠差，多梦，小便黄，大便黏滞不爽。查体：形体肥胖，舌暗红，舌体胖大，边有齿痕，苔黄腻，脉弦滑。身高175cm，

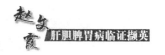

体重 94kg。

个人史：饮酒史 16 年，平均每日饮白酒 3～5 两。

辅助检查：彩超：中－重度脂肪肝。肝功能：谷丙转氨酶 72U/L，谷草转氨酶 168U/L，谷氨酰转肽酶 302U/L。

中医诊断：肝癖（肝胆湿热）。

西医诊断：酒精性肝炎。

治法：清肝利胆，疏肝理气。

处方：茵陈四逆散加减。茵陈 30g，醋柴胡 6g，赤芍 10g，枳实 12g，茯苓 20g，炒白术 15g，泽泻 30g，焦山楂 15g，荷叶 15g，决明子 6g，郁金 15g，丹参 30g，土鳖虫 10g，莪术 6g，甘草 3g。10 剂，水煎服，每日 1 剂，分 2 次口服。嘱患者戒酒！

二诊：2013 年 3 月 30 日。胁痛减轻，仍口气臭秽，口干苦欲饮冷，胃脘胀满，舌暗红，苔黄，脉弦滑。守上方，去决明子、莪术、郁金、土鳖虫，加垂盆草 15g，金钱草 30g，海金沙 15g，黄芩 12g。10 剂，水煎服，每日 1 剂，分 2 次口服。

三诊：2013 年 4 月 15 日。胁痛基本消失，纳可，口气、口干苦均减轻，睡眠好转，二便正常。舌质暗红，舌体胖大，边有齿痕，舌苔黄腻，脉沉滑。调方龙胆泻肝汤加减。龙胆草 9g，黄芩 9g，栀子 9g，柴胡 6g，当归 8g，生地黄 15g，党参 15g，生黄芪 15g，丹参 30g，泽泻 30g，焦山楂 15g，荷叶 15g，决明子 6g，郁金 15g，甘草 6g。20 剂，水煎服，每日 1 剂，分 2 次口服。

四诊：2013 年 5 月 5 日。诸症悉除，嘱服消脂护肝方善后，间断口服龙胆泻肝软胶囊。戒烟酒，清淡饮食，运动减肥。

按语：肝经布两胁，胁痛首先责之于肝。肝五行属木，性喜条达而恶抑郁，赵师治疗此病时，先从调肝理脾入手，四逆散加茵陈清利湿热，辅以丹参、土鳖虫、莪术活血化瘀，并加泽泻、荷叶、决明子祛痰利湿清热；二诊时更加金钱草、海金沙、黄芩清泻肝胆湿热，苍术化湿通络。待中焦湿邪渐祛，方改龙胆泻肝汤专清肝胆之湿热。整个治疗过程，始终以利湿化痰消瘀为大法，终获良效。本病需戒酒，长期服药，坚持清淡饮食，运动减肥。

（刘晓彦）

二十、酒精性脂肪肝（肝癖　肝郁脾虚）

患者： 丁某，男，53岁，工人，2017年5月16日初诊。

主诉： 间断右胁胀满不适1月余。

现病史： 1月余前劳累、过量饮酒后出现右胁胀满不适，进食后胃脘痞满，伴大便稀溏、次频，排解不畅。

现在症： 右胁胀满不适，饮酒及高脂肪饮食后易发，胃脘痞满，纳可，晨起即泻，大便时夹不消化食物，偶有便前腹痛，夜眠一般，小便调。查体：舌质暗红，舌体大，舌边齿痕，苔薄黄，舌下静脉迂曲，脉沉细。

既往史： 发现脂肪肝7年；2年前因下颌骨骨折，肩颈关节脱骨，肋骨骨折行手术治疗，有输血史。否认乙肝、丙肝等传染病病史。

个人史： 饮酒史30年，每天饮白酒3~5两。

辅助检查： （2017年1月10日南阳市油田医院）彩超：①脂肪肝，肝大；②慢性胆囊炎。（2017年5月16日本院）CT平扫+增强：①考虑肝脏左叶不均匀脂肪肝；②肝脏右叶钙化灶；③胆囊胆泥沉积；④副脾。肝功能：谷氨酰转肽酶98U/L。血糖：7.45mmol/L。血脂：甘油三酯4.81mmol/L。甲胎蛋白：2.92ng/mL。

中医诊断： ①肝癖（肝郁脾虚）；②泄泻。

西医诊断： ①酒精性脂肪肝；②胆囊胆泥沉积；③糖尿病？④高脂血症。

治法： 调肝理脾，化湿泻浊。

方药： 四逆散合痛泻要方加减。柴胡6g，炒枳壳9g，炒白芍15g，炒白术15g，陈皮15g，防风12g，黄连6g，木香10g，海螵蛸 10g，煅瓦楞子 30g，炒麦芽 10g，泽泻 10g，荷叶 10g，甘草 6g。7 剂，水煎服，日 1 剂，分 2 次口服。嘱患者戒酒，低脂低糖饮食，适量运动，减轻体重。

二诊：2017 年 5 月 23 日。右胁不适减轻，大便不成形，无腹痛，纳眠可，小便调。舌质淡暗，舌边齿痕，苔薄黄，舌下静脉显露，脉沉细。中药按上方去海螵蛸、煅瓦楞子，加党参 15g，丹参 15g，炒山药 15g，鸡内金 15g，郁金 15g，金钱草 30g，海金沙 15g。15 剂，水煎服，日 1 剂，分 2 次口服。

三诊：2017 年 6 月 15 日。偶有右胁不适，纳眠可，晨起大便质软，无腹痛，小便可。舌质红，舌体大，边齿痕，苔白腻，舌下脉络显露，脉沉细。中药按上方去黄连、郁金、金钱草、海金沙，加炒薏苡仁 30g。15 剂，水煎服，日 1 剂，分 2 次口服。

四诊：2017 年 7 月 3 日。右胁胀满等症状基本消失，戒酒。偶有大便不成形。复查肝功能：谷氨酰转肽酶 42U/L；血糖：6.18mmol/L；血脂：甘油三酯 1.71mmol/L，给服黄连素片口服巩固治疗。

半年后再次复查肝功能、血糖、血脂均正常，肝胆彩超：肝右叶钙化灶，胆囊壁毛糙，副脾。上述临床症状基本未发。

按语：酒精性脂肪肝在中医可按"肝癖""肥气""胁痛"论治。病因嗜酒过度，或长期饮酒，酒毒蕴结，阻滞脉络，不通则痛，右胁为肝脉所过之处，故发为右胁胀满疼痛不适；肝失疏泄，肝木克土，又加湿邪困脾，则脾失健运，升降失调，清浊不分，故大便稀溏、次频；湿浊为患，湿性黏腻，则大便排解不畅。赵师此处以调肝理脾、抑木扶土为治疗原则，方选四逆散合痛泻要方，并加黄连、木香燥湿解毒，海螵蛸、煅瓦楞子制酸和胃，泽泻、荷叶淡渗利湿。二诊时更加党参、炒山药健脾益肾，鸡内金、金钱草、郁金、海金沙利胆排石；丹参活血化瘀。三诊时加炒薏苡仁健脾渗湿止泻。整个治疗着重化湿泄浊，健脾止泻，以收标本兼治之功。

（刘晓彦）

二十一、药物性肝损伤（黄疸　胆腑郁热）

患者：潘某，女，49 岁，2015 年 7 月 8 日初诊。

主诉：身目发黄 1 周。

现病史：1 周前无明显诱因出现身目发黄，小便发黄，右胁不适，纳呆，厌油腻，遂至当地人民医院检查发现肝功能异常，谷丙转氨酶1000U/L，谷草转氨酶800U/L，总胆红素80μmol/L。遂入院治疗，期间排除病毒性肝炎、自身免疫性肝病，考虑为药物性肝损伤，自身免疫性肝炎不除外，经保肝降酶、利胆退黄等治疗，药用复方甘草酸苷针、腺苷蛋氨酸针，谷丙转氨酶、谷草转氨酶下降，总胆红素上升至132μmol/L。为求进一步治疗，遂至我院，以"药物性肝炎"收入我科。

现在症：身目发黄，色泽鲜明，右胁疼痛不适，身热烦闷，伴有口苦咽干，食量较前减少约 2/3，夜眠尚可，小便如浓茶，日约 2000mL，大便秘结，2 日 1 次。舌质红，苔黄，脉弦滑数。

既往史：1 个月前因治疗白发服用方药何首乌、黑芝麻、核桃、枸杞子等，否认其他慢性病、传染病、遗传病史。

辅助检查：血常规：白细胞 4.57×10^9/L，红细胞 2.58×10^{12}/L，血红蛋白102g/L，血小板 112×10^9/L，中性粒细胞百分比 49.8%；肝功能：总胆红素 141.3μmol/L，直接胆红素109.5μmol/L，白蛋白41.3g/L，谷丙转氨酶540U/L，谷草转氨酶850U/L，碱性磷酸酶209U/L，总胆汁酸205.8μmol/L；血栓止血：凝血酶原时间10.4秒，国际标准化比值1.04。自免肝全套均阴性。彩超：肝实质弥漫性回声改变，胆囊体积增大，并泥沙样结石，胆囊壁厚。

中医诊断：黄疸（阳黄，胆腑郁热）。

西医诊断：①急性药物性肝损伤（胆汁淤积型）；②胆囊结

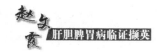

石并胆囊炎。

治法：泻热化湿，利胆退黄。

方药：大柴胡汤加减。北柴胡 15g，清半夏 15g，黄芩片 15g，麸炒枳实 10g，大黄 15g，赤芍 15g，姜厚朴 10g，川芎 15g，丹参 20g，炒桃仁 15g，醋郁金 15g，陈皮 15g，党参 15g，麸炒白术 15g，醋延胡索 15g。3 剂，日 1 剂，早晚分服。

中药直肠滴入。方药：枳实 20g，厚朴 20g，大黄 10g，乌梅 12g，茵陈 30g，薏苡仁 30g，浓煎取汁 100mL，日 1 次。

西医继续保肝退黄等治疗。

二诊：2015 年 7 月 11 日。患者仍有身目尿黄，大便成形，日 2 次，食量较前略有增加，身热烦闷，小便量日 2000mL，舌质红，苔薄黄，脉弦滑数。复查肝功能：总胆红素 75.2μmol/L，直接胆红素 52.1μmol/L，谷丙转氨酶 230U/L，谷草转氨酶 198U/L，谷酰氨转肽酶 168U/L。守上方，减大黄为 10g，加金钱草 30g，海金沙 15g，莲子心 9g，7 剂，水煎服、日 1 剂。

三诊：2015 年 7 月 18 日。身目微黄，口苦咽干、身热烦闷明显减轻，小便色稍黄，大便成形，日 1~2 次，舌质淡红，舌尖稍红，苔薄白，脉弦滑。复查肝功能：总胆红素 45.2μmol/L，直接胆红素 29.16μmol/L，谷丙转氨酶 67U/L，谷草转氨酶 52U/L，谷酰氨转肽酶 63U/L。予以上方巩固治疗，7 剂，水煎服、日 1 剂。

四诊：2015 年 7 月 25 日。诸症均减，舌质淡暗，舌体胖大，舌边齿痕，舌苔白腻，舌下脉络显露，脉濡缓。复查肝功能：总胆红素 34.6μmol/L，直接胆红素 23.2μmol/L，谷酰氨转肽酶 64U/L；改用逍遥散巩固治疗 1 月。3 月后复查，肝功能复常。

按语：患者以目黄、身黄、小便黄为主症，属中医"黄疸"范畴。黄疸色泽鲜明，伴有右胁疼痛不适、身热烦闷、口苦咽干，纳食减少，大便秘结。舌质红，舌苔黄，脉弦滑数。四诊合参，辨证属"黄疸－阳黄－胆腑郁热证"。患者中年女性，摄生不当，感受药物之毒，邪气内蕴于中焦肝胆，肝气郁滞，疏泄不利，胆汁泛溢，下注膀胱，发为黄疸；肝气郁结，乘土犯脾，肝郁脾虚，气血郁滞，着而不行，阻于肝络，可见右胁疼痛；湿热内生，熏蒸肝胆，热盛伤津，则见身热烦闷、口苦咽干。

该患者因药毒导致肝络受损，常可发展为临床之重症，当积极救治。赵师以为药毒夹杂湿热之邪，胶固难解，瘀阻血脉而发病。毒邪不去，湿热难解，黄疸难消，故退黄必解毒。故而初诊以大柴胡汤为基方，改原方白芍为赤芍，助柴胡、黄芩以清肝胆，柔肝活血，与柴胡同用，补肝体而助肝用，使血和则肝和，血充则肝柔；加白术、陈皮、党参健脾益气，既能实土以御木侮，又使营血生化有源；加郁金以解郁清心、利胆退黄，丹参、桃仁、延胡索活血化瘀。二诊时，黄退不著，故加金钱草、海金沙辅助君药清利肝经湿热，诸药合用，共奏和解少阳，内泻热结，利胆退黄之功。结合中药直肠滴入，通腑泻浊，助黄疸从大便而去。四诊后胆腑郁热已退，遗肝郁脾虚之症，改用逍遥散善其后。

赵师强调：首先当仔细甄别阳黄三证。阳黄，黄色鲜明，起病较急，有热重于湿、湿重于热、胆腑郁热之分。但热重于湿型可见壮热口渴、口干口苦、大便秘结、小便赤黄、短少等热症；湿重于热型则见脘闷腹胀，头重身困，纳呆便溏，口黏不渴，小便不利等湿邪阻滞症；胆腑郁热型右胁疼痛，壮热或寒热往来，口苦咽干等胆经郁热表现。其次，针对胆腑郁热之黄疸，在审明病机后，当注意六腑以通为用，治疗当以"清、疏、通、利"为大法。清胆腑郁热、疏肝气郁结、通六腑气机、利脏腑湿热之邪，内外治相结合，方见奇功。

（闫　乐）

二十二、药物性肝损伤（黄疸　湿热并重）

患者：张某，女，46 岁，2015 年 9 月 30 日初诊。

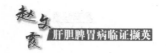

主诉：身黄、目黄、小便黄5月余。

现病史：5月前患者无明显诱因出现自觉发热，体温在37.2～37.5℃波动，至当地诊所给予抗感染及退热药（具体药物不详）治疗1周，身热症状减轻，但逐渐出现尿黄，伴皮肤瘙痒，右胁不适，无恶心呕吐、腹痛。至当地某三甲医院查肝功能异常，谷丙转氨酶1638U/L，谷草转氨酶1491U/L，谷氨酰转肽酶294U/L，总胆红素219.7μmol/L，诊断为药物性肝损伤，给予保肝、抗感染等治疗1月，身目发黄减轻，肝功能好转后出院。出院后仍有食欲不振，乏力，尿黄，于2015年6月11日至北京某三甲医院就诊，排除病毒性肝炎、自身免疫性肝病、脂肪肝等肝病，行肝穿刺，肝组织病理：中度小叶性肝炎，结合临床，符合药物性肝损伤；免疫组化：HBsAg、HBcAg阴性，CK7（胆管＋），CK19（胆管＋）；腹部彩超：①肝内钙化灶；②胆囊壁毛糙增厚；上腹部CT：①肝左叶内侧段小血管瘤可能性大；②肝右叶钙化灶；③右肾局限性灌注异常，缺血性改变不除外。给予茵栀黄颗粒、熊去氧胆酸胶囊等药物保肝降酶，利胆退黄，复查肝功能：谷丙转氨酶76.6U/L，谷草转氨酶57.5U/L，总胆红素22.9μmol/L，白蛋白35.1g/L，好转出院。出院后每遇劳则症状加重，故来诊。

现在症：身目发黄，色泽鲜明，右胁不适，口干不渴，脘腹胀满，周身困重，大便秘结，2日1行，小便赤黄、短少，舌质红，苔黄腻，舌下静脉显露，脉弦滑数。

辅助检查：血常规：白细胞5.55×10⁹/L，红细胞3.81×10¹²/L，血红蛋白116g/L，血小板191×10⁹/L；甲胎蛋白32.2ng/mL；肝功能：总胆红素170.9μmol/L，直接胆红素111.6μmol/L，总蛋白55.6g/L，白蛋白38.3g/L，谷丙转氨酶194U/L，谷草转氨酶269U/L，碱性磷酸酶120U/L，谷氨酰转肽酶193U/L；血栓止血：凝血酶原时间11.8秒，国际标准化比值1.09；乙肝表面抗原、甲肝抗体、丙肝病毒、戊肝抗体抗体均阴性，梅毒螺旋体特异性抗体阴性，人类免疫缺陷病毒抗体阴性；自免肝全套均为阴性；彩超提示：肝实质回声弥漫性改变。

中医诊断：黄疸（阳黄，湿热并重）。

西医诊断：药物性肝损伤（胆汁淤积型）。

治法：清热利湿。

方药：甘露消毒丹加减。茵陈30g，滑石15g，木通12g，黄芩12g，连翘15g，石菖蒲15g，胆南星9g，白蔻仁15g，藿香15g，薄荷10g，赤芍30g，丹参20g，泽泻15g，车前子15g，白茅根15g，醋郁金15g，党参15g，厚朴15g。3剂，水煎服，日1剂，早晚分服。

中药直肠滴入。方药：枳实20g，厚朴20g，大黄10g，乌梅12g，茵陈30g，薏苡仁30g，浓煎取汁100mL，日1次。

西医继续保肝退黄等治疗。

二诊：2015年10月3日。患者仍有身目黄，口干、脘腹胀满、周身困重稍缓解，厌食油腻，大便稍干，2日1行，食量较前略有增加，小便色黄如浓茶水样，量日2000mL，舌质红，苔黄腻，舌下静脉显露，脉弦滑数。在原方上加虎杖15g，垂盆草15g，7剂，水煎服，日1剂。

三诊：2015年10月10日。患者身目尿黄均减轻，仍有口干不渴，脘腹胀满、周身困重消失，食量恢复如常，大便秘结缓解，日2次，小便量日3500mL，舌质红，苔白，舌下静脉显露，脉弦滑。复查肝功能：总胆红素109.2μmol/L，直接胆红素87.6μmol/L，谷丙转氨酶89U/L，谷草转氨酶102U/L，碱性磷酸酶72U/L，谷氨酰转肽酶159U/L；上方基础上加芦根15g，14剂，水煎服，日1剂。

四诊：2015年10月25日。诸症均减，舌尖红，舌苔白根部稍腻，脉弦滑。复查肝功能：总胆红素56.3μmol/L，直接胆红素31.8μmol/L，谷氨酰转肽酶109U/L；予以茵陈五苓散巩固治疗。

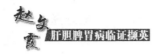

随访 3 年，未再复发。

按语： 该患者发病日久，时轻时重，为临床之疑重难症。赵师认为该患者以湿热夹毒胶固难解，痰浊瘀血阻于肝脉而发病。湿热邪盛助其毒势，毒盛湿热鸱张，两者成为互助之势。毒邪不去，湿热难解，黄疸难消，故退黄必解毒。故而初诊以甘露消毒丹为基方，因患者无颐肿咽痛，无须清咽散结弃去贝母、射干。黄疸日久必湿热瘀阻血脉，病在血分，故治黄当兼顾治血，加赤芍、丹参凉血活血、化瘀通络。湿郁化热，热煎液成痰，痰阻血络，气机阻滞，脉道不通使黄疸加重，故治黄必化痰，石菖蒲、胆南星化痰。酌加党参、厚朴，健脾益气、行气消痞。诸药配合，不仅清热利湿，利胆退黄，而且调和气机，凉血活血，化痰通络，使壅遏之湿热毒邪消退，肝络畅达。二诊为增强疗效，增加虎杖、垂盆草，利湿退黄，清热解毒；三诊增加增加芦根以清热泻火，生津利尿。结合中药直肠滴入，通腑泻浊，助黄疸从大便而去。赵师强调：对于顽固性黄疸，切勿见黄只利湿，一定要注意毒、瘀、痰邪为患，灵活掌握解毒、活血、化痰之法，方见卓效。

（闫　乐）

二十三、药物性肝损伤（黄疸　湿重于热）

患者： 靳某，男 64 岁，退休职工，2013 年 11 月 10 日初诊。

主诉： 身黄、目黄、小便黄进行性加重半个月。

现病史： 1 个月前因"脑梗塞"在当地诊所服用中药及西药治疗（具体处方不详），半月前逐渐出现小便发黄，呈浓茶色，目睛黄染，周身皮肤发黄，伴纳差，恶心，厌油，乏力，10 天前（2013 年 10 月 31 日）患者至当地人民医院查肝功能：谷草转氨酶 1209U/L，谷丙转氨酶 1318U/L，总胆红素 303.1μmol/L，直接胆红素 206.6μmol/L，间接胆红素 96.5μmol/L，谷氨酰转肽酶 107U/L，碱性磷酸酶 251U/L，于当地另一私人诊所服中西药物护肝治疗（具体处方不详），身目黄染进行性加重，伴皮肤瘙痒，今日来我院求治。

现在症：身目黄染，其色鲜明，腹胀，纳差，乏力，恶心，厌油，身痒，口苦口臭，尿色黄赤，大便色白呈陶土样，排便不畅，日1~2次。查体：舌质红，苔黄厚腻，脉弦滑。神志清，精神不佳，急性病容，周身皮肤黏膜及巩膜重度黄染，未见肝掌、蜘蛛痣，腹软，上腹部有压痛，无反跳痛，肝脾肋下未触及，墨菲征阴性，肝浊音界存在，肝区叩击痛阳性，移动性浊音阴性。双下肢无水肿。

既往史："脑梗塞"病史3年，长期服用多种中西药物，具体名称、用量不详。现未见遗留明显肢体功能障碍。否认肝炎病史。否认输血史及献血史。否认大量饮酒史。

辅助检查：2013年11月10日本院查血常规：白细胞9.25×10^9/L，红细胞5.4×10^{12}/L，血红蛋白165g/L，血小板275×10^9/L；肝功能：总胆红素716.2μmol/L，直接胆红素493.0μmol/L，间接胆红素223.2μmol/L，白蛋白33.2g/L，谷丙转氨酶1198U/L，谷草转氨酶878U/L，白蛋白31.0g/L，碱性磷酸酶173U/L，谷氨酰转肽酶110U/L；血脂：总胆固醇2.39mmol/L，甘油三酯3.66mmol/L，高密度脂蛋白0.94mmol/L；血栓止血：凝血酶原时间19.7秒；甲肝抗体、乙肝病毒表面抗原、丙肝病毒抗体、戊肝抗体均阴性；自免肝抗体阴性。彩超：肝实质回声弥漫性改变，胆囊炎伴胆泥沉积，胆囊结石。

中医诊断：黄疸（阳黄，湿重于热）。

西医诊断：①药物性肝损伤（混合型）；②胆囊炎伴胆囊结石。

治法：利湿化浊运脾，佐以清热。

方药：茵陈五苓散加减。茵陈30g，茯苓15g，猪苓15g，泽泻15g，白术15g，滑石15g，佩兰15g，郁金15g，金钱草30g，鸡内金15g，神曲15g，柴胡12g，大黄10g，栀子6g。7剂，水

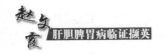

煎服，日1剂。

中药直肠滴入以通腑泻浊，以促进肠道毒素的排除。药物如下：茵陈30g，赤芍20g，儿茶10g，紫草10g，薏苡仁30g，茯苓30g，大黄15g，胆南星9g。浓煎，每次100mL，日1次。

西药予复方甘草酸苷针抑制肝脏炎症反应，腺苷蛋氨酸针改善肝内胆汁淤积，还原性谷胱甘肽针保护肝脏解毒功能，加强对症支持治疗。行人工肝血浆置换治疗，清除体内胆红素及内毒素，每72小时一次。

二诊：2013年11月17日。患者身目黄染、皮肤瘙痒、乏力、腹胀等症较前略有减轻，纳食稍增，大便日2~3次，色黄，小便黄赤，舌质红，苔黄，脉弦。今日（第三次人工肝前）复查肝功能：总胆红素492.3μmol/L，直接胆红素247.3μmol/L，间接胆红素245.0μmol/L，白蛋白34.9g/L，谷丙转氨酶404U/L，谷草转氨酶270U/L，碱性磷酸酶208U/L，谷氨酰转肽酶204U/L，总胆汁酸197.9μmol/L，胆碱酯酶4.9kU/L，前白蛋白70.4mg/L；血栓止血：凝血酶原时间12.2秒；血常规：正常。每次血浆置换术后总胆红素下降30%~40%，72小时后反弹70%~80%，凝血酶原时间下降，治疗有效。中药守前方，去佩兰，加赤芍30g以加强清热凉血退黄之力，加垂盆草30g，叶下珠30g以加强清热解毒之功，7剂，水煎服，日1剂。

三诊：2013年11月24日。患者腹胀进一步好转，身目黄染较前减轻，食欲改善，食量稍增，自感乏力明显，夜眠可，偶有皮肤瘙痒，大便1次/日，色黄，尿黄减轻，舌质红，苔薄黄，脉弦细滑。复查肝功能：总胆红素130.6μmol/L，直接胆红素58.4μmol/L，间接胆红素72.2μmol/L，总蛋白59.7g/L，白蛋白33.7g/L，谷丙转氨酶215U/L，谷草转氨酶158U/L，碱性磷酸酶182U/L，谷氨酰转肽酶287U/L，总胆汁酸89.4μmol/L，前白蛋白116.3mg/L。药物性肝炎、高胆红素血症患者，经过三次人工肝血浆置换术后胆红素下降至171μmol/L以下，停人工肝血浆置换。余方案同前。中药上方去叶下珠，加党参15g，以健脾益气，扶正祛邪。

四诊：2013年11月30日。患者身目黄染继续减轻，稍乏力、腹胀，纳眠可，皮肤瘙痒消失，大便稍干，日1次，排便不畅，小便色黄，舌质红，苔白稍厚，脉弦细。查体：全身皮肤黏膜及巩膜中度黄染，肝区叩击痛阳性。再次复查肝功结果回示：总胆红素106.0μmol/L，直接胆红素49.1μmol/L，总蛋白57.8g/L，白蛋白32.3g/L，谷丙转氨酶176U/L，谷草转氨酶97U/L，碱性磷酸酶205U/L，谷氨酰转肽酶390U/L，总胆汁酸116.8μmol/L，前白蛋白138.7mg/L。患者病情稳定，中药守前方去滑石、栀子、陈皮，加枳实10g，厚朴10g以增通腑泄浊之力，处方如下：茵陈30g，茯苓15g，猪苓15g，泽泻15g，白术15g，郁金15g，金钱草30g，鸡内金15g，神曲15g，柴胡12g，大黄10g，赤芍30g，党参15g，枳实10g，厚朴10g。7剂，水煎服，日1剂。

五诊：2013年12月15日。患者身目尿黄进一步减轻，精神可，稍乏力，纳食如常，眠可，大便每日1次，质软色黄，尿黄较前减轻，舌质稍红，苔薄白略腻，脉弦细滑。复查肝功能：总胆红素84.5μmol/L，直接胆红素36.6μmol/L，总蛋白57.2g/L，白蛋白32.2g/L，谷丙转氨酶97U/L，谷草转氨酶68U/L，碱性磷酸酶189U/L，谷氨酰转肽酶298U/L，总胆汁酸74.1μmol/L。中医方面，调整治疗原则以疏肝健脾、利湿退黄为法，以逍遥散为主方加减，处方如下：醋柴胡6g，炒白芍15g，炒白术15g，茯苓15g，当归10g，薄荷6g，茵陈30g，炒栀子12g，垂盆草30g，鸡内金15g，郁金15g，金钱草30g，赤芍30g，牡丹皮10g，党参15g，焦三仙各30g。水煎服，日1剂。

3个月后复诊，症状消失，肝功能基本正常，嘱其慎用药物，定期复查。

按语：该患者起病急、进展快，以身黄、目黄、尿黄为主症，黄色鲜明，并纳差，恶心，厌油，乏力，舌质红，苔厚腻，脉弦滑。四诊合参，中医诊断属"黄疸"范畴，辨证为阳黄－湿重于热型。病因由于患者长期大量用药，药邪为害，脾胃运化失常，湿热之邪蕴结于脾胃，熏蒸于肝胆，致肝失疏泄，胆液不循常道，随血泛溢，外溢肌肤则身黄，上注眼目则目黄，下流膀胱则尿黄，发为黄疸。

黄疸治疗大法为祛湿利小便，故《金匮要略》有"诸病黄家，但利其小便"之训。本案治疗初期赵师予茵陈五苓散为主方清热利湿，解毒退黄，方中以茵陈清肝胆、利湿热，茯苓、猪苓、泽泻等渗利湿邪，使湿热分消，从二便而去，郁金、金钱草、鸡内金利胆消石，滑石、佩兰芳香化湿，柴胡疏利肝胆，引药归经。二诊加赤芍以加强清热利湿退黄之力度，加垂盆草、叶下珠以加强清热解毒之力度，四诊加枳实、厚朴以行气通腑泄浊。赵师强调，黄疸治疗后期应注意扶助正气，黄疸消退后应去苦寒之品，改用疏肝健脾法，以逍遥散加减，应用党参、茯苓、白术以益气健脾；焦三仙、鸡内金消食和胃，以顾护胃气。

赵师指出，黄疸治疗中，要把握好"中病即止"的原则，清热时不忘护阳，不可过用苦寒；温阳时不忘护阴，不可过用辛燥；黄疸消退之后，有时并不意味着病已痊愈，仍需善后治疗数月，做到除邪务尽。

该患者就诊时发病急，病情重，在急性进展期，配合人工肝血浆置换治疗，尽快遏制病情进展，防止肝衰竭的发生，为药物治疗提供时间和机会，体现了中西医结合的疗效优势。

（刘晓彦）

二十四、自身免疫性肝炎（肝着　肝肾阴虚）

患者：张某，女，46岁，市民，2015年11月23日初诊。

主诉：右胁不适伴纳差半年。

现病史：半年前开始无明显诱因出现右胁不适，纳差，腹胀，小便色黄，至当地人民医院求治，化验肝功能异常（具体数值不详），乙肝标志物阴性，丙肝抗体阳性，HCV - RNA 检测阴性，予以常规保肝治疗后，症状减轻、肝功能好转出院。3 个月前肝功能再次异常，又至该院行肝穿刺检查，结合其他检验结果诊断为"自身免疫性肝炎"，给予强的松口服，症状时轻时重，故来求治。

现在症：间断右胁不适，纳少，脘腹痞满，眠差，喜热食，入睡困难，乏力身困，腰膝酸软，两目酸困，视物模糊，二便可。舌质淡红，苔薄黄，舌面裂纹，舌下静脉显露，脉弦细。

既往史：26 年前因外伤行"脾破裂脾切除术"，术中有输血史。8 年前体检发现"丙型肝炎"，当地予以干扰素联合利巴韦林抗病毒治疗，HCV - RNA 转阴，治疗 12 个月后停药。

辅助检查：（2015 年 11 月 23 日我院）总胆红素 34.8μmol/L，直接胆红素 12.1μmol/L，总蛋白 68.7g/L，白蛋白 36.9g/L，谷丙转氨酶 64U/L，谷草转氨酶 47U/L，谷氨酰转肽酶 52U/L，碱性磷酸酶 96U/L，总胆汁酸 27.3μmol/L。上腹部彩超：肝实质回声弥漫性改变，胆囊壁毛糙，脾切术后。

中医诊断：肝着（肝肾阴虚）。

西医诊断：自身免疫性肝炎。

治法：疏肝健脾，滋阴清热。

方药：丹栀逍遥散合杞菊地黄汤加减。牡丹皮 15g，炒栀子9g，炒当归 9g，炒白芍 15g，柴胡 6g，生白术 15g，薄荷 10g，枸杞子 15g，菊花 9g，生地黄 15g，山茱萸 12g，生山药 12g，泽泻 9g，茯苓 9g，垂盆草 15g，五味子 15g，煅龙骨 30g，煅牡蛎30g。14 剂，水煎服，日 1 剂。强的松逐渐减量。

二诊：2015 年 12 月 24 日。共服上方 28 剂，腰膝酸软症状减轻，饮食、睡眠改善，仍间断右胁不适，自觉双肩困重，二便调。舌质暗，边齿痕，苔白厚腻，散在瘀点，舌下脉络显露，脉沉细。今本院复查肝功能：谷丙转氨酶 40U/L，谷草转氨酶

22U/L，谷氨酰转肽酶 39U/L。调方以小柴胡汤加味，处方：醋柴胡 6g，炒白芍 15g，枳壳 10g，黄芩 10g，党参 15g，清半夏 30g，茯苓 15g，木瓜 15g，川牛膝 15g，延胡索 15g，川楝子 6g，郁金 15g，丹参 15g。15 剂，水煎服，日 1 剂。

三诊：2016 年 1 月 11 日。乏力，纳眠可，视物不清，二便可。舌质淡红，舌面裂纹，苔黄腻，舌下脉络显露，脉沉细。杞菊地黄汤加减。枸杞子 15g，菊花 9g，太子参 15g，生地黄 15g，山茱萸 15g，炒山药 15g，海螵蛸 15g，金钱草 15g，郁金 15g，炒麦芽 15g，牡丹皮 15g，密蒙花 10g，炒白芍 15g，炙甘草 3g。30 剂，水煎服。

四诊：2016 年 2 月 29 日。双肩部困乏，双下肢不适，余无殊，纳眠可，二便调。舌质暗淡，舌尖点刺，苔白厚腻，舌下脉络显露，脉沉细。复查肝功能均正常，中药按上方去山茱萸、炒白芍、牡丹皮，加枳壳 15g，川芎 15g，鸡血藤 30g。30 剂，水煎服，日 1 剂。

按语： 自身免疫性肝病是慢性肝病的一种，中医可归属"胁痛""肝着""积聚""黄疸"范畴。赵师认为，该病可从"肝络病"辨析，其中医根本病机为肝肾先天不足，在内外之邪的影响下，耗肾伤肝、瘀血阻络所致。从传统中医学角度探讨自身免疫性肝炎的治疗思路，应以"肝肾亏虚、湿热毒瘀、脾虚湿困"为病机关键，治疗以"滋补肝肾、健脾利湿、化瘀软坚、活血通络"为主。

赵师认为，肝络病的基本矛盾是"络虚邪留"，其"虚"的特点也与病程日久相关，中医"久病入络"的观点最早由叶天士提出，吴以岭在此基础上提出"久病入络"，内涵还包括"久痛入络""久癥入络"。故该病治疗既要重视补养肝肾、健脾益气之扶正之法，又要注意利湿、通络等祛邪之度。如该案患者，以右胁不适，纳少腹胀，乏力身困，腰膝酸软，两目酸困，视物模糊等为主症，为肝郁脾虚、肾精亏虚之象，故治以丹栀逍遥散合杞菊地黄汤加减，并加垂盆草清热利湿，五味子酸甘敛阴，延胡索、川楝子行气止痛，煅龙骨、煅牡蛎平肝潜阳，软坚散结。二诊改小柴胡汤加郁金、丹参活血化瘀，通络止痛。三诊时继续以杞菊地黄汤滋养肾精，滋水以涵木，并加垂盆草、金钱草清热利湿，祛邪扶正，五味子、炒白芍养阴柔肝，枸杞子、菊花、密蒙花清肝明目，枳壳、川芎、鸡血藤活血通络。整个治疗扶正与祛邪兼顾，滋养与利湿并举，终能获效。

（刘晓彦）

第二节　肝硬化

一、乙型肝炎肝硬化（肝积　肝郁脾虚　湿热蕴结）

患者：常某，男，22 岁，大学生。2014 年 9 月 26 日初诊。

主诉：右胁不适半月，加重 5 天。

现病史：半月前无明显诱因出现右胁不适，在某医院化验肝功能：谷丙转氨酶 208U/L，未治疗。5 天前军训后感右胁不适感加重，伴纳差、乏力，小便色黄，遂至校医院复查肝功能：谷丙转氨酶 325U/L，前来求治。

现在症：右胁不适，伴纳差、乏力，口干口苦，恶心欲吐，眠可，大便调，小便色黄，量可。舌质红，舌体大，舌下脉络显露，苔薄黄腻，脉弦。慢性病容，精神欠佳，皮肤、巩膜无明显黄染，可见肝掌征，肝脾肋下未触及，肝区叩击痛阳性。

既往史：10 年前查乙肝标志物 HBsAg、HBeAg、HBcAb 阳性，肝功能正常，未治疗。

家族史：其母亲患乙型肝炎，未治疗。

辅助检查：2014 年 9 月 28 日（河南中医学院第一附属医院）乙肝标志物 HBsAg、HBeAg、HBcAb 阳性，HBV - DNA1.18E + 8IU/mL；肝功能：谷丙转氨酶 294U/L，谷草转氨酶 91U/L，碱性磷酸酶 114U/L，白蛋白 37.4g/L；彩超：肝实质回声弥漫性改变，胆囊壁毛糙。

中医诊断：肝着（肝郁脾虚，湿热蕴结）。

西医诊断：病毒性肝炎（乙型，慢性，中度，HBeAg 阳性）。

治法：疏肝健脾为主，兼清利湿热。

方药：丹栀逍遥散加味。醋柴胡 6g，炒白术 15g，炒白芍 15g，茯苓 15g，炒当归 10g，薄荷 6g，牡丹皮 12g，炒栀子 12g，海螵蛸 30g，浙贝母 15g，姜竹茹 10g，姜半夏 10g，鸡内金 15g，炒麦芽 30g，炙甘草 6g，生姜 3 片。4 剂，水煎服，日 1 剂，分 2 次饭后温服。

西医给以恩替卡韦片抗乙肝病毒治疗及对症支持治疗。

二诊：2014 年 9 月 30 日。右胁不适较前稍减，餐后仍腹胀，纳差、恶心、乏力，口干口苦，眠可，大便调，小便色黄。舌脉及查体同前。上腹部 CT 平扫提示：①考虑早期肝硬化（请结合临床）；②轻度脾肿大（达 6 个肋单元）。结合上腹部 CT 平扫结果，修正西医诊断：肝炎肝硬化（乙型，代偿期，活动性）Child 分级 A 级，修正中医诊断：肝积（肝郁脾虚，湿热蕴结证）。中药守 9 月 26 日方，加叶下珠 30g，垂盆草 30g，加强清热解毒力度。

三诊：2014 年 10 月 5 日。患者精神较前改善，右胁不适、腹胀、乏力、口苦、恶心较前减轻，口干欲饮，舌质红减轻，苔薄，复查肝功能：总蛋白 59.5g/L，白蛋白 36.7g/L，谷丙转氨酶 210U/L，谷草转氨酶 83U/L，碱性磷酸酶 117U/L，谷氨酰转肽酶 33U/L，总胆汁酸 12.5μmol/L，前白蛋白 150.9mg/L。中药守二诊方，去炒栀子、姜竹茹、姜半夏，加五味子 10g，酸甘敛阴，并可引药入于肝经。

四诊：2014 年 10 月 11 日。患者腹胀、口干口苦、右胁不适等症状较前明显减轻，纳食增加，乏力，餐后偶有恶心干呕，大便不畅，色黄质软，日 1 行。舌质淡红，舌下脉络显露，苔薄腻，脉沉细。查体：肝区叩击痛较前减轻。再次复查肝功能：白蛋白35.9g/L，谷丙转氨酶74U/L，谷草转氨酶87U/L，碱性磷酸酶114U/L，谷氨酰转肽酶46U/L，血糖：3.51mmol/L，辨证为脾胃虚弱，中药以益气健脾为法，兼以清热解毒、软坚散结，方选四君子汤为主方加牡蛎等以软坚散结。拟方如下：太子参20g，炒白术15g，茯苓15g，炒薏苡仁20g，垂盆草30g，叶下珠25g，五味子10g，白花蛇舌草30g，积雪草12g，赤芍12g，海螵蛸30g，浙贝母10g，生牡蛎15g，炙甘草6g。5剂，水煎服，日1剂。

五诊：2014年10月15日。患者精神较前明显改善，腹胀、乏力、口干口苦等症状基本消失，偶发右胁隐痛不适、纳食如常，尿黄减轻。舌质淡红稍暗，舌下脉络显露，苔薄腻，脉沉细涩滞。查体：肝区叩击痛消失。复查肝功能：白蛋白36.3g/L，谷丙转氨酶48U/L，谷草转氨酶98U/L，碱性磷酸酶112U/L，谷氨酰转肽酶50U/L，总胆汁酸12.9μmol/L，血糖3.84mmol/L。肝功能明显好转，治疗有效。舌暗、脉涩为瘀血阻滞之象，中药守四诊方，去薏苡仁、积雪草，加醋鳖甲15g，醋龟甲10g，以化瘀通络散结，续服半月巩固疗效。

3个月后复诊，患者右胁不适、腹胀、乏力等症状消失，复查肝功能均正常，HBV－DNA＜100IU/mL。

继续口服恩替卡韦抗病毒治疗，并给予慢肝康丸、软坚化瘀通络散口服，半年后复查乙肝标志物HBsAg、HBeAb、HBcAb阳性，HBV－DNA（内标法）＜10IU/mL。彩超：肝实质回声轻度改变。上腹CT：肝胆脾胰未见异常，原有脾肿大消失。

按语：本案特点有二。一是诊断方面，患者年仅22岁，既往无明显症状，发现即诊断为肝硬化。分析原因，首先是患者先天禀赋不足，自幼感受（母婴垂直传播）湿热疫毒之邪（乙肝病毒），其次是未定期检查。就诊半月前已有症状及肝功能异常仍未及早求治，复军训劳累，导致肝损害进行性加重。该医案提

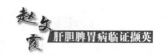

示，本病初期往往症状不著，临床应重视对此类患者定期检查，勿以自觉症状判断病情轻重；部分患者无任何自觉症状，但实际病情常已发展至肝硬化甚至肝癌。慢性乙型肝炎患病常常具有极大的隐蔽性，很容易被忽视而延误诊治。

二是治疗方面，该患者的中医治疗随证而设，步步为营：早期肝郁脾虚为主，兼以清热利湿，治以丹栀逍遥散加减，攻补兼施；二诊加叶下珠、垂盆草以清热解毒，仍以攻邪为主；三诊加五味子酸甘敛阴；四诊之后，邪去正虚，改用四君子汤为主健脾益气，扶正达邪，并加生牡蛎软坚散结、柔肝平肝；五诊时再加醋鳖甲、醋龟甲化瘀通络散结，以增祛邪之力，正如赵师所强调："有一分炎症，便有一分纤维化"，故及早加用化瘀散结通络之品治疗，有利于逆转肝纤维化。整个中医治疗与西医抗病毒及保肝等治疗相配合，最终该患者早期肝硬化得以逆转，脾肿大消失，肝功能复常，乙肝病毒复制得以抑制，获效良好。

赵师认为，乙型病毒性肝炎乃外感湿热疫毒之邪，正不胜邪所致，临床以胁痛、腹胀、纳差等为主要表现。《灵枢·五邪》曰："邪在肝，则两胁中痛。"本病病位在肝，与脾胃相关，病性为虚实夹杂。虚为正虚祛邪不力，实为邪气壅盛。若在正邪交争之时（免疫清除期）失治误治，导致邪盛正虚，则易致病势缠绵难愈；反之，在此时若能恰当施治，则可逆流挽舟，截断病情进展。

（刘晓彦）

二、乙型肝炎肝硬化（肝积　肝肾阴虚）

患者：娄某，男，52岁，职员。2015年7月9日初诊。

主诉：间断右胁不适10年，乏力3月。

现病史：10年前患者无明显诱因出现右胁不适，在当地医院查HBsAg阳性，未予治疗。2013年11月因呕血、黑便在省某三甲医院住院治疗，查乙肝标志物HBsAg、HBeAb、HBcAb阳性，HBV－DNA 阳性，诊断为乙肝肝硬化并上消化道出血，给予降低门脉压、止血、抑酸护胃等治疗，并行胃底曲张静脉硬化术，出血停止予以口服阿德福韦酯胶囊抗病毒治疗。2014 年 6 月因脾功能亢进在省某三甲医院行脾栓塞术。3 个月来无明显原因乏力，2 日至河南中医学院第一附属医院门诊查甲胎蛋白 232.6ng/mL，故来诊。

现在症：右胁不适，乏力，鼻干，晨起口苦，纳食减少约 1/4，小便黄，大便量少，1～2 天 1 次，眠可。舌质红，苔薄少，中有裂纹，舌边齿痕，脉沉细。肝病面容，面色晦暗，精神倦怠，肝脏肋下未触及，脾脏肋下 2cm 处可触及，无触痛。

既往史：20 年前因急性阑尾炎行阑尾切除术；有输血史。

辅助检查：乙肝标志物 HBsAg、HBeAb、HBcAb 阳性；HBV－DNA：1.5＋2IU/mL；肝功：谷氨酰转肽酶 43U/L，总胆汁酸 15.4μmol/L，余正常；甲胎蛋白 170.6ng/mL。彩超：肝弥漫性回声改变，肝内低回声结节，门静脉增宽，胆囊结石并壁厚毛糙，胆囊息肉样变，肝内胆管结石，脾大并脾静脉增宽（脾脏厚径 56mm，长径 164mm），副脾。

中医诊断：肝积（肝肾阴虚）。

西医诊断：①肝炎肝硬化（乙型，失代偿期，活动性）；②肝内结节性质待定；③胃底静脉曲张硬化术后；④脾脏部分栓塞术后。

治法：滋补肝肾，软坚散结。

方药：知柏地黄汤加减。地黄 24g，山药 12g，酒萸肉 12g，牡丹皮 9g，泽泻 9g，茯苓 9g，白及 10g，麸炒枳壳 12g，怀牛膝 12g，牡蛎 30g，鳖甲 10g，炒麦芽 15g，炒鸡内金 10g。7 剂，水煎服，日 1 剂，早晚分服。

西医治疗以抗乙肝病毒治疗为主，及对症治疗。

二诊：2015 年 7 月 16 日。查肝脏 MRI 平扫＋增强示肝硬化并多发硬化结节，未见肝脏占位性病变。右胁不适略缓解，纳食稍增，鼻干、口苦减轻，舌质红，较前有津液，苔薄少。方药调整为：加太子参15g，黄精10g，土鳖虫10g。7剂，水煎服，分2次饭后温服。

三诊：2015年7月23日。右胁不适缓解，舌质淡红，苔薄，舌面裂纹已不明显。纳食可，大便已基本成形，小便可。守7月16日方，加炮穿山甲10g，14剂，分2次饭后温服。

一月后复查甲胎蛋白58ng/mL；上方加减调服3月，复查甲胎蛋白12ng/mL。间断改软坚化瘀通络散（每次3g、日3次）、六味地黄丸（每次8粒、日3次）口服。随访3年，复查甲胎蛋白正常，CT及MRI未见肝硬化结节恶变，未出现呕血便血。

按语： 患者中年男性，以右胁不适为主症，胁下可触及积块，乏力，鼻干，纳差，口苦，结合舌脉，中医诊断属"肝积"范畴，证属肝肾阴虚证。患者感受湿热疫毒之邪（乙肝病毒），湿热蕴结于中焦肝胆，内伤肝脾，肝失疏泄则气滞血瘀；脾失运化，血流运行不畅，停聚为瘀，瘀阻肝络，结于胁下，发为肝积。热瘀互结，耗伤精血，复反复出血，精血亏虚，阴精被夺，水不涵木，肾阴亏虚则肝失滋养，遂成肝肾阴虚证。治疗给予六味地黄汤加减以滋补肝肾、软坚散结。方以地黄为君滋阴补肾，臣用山茱萸、山药以共补肝脾肾，所谓"三阴并补"；凡补阴之法必当泄其浊，方可存其清，故以牡丹皮、泽泻、茯苓合为"三泄"，泄其浊而降相火；加怀牛膝以补肝肾、强筋骨，改善乏力症状；加白及以养阴生肌，防止胃络再出血；生牡蛎、鳖甲软坚散结；麸炒枳壳行气使补而不滞，气行血行，更助活血化瘀之力；炒麦芽、炒鸡内金消食、疏肝、利胆。

赵师认为，从肝着到肝积、再到肝癌，是一个正渐虚、邪渐实的过程。热瘀互结日久，易酿生毒，促使肝积向癌病方面转化。积证治疗宜分初中末三期，正如《医宗必读·积聚》中载"初者，病邪初起，正气尚强，邪气尚浅，则任受攻……；末者，病魔经久，邪气侵凌，正气消残，则任受补。"二诊以后，加太子参 15g，黄精 10g，在滋阴同时，益气生津，气阴双补以扶正，逐步加土鳖虫、炮山甲血肉有情之物以活血化瘀、通络散结，使正得扶、邪得祛，有效防止癌病发生。病情稳定后，间断予以成药口服善其功。如此扶正祛邪，标本兼治，循序渐进，卓有成效。

（李艳敏）

三、乙型肝炎肝硬化（肝积　阴虚火旺）

患者：刘某，男，41 岁，职工。2015 年 6 月 19 日初诊。

主诉：间断右胁不适 3 余年，加重 10 天。

现病史：患者 3 年前劳累后间断右胁不适，腹胀乏力，至长治市人民医院诊断为乙肝肝硬化，予以阿德福韦酯胶囊抗乙肝病毒及护肝治疗，症状改善。10 天前无明显诱因上症再发，伴皮肤瘙痒，腰膝酸软，急躁易怒，为求进一步诊断治疗，遂来诊。

现在症：右胁不适，皮肤瘙痒，腰膝酸软，纳食可，急躁易怒，入睡困难。舌质暗红，苔薄少，脉弦紧。肝病面容，面色晦暗，精神倦怠，胸颈部可见赤丝红缕，腹壁青筋隐现。

既往史：15 年前体检发现乙肝表面抗原阳性，肝功能正常，未治疗。否认其他慢性病、传染病史。

辅助检查：乙肝标志物 HBsAg、HBeAb、HBcAb 阳性；HBV-DNA 未检出；肝功能：总胆红素 36.8μmol/L，直接胆红素 29.8μmol/L，白蛋白 32.2g/L，谷草转氨酶 47U/L；肾功能、电解质正常；血氨 18μmol/L；血栓止血：凝血酶原时间 14.3 秒，国际标准化比值 1.32；肿瘤标记物：甲胎蛋白、CEA、CA19-9、CA125 均阴性。彩超示肝硬化、脾大。

中医诊断：肝积（阴虚火旺）。

西医诊断：肝炎肝硬化（乙型，代偿期，活动性 Child-pughA 级）。

治法：滋肾清热，活血通络。

方药：知柏地黄汤加减。生地黄 24g，酒萸肉 12g，山药

12g，泽泻9g，茯苓9g，牡丹皮9g，盐知母6g，盐黄柏6g，麸炒枳壳15g，川芎15g，白鲜皮15g，地肤子15g，太子参15g，土鳖虫15g，煅龙骨30g，煅牡蛎30g，白及10，鸡内金15g。14剂，水煎服，日1剂，早晚分服。

西医治疗抗乙肝病毒治疗。

二诊：2015年7月1日。右胁不适、皮肤瘙痒、急躁易怒减轻，食欲改善，仍腰膝酸软，夜尿频，入睡困难。舌质暗红，苔薄少，脉沉细。上方加覆盆子15g以缩尿固肾。14剂，水煎服，日1剂，早晚分服。

三诊：2015年7月16日。右胁不适、腰膝酸软明显改善，纳眠可，小便较前次数减少。舌质暗红减轻，苔薄白，脉沉弦。

继予上方调服1月，复查肝功能总胆红素16.5μmol/L，白蛋白36.2g/L。继续维持治疗至3月，停药，改龟甲养阴片口服。

按语： 患者既往有肝着史，初诊以右胁不适为主诉，皮肤瘙痒，腰膝酸软，急躁易怒，入睡困难，面色晦暗，精神倦怠，胸颈部可见赤丝红缕，腹壁青筋隐现，舌质暗红，苔薄少，脉弦紧。中医诊断当属于"肝积"范畴，辨证属阴虚火旺型。

本病治疗给予知柏地黄汤加减以滋肾清热，予以枳壳、川芎、土鳖虫行气活血通络，配合白鲜皮、地肤子清热燥湿，从不同侧面达到祛风止痒功效；煅龙骨、煅牡蛎合用以重镇安神，改善肝肾阴虚、虚阳上亢所致急躁易怒，入睡困难；太子参以益气健脾生津，使阴津生化有源。白及养阴生肌、收敛止血以防破血化瘀药所致耗血动血。二诊患者小便频数，乃阴虚日久波及肾阳，阴阳俱虚，肾阳气固摄失司，故加覆盆子以益肾固精缩尿。病情改善后，予中成药养阴散结，维持疗效。

与上案相比，均为肝肾阴虚之肝积，但上案肝脏结节较多，有积而成毒之虞；本案乃积证日久，阴虚火旺之候。临证需明辨秋毫，遣方用药，方有良效。

（李艳敏）

四、乙型肝炎肝硬化（肝积　肝胆湿热）

患者：李某，男，67 岁，2015 年 2 月 28 日初诊。

主诉：间断右胁不适 8 年，加重 1 月余。

现病史：患者 8 年前因发热后出现右胁不适，双下肢浮肿，腹胀，省内某三甲医院腹部 CT：①肝硬化并腹水；②肝囊肿，HBV－DNA 阳性；肝功能：谷丙转氨酶 119U/L，谷草转氨酶 143U/L，予以拉米夫定联合阿德福韦酯胶囊抗病毒治疗，护肝及对症治疗，病情好转后出院。1 年半前出现右胁胀痛再发，至河南中医学院第一附属医院检查 MRI 上腹部平扫＋增强：①肝硬化，脾大，腹水，肝内多发 RN 或 DN 结节；②肝源性胆囊炎，入院对症治疗，症状好转后出院。近 1 月来劳累后反复右胁胀痛，口苦咽干，乏力肢倦，故再次来诊。

现在症：右胁下癥积，胀痛不适，咽痛，眼干眵多，乏力肢倦，自觉午后身热不扬，纳可，眠一般，大便秘结，2～3 日 1 次，无黏液脓血，无恶心呕吐，小便正常。舌质红，苔黄厚腻，舌下静脉迂曲，脉滑数。

辅助检查：血常规：白细胞 3.82×10^9/L，红细胞 4.71×10^{12}/L，血红蛋白 150g/L，血小板 98×10^9/L；血栓止血：凝血酶原时间 11.0 秒；肝功能：总胆红素 15.1μmol/L，白蛋白 41.4g/L，谷氨酰转肽酶 95U/L，谷丙转氨酶 20U/L，谷草转氨酶 25U/L；CT：①肝硬化并多发肝硬化结节，脾大；②肝内多发小囊肿，脾脏内钙化灶；③胆囊炎。

中医诊断：肝积（肝胆湿热）。

西医诊断：肝炎肝硬化（乙型，失代偿期，活动性）。

治法：疏肝利胆，清热化湿。

方药：龙胆泻肝汤加减。龙胆草 10g，黄芩 10g，通草 10g，泽泻 15g，醋北柴胡 9g，炒栀子 12g，车前子 15g，当归 10g，法半夏 15g，生地黄 20g，炮山甲 10g，土鳖虫 10g，大黄（后下）

10g，炒鸡内金 20g，炒神曲 15g，炒麦芽 15g，甘草 6g，大枣 5枚。3 剂，水煎服，日 1 剂，早晚分服。

荷叶封包治疗。醋北柴胡 15g，醋香附 15g，茵陈 30g，炒栀子 15g，炒桃仁 12g，红花 10g，川芎 15g，醋三棱 15g，醋莪术 15g，土贝母 30g，芒硝 30g，冰片 10g。诸药粉碎混合均匀后，蜜调成糊状，敷肝区，用荷叶覆盖，多头腹带包扎，4~6 小时后取下，每日 1 次。

西医继续保肝、抗病毒等对症治疗。

二诊：2015 年 3 月 3 日。患者仍有右胁胀痛，咽痛、眼干眵多、身热不扬稍缓解，大便稍干，2 日 1 行，小便色黄，舌质红，苔黄腻，舌下静脉迂曲，脉弦滑数。在原方上加丹参 20g，垂盆草 15g，3 剂，水煎服，日 1 剂。

三诊：2015 年 3 月 6 日。患者右胁胀痛减轻，咽痛、眼干眵多、身热不扬消失，大便秘结缓解，日 2 次，小便色正常，舌质红，苔白，舌下静脉迂曲，脉弦滑。上方基础上去大黄、垂盆草，加炒白术 20g，7 剂，水煎服，日 1 剂。

四诊：2015 年 3 月 14 日。诸症均减，舌尖红，舌苔白、根部稍腻，脉弦滑。予以上方巩固治疗。

按语：患者以右胁下癥积、胀痛不适为主症，属中医"肝积"范畴。伴咽痛，眼干眵多，乏力肢倦，自觉午后身热不扬，大便秘结，舌质红，苔黄厚腻，脉滑数，辨证属肝胆湿热证。患者老年男性，起居饮食失常，感受湿热疫毒之邪，侵袭肝胆，致肝失疏泄，木郁克土，脾失健运，湿热内阻，气机失常，气滞血瘀，阻于肝络，肝失所养，日久成积。湿热内生，熏蒸肝胆，热盛伤津，则见咽痛，身热不扬，眼干眵多，大便秘结。湿性黏滞，阻遏气机，中焦气机不畅则见乏力肢倦。临证当注意与肝肾阴虚之肝积相鉴别，二者证候均可见热证之象，但肝胆湿热证伴见脘闷纳呆、口干口苦、大便秘结等实证表现，肝肾阴虚证可见腰膝酸软、五心烦热等虚证表现。

本病系肝病日久迁延所致，为临床之难症，治疗上较为棘手。赵师以为本案肝积的发生，以湿热、浊毒胶固难解，瘀阻血脉而发病。因而初诊选取龙胆泻肝汤为基方，酌加大黄通腑泻浊、陈皮、半夏理气健脾、燥湿化痰，炮山甲、土鳖虫消痰化瘀、软坚散结，炒麦芽、鸡内金、神曲健胃消食，甘草调和诸药。后因湿热邪盛助其毒势，毒盛湿热鸱张，两者成为互助之势。浊毒邪不去，湿热难解，瘀阻难消，故清热活瘀为关键。二诊增加丹参及垂盆草凉血活血、清心除烦。三诊时诸症均减，防苦寒之品伤胃，故去大黄、垂盆草，加炒白术健脾益气。

配合中药荷叶封包增加疗效。采用具有凉血活血、清热散结功用的药物，敷于肝区，达软坚化瘀的效果。

赵师强调然肝积病久，多本虚标实，治疗以中病即止，不可攻伐太过，防止伤正，故在用方时顾护胃气贯穿始终，"治积之要，在知攻补之宜，而攻补之宜，当于孰缓孰急中辨之"。

（闫　乐）

五、乙型肝炎肝硬化（肝积　瘀血阻络）

患者：张某，男，45岁，2015年4月8日初诊。

主诉：间断右胁疼痛3年余，加重2周。

现病史：患者3年前无明显诱因出现右胁不适伴腹部胀大，双下肢水肿，眼睑浮肿，至当地中医院查彩超示肝硬化、腹水，乙肝标志物 HBsAg、HBeAb、HBcAb 阳性，HBV－DNA 阳性，肝功能异常，给予保肝、利尿及抗炎等治疗，患者症状缓解不明显，转入某三甲医院，经查 HBV－DNA：3.69E＋3IU/mL；腹水为漏出液；上腹部 CT：肝硬化，脾大，腹水，门脉高压，胆囊炎。胃镜：食管静脉曲张（重度）（红色征＋＋），门脉高压性胃病。服阿德福韦酯胶囊抗乙肝病毒治疗及对症治疗后好转出院。2周前无明显诱因再次出现上症，来诊。

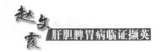

现在症：右胁下癥积，胁肋刺痛，入夜尤甚，面色黧黑，口干不欲饮，纳差，食量较前减少约一半，眠可，二便正常。舌质暗，苔薄白稍腻，舌下脉络迂曲，脉细涩。

辅助检查：血常规：白细胞 $4.02 \times 10^9/L$，红细胞 $3.54 \times 10^{12}/L$，血红蛋白 $115g/L$，血小板 $66 \times 10^9/L$；肝功能：总胆红素 $26.8\mu mol/L$，直接胆红素 $7.3\mu mol/L$，白蛋白 $25.3g/L$，谷丙转氨酶 $64U/L$，谷草转氨酶 $71U/L$，碱性磷酸酶 $128U/L$；血栓止血：凝血酶原时间 15.3 秒，国际标准化比值 1.42，D - 二聚体 $1.5mg/L$；彩超：肝硬化并结节，肝源性胆囊炎，脾大（长136mm，厚58mm）。

中医诊断：肝积（瘀血阻络）。

西医诊断：肝炎肝硬化（乙型，失代偿期，活动性 Child - pughB 级）。

治法：活血化瘀，软坚散结。

方药：膈下逐瘀汤加减。当归 12g，川芎 15g，桃仁 15g，牡丹皮 15g，赤芍 20g，红花 15g，乌药 10g，香附 15g，枳壳 12g，延胡索 20g，五灵脂 15g，党参 15g，鳖甲 15g，生牡蛎 30g，白及 15g，甘草 9g。3 剂，日 1 剂，早晚分服。

荷叶封包治疗。醋三棱 15g，醋莪术 15g，天花粉 30g，土贝母 30g，夏枯草 30g，芒硝 30g，冰片 10g，炒当归 10g，炒桃仁 12g，红花 10g，川芎 15g。诸药粉碎混合均匀后，蜜调成糊状，敷肝区，用荷叶覆盖，多头腹带包扎，4～6 小时后取下，每日1 次。

西医继续抗乙肝病毒治疗。

二诊：2015 年 7 月 12 日。患者仍有右胁刺痛，口干不欲饮症状稍缓解，大便正常，舌质暗，苔薄白稍腻，舌下脉络迂曲，脉细涩。守上方去五灵脂，加炒白术 20g，黄芪 10g，3 剂，水煎服，日 1 剂。

三诊：2015 年 7 月 15 日。患者右胁刺痛减轻，口干不欲饮消失，大便秘结，2 日 1 次，小便色正常，舌质暗，苔薄白稍腻，舌下脉络迂曲，脉细涩。上方基础上加大黄 10g，7 剂，水煎服，日 1 剂。

四诊：2015 年 7 月 22 日。诸症均减，舌体淡暗，舌苔薄白，舌下静脉增粗，脉弦细。予以软坚化瘀通络散口服巩固治疗。

半年后复查彩超提示：肝硬化并结节，脾大（长 98mm，厚 42mm）。

按语： 患者以右胁下癥积为主症，属中医"肝积"范畴。伴胁肋刺痛，入夜尤甚，面色黧黑，口干不欲饮，纳差，舌质暗，苔薄白稍腻，舌下脉络迂曲，脉细涩，辨证属瘀血阻络证。患者中年男性，感受外来湿热疫毒（乙肝病毒）之邪，侵袭肝胆，气滞血凝，瘀血痹阻肝络，瘀血内著，日久形成肝积。临证当注意瘀血阻络证与气虚血瘀证鉴别。瘀血阻络证是因气机阻滞，气滞血瘀益甚，临证可见如胁腹刺痛拒按、面色黧黑、肌肤甲错等一派实证表现；而气虚血瘀证乃迁延不愈，运血无力，血行瘀滞，临证则见神疲乏力、动则尤甚等虚证表现。

赵师以为本案乃湿热、浊毒胶固难解，肝气不疏，肝郁气滞，瘀阻血脉而发病。因而初诊选取膈下逐瘀汤为基方，加党参以健脾益气，鳖甲、生牡蛎软坚散结。全方以逐瘀活血和行气药物居多，使气帅血行，更好发挥其活血逐瘀、破癥消结之力，同时为防活血药有破血之虞，予以白及收敛止血。二诊增加炒白术、黄芪，健脾益气，气行血活。三诊因患者大便秘结，故加大黄以泻热通肠，凉血解毒，逐瘀通经。配合中药荷叶封包，通过具有活血散结功用的药物，以肝区为枢纽，达软坚化瘀的效果。赵师强调瘀血阻络之肝积发生，则以气血不调为主要病机，活血祛瘀切记补气行气，防治伤血、耗血，气血同调，方能使瘀散血活气行，肝气疏通条达，气机升降出入正常，脾胃运化功能强健，诸症方消。

（闫　乐）

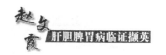

六、乙型肝炎肝硬化（黄疸 热重于湿）

患者：牛某，男，27 岁，2015 年 7 月 10 日初诊。

主诉：身目发黄进行性加重 2 月。

现病史：2 月前无明显诱因发现身目黄染，伴腹部胀大，无皮肤瘙痒，未予明显重视治疗，上述症状逐渐加重。5 天前至当地中心医院检查彩超提示：肝脏回声增强，胆囊壁厚，胆囊内沉积物，腹水（下腹 101mm），肝功能提示总胆红素 78.2μmol/L，直接胆红素 59.1μmol/L，间接胆红素 19.10μmol/L，谷丙转氨酶 65U/L，谷草转氨酶 154U/L，白蛋白 30g/L，球蛋白 60g/L，碱性磷酸酶 158U/L，谷氨酰转肽酶 284U/L，乙肝标志物 HBsAg 阳性，为进一步诊治，遂来诊。

现在症：身目黄染，色泽鲜明，右胁疼痛，口干口渴，脘腹胀满，大便秘结，2 日 1 行，小便赤黄、短少，舌质红，苔黄腻，舌下静脉显露，脉弦滑数。

既往史：15 年前发现乙肝表面抗原阳性，未治疗。

个人史：饮酒史 10 年，近 5 年日饮白酒 5~6 两。

辅助检查：肝功能中总胆红素 73.5μmol/L，直接胆红素 38.8μmol/L，白蛋白 26.5g/L，球蛋白 63.2g/L，谷丙转氨酶 129U/L，谷草转氨酶 246U/L，碱性磷酸酶 235U/L，谷氨酰转肽酶 297U/L，总胆汁酸 131.5μmol/L，总蛋白 117.0mg/L，胆碱酯酶 2.3kU/L；血栓止血：凝血酶原时间 18.2 秒，国际标准化比值 1.67；血常规：白细胞 4.83×10^9/L，红细胞 2.60×10^{12}/L，血小板 76×10^9/L，血红蛋白 106g/L；乙肝标志物定量 HBsAg > 225ng/mL，HBeAg > 70.5PEIU/mL，HBcAb > 3.87PEIU/mL；HBV - DNA：1.30E + 6IU/mL。彩超提示：肝脏体积增大，肝实质回声弥漫性改变，门静脉高压（门静脉内径 14mm，流速 9cm/s），肝源性胆囊炎，脾大（厚 43mm，长 113mm），腹水（下腹深 91mm）。

中医诊断：①黄疸（阳黄，热重于湿）；②鼓胀。

西医诊断：①肝炎肝硬化（乙型，失代偿期，活动性 Child - pugh C 级，并门静脉高压、脾功能亢进、腹水）；②酒精性肝病。

治法：清热利湿，通腑化瘀。

方药：茵陈蒿汤加味。茵陈30g，大黄10g，栀子15g，郁金15g，金钱草30g，赤芍30g，丹参20g，泽泻15g，车前子15g，白茅根15g，醋郁金15g，麸炒白术15g，党参25g，陈皮15g，麸炒山药15g，土鳖虫10g，煅龙骨30g，煅牡蛎30g。3剂，水煎服，日1剂。

中药直肠滴入。方药：枳实20g，厚朴20g，大黄10g，乌梅12g，茵陈30g，薏苡仁30g，水煎取汁200mL，日2次，保留30分钟以上。

中药荷叶封包。方药：甘遂15g，牵牛子30g，芫花15g，肉桂10g，泽兰15g，芒硝20g，葱白3段，诸药粉碎混合均匀后，醋调成糊状，敷脐上，用纱布覆盖，胶布固定，4~6小时后取下，日1次。

西医抗病毒、保肝、退黄、利尿等治疗。嘱戒酒。

二诊：2015年7月13日。患者仍有身目黄，口干口渴、脘腹胀满缓解，厌食油腻，恶心频作，大便稍干，自主排便2日一行，食量较前略有增加，小便色黄甚，量日2000mL，舌质红，苔黄腻，舌下静脉显露，脉弦滑数。在原方上加砂仁9g，7剂，水煎服，日1剂。

三诊：2015年7月20日。患者身目尿黄均减轻，口干口渴、脘腹胀满消失，厌食油腻、呕恶消失，食量复常，大便秘结缓解，日2次，小便量日3500mL，体重日下降0.5~1kg，舌质红，苔白稍腻，舌下静脉显露，脉弦滑。复查肝功能：总胆红素55.3μmol/L，直接胆红素28.3μmol/L，谷丙转氨酶63U/L，谷草转氨酶89U/L，白蛋白34.5g/L，谷氨酰转肽酶159U/L。守上

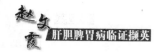

方，7剂，水煎服，日1剂。

四诊：2015年7月27日。诸症均减，舌质淡红，舌苔白、根部稍腻，脉弦滑。复查肝功能：总胆红素32.3μmol/L，直接胆红素21.8μmol/L，白蛋白34.5g/L，谷氨酰转肽酶109U/L；凝血酶原时间14秒；彩超：下腹深23mm。出院后门诊治疗。

随访3年，患者已戒酒，目前从事轻微工作。

按语：患者以目黄、身黄、小便黄为主症，腹部胀大，属中医"黄疸"范畴。黄色鲜明，右胁疼痛，口干口渴，脘腹胀满，大便秘结，小便赤黄、短少，舌质红，苔黄腻，舌下静脉显露，脉弦滑数。辨证属"黄疸－阳黄－热重于湿证"。患者青年男性，外感湿热疫毒之邪日久，致肝失条达，气机阻滞，湿热瘀阻至肝络，积聚胁下发为肝积。复饮酒损伤脾胃，助长湿热，脾虚生痰，痰阻气机，气血淤滞，湿热与痰瘀交蒸于肝胆，肝失疏泄，胆液不循常道而外溢，发为黄疸。肝气郁结，气血郁滞，著而不行，可见右胁疼痛。湿热内生，灼伤津液，则见口干口渴、大便秘结。湿性黏滞，阻遏气机，中焦气机不畅则见脘腹胀满。临证当注意热重于湿型黄疸与湿重于热型黄疸的鉴别。二者皆为黄疸中阳黄，症见黄色鲜明，起病较急，但热重于湿型黄疸可见右胁疼痛而拒按、壮热口渴、口干口苦、大便秘结、小便赤黄、短少等热像；而湿重于热型则见脘闷腹胀，头重身困，纳呆便溏，口黏不渴，小便不利等湿邪阻滞之症。

本病发病较急骤，为临床之重症，治疗上较为困难。该患者入院前因黄疸、鼓胀多种肝积并发症而住院治疗，后在赵师指导下经积极治疗，病症消退。成功在于：一为迅速祛除病因，进行抗病毒治疗。二是内外兼治，初诊以茵陈蒿汤为基方，郁金、金钱草以疏肝利胆；车前子、猪苓、泽泻等以渗利湿邪，使湿热分消，从二便而去；赤芍、丹参、土鳖虫破血散瘀；煅龙骨、煅牡蛎软坚散结；党参、白术、山药、陈皮健脾益气。诸药合用，共奏清热利湿，通腑化瘀，利胆退黄和解毒之功。结合中药直肠滴入通腑泻浊，助黄疸从大便而去。再加中药荷叶封包，通过具有行气逐水活血功用的药物，以神阙穴为枢纽，达驱逐湿邪的效果。赵师强调黄疸的治疗，遵循"脾色必黄，瘀热以行"，一个瘀字，便见黄皆发于血分，凡气分之热不得称瘀。湿邪不但瘀阻气机，同时又伤及血分时，才能发生黄疸。因而对黄疸的治疗，除了基本的利胆化湿退黄外，还经常结合活血化瘀、健脾利胆、清热解毒之法，方见卓效。

（闫　乐）

七、乙型肝炎肝硬化（黄疸　寒湿阻遏）

患者：李某，男，28 岁，2016 年 5 月 31 日初诊。

主诉：间断腹胀、身目黄染 3 年，再发并加重 1 月。

现病史：3 年前因腹胀、身目黄染入住某三级医院，查乙肝标志物 HBsAg、HBeAb、HBcAb 阳性；HBV－DNA 阴性；肝功能异常：总胆红素 99.9μmol/L，谷丙转氨酶 67U/L，谷草转氨酶 193U/L，碱性磷酸酶 202U/L，谷氨酰转肽酶 953U/L，白蛋白 33.7g/L；彩超：肝硬化，门静脉增宽，胆囊壁水肿增厚并胆囊结石，脾大，脾静脉增宽，脐静脉开放，诊断为乙肝肝硬化，予恩替卡韦抗病毒治疗及保肝退黄等治疗后好转出院。此后黄疸反复发作，在当地人民医院对症治疗症状改善。1 个月前因饮酒及不洁饮食后出现大量血便，入住当地住院，经积极输血扩容、降低门脉压、抑酸及止血治疗后患者大便转黄，肝功能进行性恶化，总胆红素 286.8μmol/L，直接胆红素 220.8μmol/L，白蛋白 23.0g/L，谷丙转氨酶 82U/L，谷草转氨酶 312U/L，碱性磷酸酶 216U/L，γ－谷氨酰转肽酶 256U/L；血栓止血：凝血酶原时间 28.7 秒，国际标准化比值 2.61，为求进一步系统治疗，转入我院。

现在症：身目黄染，黄色晦暗不泽，脘腹痞满，口淡不渴，乏力肢肿，畏寒，腹胀食少，食量较前减少约一半，夜眠尚可，小便如浓茶，日约 2000mL，大便溏薄，日 6 次。舌质淡暗，舌体胖大，舌边齿痕，舌苔白腻，舌下脉络显露，脉沉迟。

既往史：11 年前发现 HBsAg 阳性，未进一步诊治。

家族史：其母亲为乙肝患者。

辅助检查：肝功能：总胆红素 243.3μmol/L，直接胆红素 110.5μmol/L，白蛋白 32.3g/L，谷丙转氨酶 54U/L，谷草转氨酶 85U/L，碱性磷酸酶 209U/L，总胆汁酸 205.8μmol/L，胆碱酯酶 3.8kU/L，前白蛋白 78.6mg/L；血栓止血：凝血酶原时间 16.8 秒，国际标准化比值 1.54；血常规：白细胞 $2.57×10^9$/L，红细胞 $2.58×10^{12}$/L，血红蛋白 102g/L，血小板 $32×10^9$/L，中性粒细胞 49.8%；甲胎蛋白 20ng/L；上腹部 MRI 平扫＋增强结果回报：肝硬化、肝内弥漫性 RN、DN 结节，脾大、门脉高压，胆囊炎，腹腔及右侧胸腔内积液。

中医诊断：①黄疸（阴黄，寒湿阻遏）；②肝积；③鼓胀。

西医诊断：①肝炎肝硬化（乙型，失代偿期 Child - Pugh C 级，脾大，脾亢，腹水）；②慢加急性肝功能衰竭（早期）？

治法：温中化湿，健脾退黄。

方药：茵陈术附汤加减。茵陈 30g，桂枝 6g，干姜 10g，麸炒白术 15g，炒白芍 15g，茯苓 15g，泽泻 15g，盐车前子 15g，甘草 6g，制白附子 3g，醋郁金 15g，椒目 10g，金钱草 30g，海金沙 15g，麸炒山药 15g。3 剂，水煎服，日 1 剂，早晚分服。

脐火疗法，每日 1 次，10 次为一个疗程。

西医继续抑制肝脏炎症反应、退黄、促进肝细胞再生，抗病毒等治疗。

二诊：2016 年 6 月 3 日。患者畏寒、乏力、肢肿稍缓解，食量较前略有增加，仍有身目尿黄，大便溏，日 4 次，小便量日 2000mL，舌脉同前。复查肝功能：总胆红素 175.2μmol/L，直接胆红素 112.1μmol/L，总蛋白 54.3g/L，白蛋白 33.1g/L，谷丙转氨酶 56U/L，谷草转氨酶 46U/L，谷氨酰转肽酶 68U/L；血栓止血：凝血酶原时间 14.8 秒，国际标准化比值 1.42。在原方上改干姜6g，3 剂，水煎服，日 1 剂。

三诊：2016 年 6 月 6 日。患者身目尿黄减轻，畏寒乏力肢肿改善，食量增加，日 8 两左右，大便日 2 次，质稍稀，小便量日 3000mL，舌质淡暗，舌体胖大，舌边齿痕，舌苔白腻，舌下脉络显露，脉濡缓。复查肝功能：总胆红素 121.3μmol/L，直接胆红素 89.3μmol/L，总蛋白 52.8g/L，白蛋白 32.0g/L，谷氨酰转肽酶 59U/L；血栓止血：凝血酶原时间 13.4 秒，国际标准化比值 1.38。患者 1 周内凝血酶原时间降低于 21 秒、国际标准化比值降至 1.5 之下，排除肝衰竭诊断。中药在上方基础上去附子，7 剂，水煎服，日 1 剂。

四诊：2016 年 6 月 13 日。身目微黄，小便色稍黄，大便成形，日 2 次，舌质淡暗，舌体胖大，舌边齿痕，舌苔白腻，舌下脉络显露，脉濡缓。复查肝功能：总胆红素 97.9μmol/L，直接胆红素 46.6μmol/L，白蛋白 30.8g/L，谷氨酰转肽酶 63U/L；彩超：少量腹水（下腹 34mm，脾肾隐窝 21mm）；胸部 CT 示胸腔积液消失。予以上方巩固治疗，7 剂，水煎服，日 1 剂。

五诊：2016 年 6 月 20 日。诸症均减，舌质淡暗，舌体胖大，舌边齿痕，舌苔白腻，舌下脉络显露，脉濡缓。复查肝功能：总胆红素 55.6μmol/L，直接胆红素 37.2μmol/L，总蛋白 49.3g/L，白蛋白 32.8g/L，谷氨酰转肽酶 64U/L；予以出院。门诊巩固治疗。

随访 2 年，患者肝功能基本正常。

按语：患者以目黄、身黄、小便黄为主症，属中医"黄疸"范畴。伴见黄色晦暗不泽，脘腹痞满，口淡不渴，乏力肢肿，畏寒，腹胀食少，食量较前减少约一半，夜眠尚可，小便如浓茶，大便溏泄，结合舌脉，辨证属"黄疸 - 阴黄 - 寒湿阻遏证"。青年男性，平素饮食起居失调，感受湿热疫毒之邪，侵袭肝胆，致肝气疏泄失调，气血瘀阻，"见肝之病，知肝传脾"，肝郁横逆脾土，致脾虚运化失常，痰湿内阻，气滞、血瘀、痰互结，阻于肝络，形成肝积；嗜食酒醪，损伤胃络，大量便血，气随血脱，脾阳不振，肝失所养，复肠道瘀血秽浊之物酿生湿浊，中阳不振，化为寒湿，阻滞胆道，致胆汁外移肌肤，发为黄疸。脾气亏虚，中阳不足，寒湿内生，气血无生化之源，出现畏寒纳呆、乏力肢肿。脾虚无力运行津液，津液运行不畅，停于腹中故出现腹胀。临证当注意寒湿型黄疸与脾虚型黄疸鉴别。二者皆为阴黄，其黄色晦暗不明。寒湿型黄疸是因水湿停聚，湿从寒化，临证可见如痞满食少、神疲畏寒、腹胀便溏等一派实证表现。而脾虚型黄疸迁延不愈，久则寒水伤阳，由实转虚，临证则见食欲不振、肢体倦怠乏力、心悸气短、食少溏薄等虚证表现。临证常互相影响。

本病系肝病日久进一步加重而来，为危重症，死亡率高，治疗上非常困难。在赵师指导下经积极治疗，病症消退，且随访期间未再复发。赵师以为该患者中阳不足，湿从寒化，则致寒湿为患，故初诊选茵陈术附汤为基方，改肉桂为桂枝温化寒湿，助阳化气；加金钱草、海金沙、泽泻辅助君药利肝经湿浊，山药、椒目健脾祛湿，利水消肿。诸药合用，共奏温中散寒、健脾和胃、利湿退黄之功。脐火疗法，以火助阳，通过具有健脾祛湿功用的药物，以神阙穴为枢，振奋中焦阳气，达到湿退黄的效果。赵师强调黄疸形成的关键是湿邪为患，因湿性重浊、黏滞，而脾喜燥恶湿，治疗时除了遵循"化湿邪、利小便"这一治疗大法外，也应适当结合健脾、运脾、活血祛瘀、调养心肝、调补肝肾等治法。

（闫　乐）

八、丙型肝炎肝硬化（肝积　脾虚湿困）

患者：患者王某，女，58 岁，2015 年 4 月 1 日初诊。

主诉：间断右胁不适 3 年，加重伴腹胀、咳嗽 1 周。

现病史：患者 3 年前无明显诱因出现右胁不适，伴乏力，纳差。至当地县人民医院查丙肝抗体阳性，HCV – RNA 阳性，彩超：肝硬化，给予保肝治疗后症状好转，平时间断口服保肝药治疗病情稳定。2015 年 3 月 13 日因右胁不适再发，伴腹胀，入住当地医院查 CT：肝硬化，脾大，少量腹水，右侧胸腔积液；胆囊结石，胆囊炎。肝功能：谷丙转氨酶 42U/L，谷草转氨酶 55U/L，白蛋白 28.1g/L，总胆红素 55.4μmol/L，直接胆红素 22.2μmol/L，在当地医院给予治疗后症状无缓解，为求进一步诊疗入我科。

现在症：右胁不适，进食后腹胀，活动后胸闷、气短、乏力，二便调。舌质淡红，苔白腻，舌下静脉显露，脉沉细。肝病面容，面色晦暗，精神倦怠。可见肝掌、蜘蛛痣，皮肤黏膜及巩膜轻度黄染，腹部饱满，移动性浊音弱阳性。

既往史：20 年前有有偿献血史。

辅助检查：血栓止血：凝血酶原时间 15.5 秒，国际标准化比值 1.44。血常规：白细胞 2.1×10^9/L，红细胞 2.6×10^{12}/L，血红蛋白 78g/L，血小板 52×10^9/L，中性粒细胞百分比 65.6%，淋巴细胞百分比 23.6%；抗 HCV 阳性；胸水常规：淡黄色，清亮，无凝块，李凡他试验阴性，白细胞计数 220×10^6/L，单核细胞比率 50%，多核细胞比率 50%。

中医诊断：肝积（脾虚湿困）。

西医诊断：肝炎肝硬化（丙型，失代偿期，活动性 Child – Pugh C 级，脾大、脾亢、腹水）；右侧胸腔积液。

治法：温中健脾，宣肺利水。

方药：实脾饮合柴枳半夏汤加减。干姜 9g，桂枝 12g，茯苓 15g，麸炒白术 15g，姜厚朴 15g，草果仁 10g，木瓜 10g，大腹皮 30g，炒葶苈子 15g，北柴胡 6g，麸炒枳壳 15g，清半夏 15g，陈皮 12g，川牛膝 15g，桔梗 15g，甘草 6g，白及 6g。7 剂，水煎服，分 2 次饭后温服。

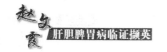

西医治疗以护肝及对症治疗为主。

二诊：2015 年 4 月 8 日。腹胀、胸闷减轻，右胁稍有不适，纳眠均可，大便日一次，质可，小便稍黄。查体：舌质淡红，苔白腻，舌下静脉显露，脉沉细。中医治疗继续守上方治疗。7 剂，水煎服，分 2 次饭后温服。

三诊：2015 年 4 月 15 日。诉右胁稍有不适，纳眠均可，大便日一次，质可，小便稍黄。查体：舌质淡红，苔白腻，舌下静脉显露，脉沉细。守上方，去桂枝 12g，7 剂，水煎服，分 2 次饭后温服。后改为鳖甲煎丸口服以巩固疗效。

随访半年，患者诸症消失，正常生活。

按语：中年女性，起病表现右胁不适，乏力，腹胀，无胸闷、气喘，无皮肤瘙痒，纳眠可，大便成形，1 次/日，色褐，小便黄。面色晦暗，精神倦怠。面部及颈部未见赤丝红缕，舌质淡红，苔白腻，舌下静脉显露，脉沉细。四诊合参，中医属肝积范畴，辨证为脾虚湿困证。该病 CT 可见少量腹水、右侧胸水，但查体无明显腹部胀大等鼓胀体征，不列鼓胀诊断。赵师认为，该病病位在肝，为本虚标实之证。病因病机为外感疫毒之邪日久，致肝失条达，肝气横逆，侵犯脾胃，脾胃气虚，气虚则血行无力，气虚血瘀；肝气不疏，气机郁滞，气滞血瘀；气血瘀毒搏结，积于胁下，发为肝积。血瘀肝络，不通则痛，症见右胁不适。脾虚，气血无生化之源，症见乏力。舌脉之象为"寒湿困脾，瘀血阻络"之肝积。中医治疗以"温中健脾，宣肺利水"为主，以实脾饮合柴枳半夏汤主加减，改实脾饮中附子为桂枝助温阳气化，干姜助运化以制水，共为君药。茯苓、白术健脾渗湿，使水湿从小便而利，为臣药。木瓜醒脾化湿；厚朴宽肠降逆；木香调脾胃滞气；大腹皮行气，利水消肿；草果仁善治湿郁伏邪，为使药。加葶苈子泄肺气之壅闭而通调水道、利水消肿，合柴枳半夏汤宣肺利气，涤痰开结。

（李艳敏）

九、酒精性肝硬化（肝积　肝郁脾虚　湿热蕴结）

患者：银某，男，43岁，职员。2017年12月27日初诊。

主诉：右胁不适伴尿黄13年余，加重1月。

现病史：患者13年前发现右胁不适，尿黄，于当地医院检查发现胆红素升高，肝脏体积增大、肝硬化，未行治疗。10年前至北京某医院行肝穿刺提示：酒精性脂肪肝，给予保肝退黄、软坚散结等治疗，症状时轻时重，总胆红素波动在40～60μmol/L。1月前饮酒后上症加重，在当地人民医院查肝功能：总胆红素86.66μmol/L，直接胆红素43.46μmol/L，间接胆红素43.20μmol/L，谷氨酰转肽酶110.3U/L，上腹部MRI：肝硬化、门脉高压、脾大，给予保肝利胆退黄治疗，效果欠佳。为求进一步系统治疗遂来我院就诊，门诊以"酒精性肝硬化，失代偿期，活动性"为诊断收住我科。

现在症：右胁癥积，身目发黄，乏力，纳差，食量稍减，稍食即胀，喜热食，夜眠可，二便正常。肝病面容，面色青黄晦暗，全身皮肤黏膜轻度黄染，巩膜黄染，右肋下3cm可触及肝下缘，质韧边钝，无触痛，左肋下2cm可触及脾脏下缘，质地稍硬，无触痛。舌体大，舌质暗，边尖红，苔黄腻，舌边齿痕，舌下静脉显露，脉沉细。

既往史：糖尿病史7年余，胰岛素控制血糖。

个人史：饮酒史20余年，近10多年，每日饮白酒5～8两。

辅助检查：肝功能：总胆红素86.66μmol/L，直接胆红素43.46μmol/L，间接胆红素43.20μmol/L，谷氨酰转肽酶110.3U/L；血常规：白细胞2.7×10^9/L，红细胞2.9×10^{12}/L，血红蛋白98g/L，血小板62×10^9/L，中性粒细胞百分比65.6%，淋巴细胞百分比23.6%；彩超：①肝硬化并多发实性结节；②脾大；③胆囊壁粗糙；④胆囊壁隆起样变。

中医诊断：肝积（肝郁脾虚，湿热蕴结）。

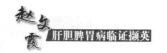

西医诊断：①酒精性肝硬化（代偿期，活动性，门脉高压症脾大、脾功能亢进）；②慢性胆囊炎；③胆囊息肉；④糖尿病。

治法：疏肝健脾，软坚散结。

方药：丹栀逍遥散加减。醋北柴胡6g，茯苓15g，麸炒白术15g，当归6g，牡丹皮15g，炒栀子6g，姜厚朴12g，醋郁金15g，煅龙骨15g，煅牡蛎15g，土鳖虫10g，醋鳖甲10g，炒鸡内金20g，黄芩6g，金钱草15g，茵陈30g，甘草6g。5剂，水煎服，日1剂，早晚饭后温服。

嘱戒酒。

二诊：2018年1月1日。右胁仍有不适，身目发黄，乏力较前缓解，食欲可，食量稍减，稍食即胀，夜眠可，大便正常，小便黄。舌脉及查体同前。方守2017年12月27日方加水红花子15g。14剂，水煎服，日2次、饭后温服。

三诊：2018年1月15日。右胁不适症状明显减轻，尿黄症状明显改善，偶有乏力，食欲可，夜眠可，二便正常。症状较前明显缓解，守二诊方加减巩固疗效。

3个月后，复查肝功能，基本正常。嘱继续戒酒。

按语：该患者长期大量饮酒，酿生湿热，阻于肝络，肝气郁结，气机郁滞，气滞血瘀，著而不行，发为肝积。《难经·五十六难》曰："肝之积，名曰肥气。"《脉经·平五脏积聚脉症》曰："诊得肝积，脉弦而细，两胁下痛……身无膏泽……爪甲枯黑。"本病病位在肝，病性属虚实夹杂，证属肝郁脾虚兼血瘀。赵师认为，酒精性肝硬化乃感受湿热之邪，正不胜邪所致。谷丙转氨酶、总胆红素、白球比等指标的异常与湿热毒邪的进退呈正相关，因此谷丙转氨酶、总胆红素、白球比不仅是现代医学诊断肝硬化的重要指标，同时也是中医衡量湿热毒邪在人体为患的客观指标。治疗宜分初、中、末三个阶段，初期属邪实，应予消散；中期邪实正虚，予消补兼施；后期以正虚为主，应予养正消积。并要注意顾护正气，攻伐药物不可过用。综合考虑本案患者处于邪实正虚，应消补兼施，予丹栀逍遥散加减。柴胡苦平，疏肝解郁，使肝郁得以条达，为君药。当归为"血中气药"，归、芍与柴胡同用，补肝体而助肝用，以白术、茯苓、甘草健脾益气，实土以御木乘，并使营血生化有源，加少许薄荷以透肝经郁热。伍以煅龙骨、煅牡蛎、土鳖虫、醋鳖甲以软坚散结，金钱草、茵陈、黄芩以清热利湿。二诊守2017年12月27日方加水红花子以清热解毒、活血软坚，效果显著。赵师强调，过量饮酒是致病因素，一定告戒患者戒酒，若病因不祛，终不可治。

（李艳敏）

十、酒精性肝硬化（肝积　肝郁脾虚）

患者：杨某，男，34岁，2015年3月28日初诊。

主诉：右胁癥积3月，两胁胀痛1周。

现病史：3个月前过量饮酒后出现右胁不适，伴有乏力，纳差，大便溏薄，日2~3次，至某市第一人民医院彩超示腹盆腔积液、肝大、肝实质回声不均、脾大，肝功能：谷氨酰转肽酶266U/L，碱性磷酸酶176U/L，总胆红素67.8μmol/L，直接胆红素21.1μmol/L，余皆正常，给予对症治疗，具体用药不详。2个月前至北京某三甲医院查彩超：肝脏增大，胆囊炎性改变，腹腔积液，脾大，丙肝抗体阴性，乙肝表面抗体阳性，自免肝全套阴性，肝功能：谷氨酰转肽酶149U/L，碱性磷酸酶197U/L，总胆红素50.1μmol/L，直接胆红素22.1μmol/L，结合患者个人长期大量饮酒史，诊断酒精性肝硬化，给予熊去氧胆酸片、复方甘草酸苷片、复方鳖甲软肝片等治疗，口服1月后症状缓解。后继续饮酒，症状再发，两胁胀痛，故来就诊。

现在症：右胁下癥积，胀痛难忍，乏力肢倦，动则尤甚，脘腹胀满，嗳气频作，纳可，眠一般，大便稍溏，日2~3次，无黏液脓血，小便正常。舌质淡红，舌体胖大，舌边齿痕，苔薄白，舌下静脉增粗，脉濡缓。

个人史：饮酒史 10 余年，近 5 年，日饮白酒 1～2 次，总量 4～9 两不等。

辅助检查：血常规示血小板 $82 \times 10^9/L$，余皆正常；肝功能：谷氨酰转肽酶 154U/L，碱性磷酸酶 172U/L，总胆红素 54.2μmol/L；直接胆红素 20.2μmol/L，余皆正常；上腹部 CT：①肝硬化；②脾大；③脂肪肝；④胆囊壁稍厚。

中医诊断：肝积（肝郁脾虚）。

西医诊断：酒精性肝硬化（代偿期，活动性）。

治法：疏肝健脾，化瘀散结。

方药：逍遥散加减。醋北柴胡 10g，当归 10g，炒白芍 15g，茯苓 15g，麸炒白术 15g，薄荷 10g，麸炒枳壳 10g，醋香附 15g，川芎 15g，甘草 6g，泽泻 15g，荷叶 10g，大腹皮 15g，生姜 3g，大枣 5 枚。7 剂，水煎服，日 1 剂，早晚分服。

荷叶封包治疗。醋延胡索 30g，炒川楝子 30g，醋乳香 30g，醋没药 30g，白矾 10g，芒硝 30g，青黛 10g，冰片 10g。诸药粉碎混合均匀后，蜜调成糊状，敷肝区，用荷叶覆盖，多头腹带包扎，4～6 小时后取下，每日 1 次。

二诊：2015 年 4 月 4 日。患者仍有右胁胀痛，乏力肢倦、脘腹胀满稍缓解，大便稍溏，日 2 次，舌质淡红，舌体胖大，苔薄白，舌下静脉增粗，脉濡缓。在原方上改白术 20g，加炒山药 20g，车前子 15g，7 剂，水煎服，日 1 剂。

三诊：2015 年 4 月 11 日。患者右胁胀痛减轻，乏力肢倦、脘腹胀满消失，大便成形，日 2 次，舌质淡红，舌体胖大，苔薄白，舌下静脉增粗，脉濡缓。上方基础上去枳壳、香附、川芎，加炮山甲 5g，土鳖虫 10g，生牡蛎 20g，7 剂，水煎服，日 1 剂。

四诊：2015 年 4 月 18 日。诸症均减，舌质淡红，舌体胖大，苔薄白，舌下静脉显露，脉濡缓。予以上方巩固治疗。

按语：患者以右胁下癥积、胀痛为主症，属中医"肝积"范畴。伴乏力肢倦，动则尤甚，脘腹胀满，嗳气频作，纳可，眠一般，大便溏，舌质淡红，舌体胖大，舌边齿痕，苔薄白，舌下静脉增粗，脉濡缓，辨证属肝郁脾虚证。患者嗜酒过度，损伤脾胃，致肝气疏泄失调，气血瘀阻，肝郁横逆脾土，致脾虚运化失常，痰湿内阻，气滞、血瘀、痰湿互结，肝失所养，日久形成肝积；脾气亏虚，中气不足，健运失职，气机不利，则见脘腹胀满，嗳气频作；脾胃受损，不能受纳水谷、运化精微，聚水成湿，积谷为湿滞内生，清浊不分，混杂而下，则见便溏。湿性黏滞，阻遏气机，中焦气机不畅则见乏力肢倦。临证当注意肝郁脾虚型肝积与肝郁气滞型肝积鉴别，二者皆是因肝气郁结，气机阻滞，积于肝络，导致发病。但前者肝郁横逆犯脾，脾虚不运，临证可见乏力肢困、脘腹胀闷、大便溏薄等症状。

赵师认为本案肝郁脾虚型肝积的发生，是因湿热、酒毒胶固难解，肝气不疏，横逆犯脾，瘀阻血脉。因而初诊选取逍遥散为基方，原方加川芎、香附、枳壳三药合用行气开郁，理气宽中，行滞消胀；泽泻、大腹皮、荷叶合用化湿。全方共奏疏肝健脾，益气养血之功。因患者为肝积，后病症同治，酌加山甲、土鳖虫、生牡蛎以活血化瘀，软坚散结。配合活血散结功用的中药荷叶封包治疗，增强软坚化瘀的效果。赵师强调肝郁脾虚型肝积治疗，可遵循疏泄不可太过、补脾不可太壅、祛湿不可太燥、清热不可太寒、祛瘀不可太破、养阴不可太腻之原则，谨守病机，中病即止，调补结合，方见卓效。

（闫　乐）

十一、酒精性肝硬化（黄疸　湿重于热）

患者：张某，男，53 岁，2015 年 10 月 21 日初诊。

主诉：反复身目尿黄 6 年，加重 1 周。

现病史：患者 6 年前无明显诱因出现皮肤黏膜黄染，至某三甲医院查彩超示：肝硬化；传染病八项均为阴性，自免肝全套为阴性，给予保肝、利胆退黄治疗后好转出院。以后每遇劳累、饮食不慎等诱因，上症反复发作，间断治疗。1周前患者因外感风寒后出现咳嗽、黄痰、低热（37.3～37.8℃），自行口服柴胡颗粒后发热症状好转，但右胁疼痛不适加重，伴身目尿黄，至当地医院查肝功能：总胆红素107.00μmol/L，直接胆红素38.00μmol/L，谷草转氨酶74U/L，谷丙转氨酶22U/L，胆碱酯酶4620U/L，碱性磷酸酶155U/L，谷氨酰转肽酶77U/L。为求进一步中西医治疗，由门诊收入我科。

现在症：身目发黄如橘，无发热，右胁疼痛，脘闷腹胀，头重身困，嗜卧乏力，口黏不渴，纳呆，便溏，日6次，小便如浓茶，日约2000mL。舌质红，苔厚腻微黄，脉弦滑。

个人史：长期大量饮酒史30年，戒酒6年。

辅助检查：肝功能：总胆红素95.4μmol/L，直接胆红素19.6μmol/L，间接胆红素75.8μmol/L，白蛋白28.7g/L，谷草转氨酶64U/L，碱性磷酸酶143U/L，谷氨酰转肽酶162U/L。血栓止血：凝血酶原时间15.4秒，国际标准化比值1.28。呼吸道病毒抗体（EB病毒、巨细胞等）均阴性。彩超：肝硬化，胆囊体积增大并泥沙样结石，胆囊壁厚。

中医诊断：黄疸（阳黄，湿重于热）。

西医诊断：①酒精性肝炎肝硬化（失代偿期，Child-Pugh B级）；②胆囊泥沙洋结石并胆囊炎。

治法：除湿化浊，泄热退黄。

方药：茵陈五苓散加减。茵陈30g，桂枝10g，炒白术15g，猪苓15g，茯苓15g，泽泻15g，麸炒苍术15g，姜厚朴15g，麸炒枳壳10g，鸡内金15g，醋郁金15g，金钱草30g，海金沙15g，黄芩片6g，丹参20g，土鳖虫10g，鳖甲10g，生牡蛎30g。3剂，水煎服，日1剂，早晚分服。

中药直肠滴入。方药：枳实20g，厚朴20g，大黄10g，乌梅

12g，茵陈30g，薏苡仁30g，日1剂，水煎取汁200mL，保留30分钟以上。

耳穴压豆。主穴：胰胆、神门、内分泌、皮质下，配穴：肝、十二指肠、交感。每穴按压约10秒钟，三餐前后均按压。7天为一疗程。

西医保肝对症支持治疗。

二诊：2015年10月24日。患者仍有身目尿黄，腹胀身困、嗜卧乏力缓解，食量较前略有增加，仍口黏不渴，大便溏，日3行，小便量日2000mL，舌质红，苔腻微黄，脉弦滑。复查肝功能：总胆红素85.2μmol/L，直接胆红素33.1μmol/L，谷丙转氨酶62U/L，谷草转氨酶98U/L，白蛋白29.2g/L，谷氨酰转肽酶168U/L。在原方上加白豆蔻12g，水红花子30g，7剂，水煎服，日1剂。

三诊：2015年11月1日。患者身目尿黄均减轻，腹胀身困、嗜卧乏力消失，口黏不渴缓解，食量基本复常，大便日2次，质稍稀，小便量日3000mL，舌质红，苔白稍腻，脉弦滑。复查肝功能：总胆红素58.3μmol/L，直接胆红素13μmol/L，谷丙转氨酶53U/L，谷草转氨酶89U/L，白蛋白31.2g/L，谷氨酰转肽酶159U/L；守上方，7剂，水煎服，日1剂。

四诊：2015年11月8日。诸症均减，舌质淡红，舌苔白根部稍腻，脉弦滑。复查肝功能：总胆红素34.6μmol/L，直接胆红素13.2μmol/L，谷丙转氨酶33U/L，谷草转氨酶57U/L，白蛋白32g/L，谷氨酰转肽酶134U/L；彩超：肝硬化，胆囊壁厚。

门诊予以上方加减巩固治疗。

按语：患者以目黄、身黄、小便黄为主症，属中医"黄疸"范畴。伴黄色鲜明，无发热，右胁疼痛，脘闷腹胀，头重身困，嗜卧乏力，口黏不渴，纳呆便溏，小便如浓茶，舌质红，苔厚腻微黄，脉弦滑，辨证属"黄疸-阳黄-湿重于热证"。患者中年男性，嗜酒过度，损伤脾胃，致肝气疏泄失调，气血瘀阻，肝郁乘克脾土，致脾虚运化失常，痰湿内阻，气滞、血瘀、痰湿互结，肝失所养，日久形成肝积；湿热之邪内蕴于中焦肝胆，肝气郁滞，疏泄不利，胆汁泛溢，发为黄疸，外溢肌肤、上注目睛、下注膀胱，而见身目尿黄；湿性黏滞，阻遏气机，中焦气机不畅则见腹胀身困，口黏不渴，纳呆便溏。本案黄疸色鲜明，兼有脘闷腹胀、头重身困、纳呆便溏、口黏不渴、小便不利等湿邪阻滞的表现，与热重于湿型黄疸之壮热口渴、口干口苦、大便秘结、小便赤黄、短少等不同，临证需注意鉴别。

该患者入院前因黄疸长期治疗，后在赵师指导下经积极治疗，病症消退。初诊以茵陈五苓散为基方，加黄芩清湿热，丹参、土鳖虫活血化瘀，鳖甲、牡蛎软坚散结，加厚朴、枳壳、郁金行气，加鸡内金、郁金、金钱草、海金沙利胆排石。诸药合用，共奏除湿化浊、泄热除黄之功。二诊中增加白豆蔻以燥湿化浊，水红花子活血软坚、利水祛湿。结合中药直肠滴入，通腑泻浊，助湿热从大便而去。耳穴压豆增加利胆排石之力。赵师强调黄疸形成的关键是湿邪为患，尤其以湿重于热型黄疸为著，可因湿性重浊、黏滞，而使黄疸稽留难去，而脾喜燥恶湿，治疗时遵循"化湿邪，利小便"这一治疗大法，方见卓效。

该患者既往酗酒，酒毒造成气滞、血瘀、痰湿互结，闭阻肝络病理变化已经形成，虽已戒酒，仅能避免酒毒造成新的损伤，既往病变难于立即恢复，故有本案。

（闫　乐）

十二、原发性胆汁性肝硬化（肝积　肝肾阴虚　瘀血阻络）

患者：时某，女，54 岁，2014 年 2 月 1 日初诊。

主诉：间断右胁隐痛 5 年，加重 1 月。

现病史：5 年前无明显诱因出现右胁隐痛不适，在当地医院查乙肝标志物 HBsAb 阳性，抗 HCV 阴性，肝功能：总胆红素 41μmol/L，直接胆红素 28μmol/L，谷丙转氨酶 48U/L，谷草转氨酶62U/L，碱性磷酸酶234U/L，谷氨酰转肽酶187U/L，彩超示肝硬化、门脉高压、脾大。予以护肝等治疗后症状改善。4年前因呕血、便血，行脾切加贲门周围血管离断术，术后口服普萘洛尔片降低门脉压治疗。近半年来先后3次呕血、便血。故来求治。

现在症：右胁隐痛，口干不欲饮，纳差，乏力，消瘦脱形，手脚心热，大便干，3～5日一行，小便自利，急躁、眠差。赤掌，面及颈胸部蛛丝红缕，胁下积块固定不移，舌质暗红无苔、舌下脉络迂曲，脉沉细。

辅助检查：肝功能：总胆红素68μmol/L，白蛋白36g/L，谷丙转氨酶38U/L，谷草转氨酶42U/L，碱性磷酸酶369U/L，谷氨酰转肽酶401U/L；自免肝全套：ANA阳性（1∶360），AMA阳性，AMA－M_2阳性；血常规：白细胞$3.2×10^9$/L，血红蛋白105g/L，血小板$38×10^9$/L；甲胎蛋白6.7ng/L；凝血酶原时间12.7秒。彩超：肝硬化并多发结节，门静脉内径15mm，附壁血栓形成，门脉内为双向血流，脐静脉开放。

中医诊断：肝积（肝肾阴虚，瘀血阻络）。

西医诊断：原发性胆汁性肝硬化（失代偿期，活动性，脾切加贲门周围血管离断术后）。

治法：滋补肝肾，化瘀消积。

方药：六味地黄汤合三甲散加减。生地黄24g，山药12g，山茱萸12g，牡丹皮9g，泽泻9g，茯苓9g，盐知母6g，盐黄柏6g，白及10g，龟板（先煎）10g，鳖甲（先煎）10g，生牡蛎（先煎）30g，枳壳15g，川芎15g，鸡内金15g，大黄（后下）15g。7剂，水煎服，日1剂。

消痞散结方荷叶封包治疗。方药：桃仁12g，三七12g，赤芍30g，延胡索20g，香附10g，乳香15g，没药15g，枳实12g，芒硝10g，冰片10g。上药共为细末，过100目筛，蜜调成糊状，敷肝区、脾区，用荷叶覆盖，多头腹带包扎，4～6小时后取下，

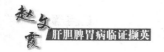

每日 1 次。

西药予以熊去氧胆酸胶囊 250mg，日 2 次，口服。

二诊：2014 年 2 月 8 日。患者口干、手脚心热减轻，大便软，2 日 1 行，夜眠改善，舌质暗红减轻，苔薄少，舌下脉络迂曲，脉弦细。在原方基础上加太子参 15g，7 剂，水煎服。

三诊：2014 年 2 月 16 日。患者右胁隐痛减轻，口干不欲饮，纳眠改善，手脚心热基本消失，大便软，2 日 1 行。舌质暗，苔薄少，舌下脉络迂曲，脉沉弦。中药在初诊方基础上，去盐知母、盐黄柏，改生大黄为酒大黄 10g，加土鳖虫 10g，水红花子 30g，14 剂，水煎服，日 1 剂。

四诊：2014 年 7 月 13 日。坚持守上方加减治疗，右胁不适消失，饮食量基本如常，体重增加 8kg，眠安，大便成形，1～2 日 1 次。查体：面部较前荣润，颈胸部蛛丝纹理减少，舌质暗及舌下脉络迂曲减轻，苔薄白，脉沉弦。复查肝功能总胆红素 38μmol/L，白蛋白 38g/L，谷丙转氨酶 28U/L，谷草转氨酶 34U/L，碱性磷酸酶 169U/L，谷氨酰转肽酶 181U/L；彩超示门静脉内径 13mm，门脉内入肝血流为主，主干血流 16cm/s。予以六味地黄丸 6g，日 3 次，口服；大黄䗪虫丸 3g，日 3 次，口服。

随访 4 年未再呕血、便血，体重增加 10kg。

按语：患者以右胁隐痛为主症，胁下积块固定不移，中医诊断属"肝积"范畴，兼口干不欲饮，纳差，乏力，消瘦脱形，手脚心热，大便干，小便自利，眠差。赤掌，面及颈胸部蛛丝红缕，结合舌脉，证属肝肾阴虚、瘀血阻络。患者先天禀赋不足，后天情志抑郁，肝气郁滞，横逆乘脾，肝郁脾虚，气滞血瘀，结于胁下，发为肝积。正如《济生方·积聚论治》所说："忧、思、喜、怒之气，人之所不能无者，过则伤乎五脏……留结而为五积。"瘀阻肝络，进一步阻滞气机，胃络瘀阻，血溢脉外，发为呕血便血。肝病日久，精血亏虚，复因反复出血，血虚津亏，肝肾阴虚，内热煎熬，血瘀更甚，纳食减少，机体失养，循环往复，形体羸瘦，病势深重。

赵师认为，患者非急性呕血、便血期，治疗应从本论治，滋补肝肾，化瘀消积而消呕血、便血之源。以六味地黄汤滋补肝肾，予盐知母、盐黄柏以清相火，大黄通腑使邪从大便去以减邪热灼津，白及化瘀止血生肌以防胃络损伤，龟板、鳖甲、牡蛎软坚散结，枳壳、川芎行气活血，使补中有行，以防滋腻；不选炮山甲，盖畏此药走窜破血之虞。二诊加太子参以益气生津。三诊大便已通、虚热已去，故去盐知母、盐黄柏，改生大黄为酒大黄，减其通腑泻下之力，留其入血分、清热解毒之效，患者未再呕血便血，气阴来复，予以土鳖虫、水红花子加强活血化瘀之力。四诊过后，患者肝肾阴虚、瘀血症状明显改善，肝功能好转，门静脉内径下降，门静脉血流为入肝血流，予六味地黄丸滋补肝肾、大黄䗪虫丸活血化瘀散结，峻剂缓投以图竟功。

赵师重视外治法，软坚散结之药多有破血之虞，该患者肝积日久，瘀血阻络，胃络受损，反复呕血、便血，治疗应顾护胃气。此时赵师多主张中药封包等治疗，有助活血散结、软坚消积，且减轻胃局部负担。

（马素平）

十三、原发性胆汁性肝硬化（肝积　肝肾阴虚）

患者：潘某，女，60 岁，2015 年 7 月 9 日初诊。

主诉：间断右胁疼痛 10 年余，加重 1 周。

现病史：10 年前无明显诱因出现右胁疼痛不适，于当地医院查肝功能异常（具体不详），未查明病因，给予保肝降酶及对症处理，症状无明显改善，后至解放军 302 医院行肝穿刺病理检查，明确诊断为原发性胆汁性肝硬化，药用熊去氧胆酸胶囊、复方牛胎肝提取物、龟甲养阴片，患者症状好转后出院。半年前右胁不适症状加重，腹胀，伴双下肢重度水肿，在我院住院治疗查彩超：肝硬化，肝源性胆囊炎，脾大。肝功能：胆红素轻度升高，白蛋白 30g/L，碱性磷酸酶 137U/L。自免肝全套：抗核抗体浆颗粒型，抗线粒体抗体阳性，以滋补肝肾、软坚散结为治则，症状好转后出院。近 1 周无明显诱因上述症状加重，伴口干咽燥，五心烦热，眼干眵多，胸闷气短，咳唾黄痰，乏力肢倦，故来诊。

现在症：右胁下癥积，胁肋隐痛，口干咽燥，五心烦热，眼干目涩，胸闷气短，咳唾黄痰，乏力肢倦，纳差，食量减半，眠一般，大便秘结，日 1 次，小便正常。舌质红，苔少，舌下静脉迂曲，脉弦细。

辅助检查：血常规：白细胞 7.7×10^9/L，血小板 51×10^9/L，中性粒细胞百分比 72.5%，淋巴细胞百分比 18.2%；肝功：总胆红素 34.0μmol/L，直接胆红素 13.4μmol/L，间接胆红素 20.6μmol/L，白蛋白 31.0g/L，谷丙转氨酶 21U/L，谷草转氨酶 36U/L，碱性磷酸酶 181U/L，谷氨酰转肽酶 178U/L；血栓止血：凝血酶原时间 15.1 秒，国际标准化比值 1.40；彩超提示：肝硬化，门静脉附壁血栓形成（门静脉主干内径 12mm），肝源性胆囊炎，脾大（厚42mm，长130mm）。

中医诊断：肝积（肝肾阴虚）。

西医诊断：原发性胆汁性肝硬化（失代偿期，Child‑pugh B 级）。

治法：滋补肝肾，软坚散结。

方药：六味地黄汤加减。生地黄 24g，酒萸肉 12g，山药 12g，茯苓 9g，牡丹皮 9g，泽泻 9g，丹参 25g，炒桃仁 10g，土鳖虫 10g，生牡蛎 30g，醋鳖甲 10g，炮山甲 5g。3 剂，水煎服，日 1 剂，早晚分服。

荷叶封包。醋延胡索 30g，醋乳香 30g，醋没药 30g，炒川楝子 30g，白矾 30g，芒硝 30g，青黛 20g，冰片 10g。诸药粉碎混合均匀后，蜜调成糊状，敷肝区，用荷叶覆盖，多头腹带包扎，4~6 小时后取下，每日 1 次。

西医继续熊去氧胆酸胶囊治疗。

二诊：2015 年 7 月 12 日。患者仍有右胁隐痛、胸闷气短、咳唾黄痰、乏力肢倦，口干咽燥、五心烦热、眼干涩稍缓解，大便稍干，2 日一行，舌质红，苔少，舌下静脉迂曲，脉弦细。在原方上加葶苈子 15g，大枣 10 枚，7 剂，水煎服，日 1 剂。

三诊：2015 年 7 月 19 日。患者右胁隐痛，胸闷气短，咳唾黄痰，乏力肢倦减轻，咽痛，口干咽燥、五心烦热、眼干眵多消失，大便秘结缓解，日 2 次，小便色正常，舌质红，苔少，舌下静脉迂曲，脉弦细。上方基础上加大黄 10g，7 剂，水煎服，日 1 剂。

四诊：2015 年 7 月 26 日。诸症均减，舌体淡红，边尖红，舌面少量薄白苔，舌下静脉迂曲，脉弦细。复查肝功能：总胆红素 19.0μmol/L，直接胆红素 10.4μmol/L，白蛋白 33.1g/L，碱性磷酸酶 121U/L，谷氨酰转肽酶 98U/L；血栓止血：凝血酶原时间 12.7 秒，国际标准化比值 1.23。

予以上方加减巩固治疗。

按语：患者以右胁下癥积，疼痛不适为主症，属中医"肝积"范畴。伴胁肋隐痛绵绵，口干咽燥，五心烦热，眼干眵多，胸闷气短，咳唾黄痰，乏力肢倦，纳差，便秘，舌质红，苔少，舌下静脉迂曲，脉弦细。结合舌脉，辨证属肝肾阴虚证。患者老年女性，禀赋较差，致肝失疏泄，肝脉不畅，气机阻滞，见右胁不适。肝病日久，精血不足，水不涵木，肝阴不足，气血瘀滞于肝络，日久形成肝积。肝气郁结，久而化热伤阴，肝阴不足，致肾阴亏虚，阴津耗伤，遂见口干咽燥、五心烦热，眼干涩、大便秘结。中焦气机不畅则见乏力肢倦。

本病系体质所致，治疗上较为困难。赵师以为本案久病正气亏虚为重，常在肝脾肾亏虚基础上因虚致实。故初诊辨证以六味地黄汤为基方，增加丹参、炒桃仁、土鳖虫以活血化瘀；生牡蛎、醋鳖甲、炮山甲软坚散结。全方共奏养阴清热，滋补肝肾，软坚散结之功效。二诊因患者胸脘胀闷，咳唾黄痰，故合葶苈大枣泻肺汤以泻肺祛痰，利气平喘。配合中药荷叶封包，选用具有活血散结功用的中药封包治疗，增加软坚化瘀的效果。赵师强调肝肾阴虚证多见肝病晚期，多虚实夹杂，虚实当先辨，见肝之病，知肝传脾，在补肝肾基础上，注意调补脾胃，气血津液生化有源，则阴液自足已。

（闫　乐）

十四、原发性胆汁性肝硬化（肝积　肝肾亏虚）

患者：谢某，女，57 岁，农民，2014 年 6 月 13 日初诊。

主诉：右胁隐痛、腰酸、乏力 3 月余。

现病史：3 个月前劳累后出现右胁隐痛、腰膝酸软、乏力身困，目痒，视物模糊，当地医院化验肝功能轻度异常，未予治疗。休息后症状不缓解，2 个月前在某二甲医院化验自免肝抗体：ANA、AMA 阳性，诊断"原发性胆汁性肝硬化"，口服熊去氧胆酸胶囊、当飞利肝宁胶囊、复方甘草酸苷片等药物，疗效欠佳。故来诊。

现在症：右胁隐痛不适，腰膝酸软、乏力身困，视物模糊，目干痒，纳眠可，小便色黄，大便调。舌质暗红，舌边瘀斑，苔根黄厚腻，舌下脉络显露，脉弦细涩。

既往史：冠心病史 5 年，口服消心痛等。

辅助检查：本院肝功能：总胆红素 33.2μmol/L，直接胆红素 11.4μmol/L，总蛋白 79.9g/L，白蛋白 39.1g/L，球蛋白 40.8g/L，谷丙转氨酶 92U/L，谷草转氨酶 488U/L，谷氨酰转肽酶 406U/L，血常规：白细胞 3.59×10^9/L，余正常。彩超：肝硬化，脾大。

中医诊断：肝积（肝肾亏虚）。

西医诊断：①原发性胆汁性肝硬化（代偿期，活动性）；②冠心病。

治法：滋补肝肾，养血活血。

方药：杞菊地黄汤合丹参饮加减。生地黄 24g，山茱萸 12g，生山药 12g，牡丹皮 9g，泽泻 9g，枸杞 6g，菊花 6g，丹参 15g，檀香 10g，砂仁 10g，荷叶 10g，金钱草 10g，郁金 15g，茵陈 15g，生牡蛎 30g，土鳖虫 10g，半边莲 15g，半枝莲 15g，炒麦芽 15g，大腹皮 10g。10 剂，水煎服，日 1 剂。

二诊：2014 年 6 月 25 日。右胁隐痛不适减轻，劳累后心前区及背部刺痛，休息后缓解，乏力，眼干目痒，纳眠可，二便调。舌质暗红，舌边瘀斑，苔薄少，舌下脉显露，脉弦细涩。上方去半边莲、半枝莲、炒麦芽、大腹皮，加桃仁 10g，延胡索 20g，薤白 10g，清半夏 15g。15 剂，水煎服，日 1 剂。

三诊：2014 年 7 月 20 日。右胁隐痛及胸背部刺痛均减轻，仍乏力，两目干痒，口干，大便时干，舌脉同前。杞菊地黄汤合天王补心汤加减。枸杞 15g，菊花 15g，生地黄 15g，山茱萸 15g，生山药 15g，牡丹皮 10g，泽兰 10g，天冬 10g，麦冬 10g，太子参 15g，茵陈 15g，玄参 15g，酸枣仁 30g，当归 10g，五味子 15g，丹参 15g，延胡索 20g。15 剂，水煎服，日 1 剂。

四诊：2014 年 8 月 10 日。诸症减轻，复查肝功能：总胆红素 22.4μmol/L，直接胆红素 8.6μmol/L，总蛋白 69.8g/L，白蛋白 41.2g/L，谷丙转氨酶 45U/L，谷草转氨酶 118U/L，谷氨酰转肽酶 159U/L；血常规：白细胞 $3.81×10^9$/L。

改服龟甲养阴片、软肝丸、天王补心丹善后。

按语：原发性胆汁性肝硬化可归属中医"黄疸""肝积"等病范畴，临床常见黄疸、肝区不适、自身免疫抗体阳性等表现。赵师认为本病的中医病因可论及外感湿邪、饮食失宜、情志失调、劳倦内伤以及禀赋不足几方面，病位可论及肝、胆、脾、胃、肾等脏。病性为本虚标实，本虚以肝肾阴虚为主，标实以肝胆湿热为主，并夹气郁、血瘀等。唐代孙思邈《千金要方》谓："凡遇时行热病，多必内瘀发黄。"《诸病源候论》指出："血瘀

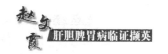

在内，则时时体热而发黄。"《临证指南医案》曰："气血不行则发黄"，"阳黄之症湿从热化，瘀热在里，胆热液泄所致"。赵师认为，该病黄疸的发生与湿、热、瘀三大主要因素密切相关，其病机为"湿－瘀－毒－虚"的演变过程，以瘀贯穿疾病始终。需要注意的是，因病程较长，虽有挟湿、挟热、挟毒、挟瘀的实证病变，但脏腑气血阴阳的虚损突出，常见到不同程度的肝、脾、肾等多脏腑及其气血阴阳虚损的表现。正如本案患者就是以肝肾亏虚、瘀血阻络为主要病机。肝阴虚，则眼干、目痒，视物不清；肾阴虚，则口干、便干；阴虚络脉失养，不荣则痛，故右胁隐痛不适；阴虚血瘀，瘀血留滞胁下，则生痞块；瘀血阻络，肝胆失于疏泄，则尿黄。总以肝肾不足、阴虚血瘀为主要病机，故整个治疗以滋补肝肾、养血活血、化瘀通络为主。但该病病程较长，一般需常年服药，方可控制病情进展。

（刘晓彦）

十五、原发性胆汁性肝硬化（胁痛　肝肾阴虚　瘀热内结）

患者：陈某，女，66 岁。2013 年 4 月 18 日初诊。

主诉：右胁疼痛不适 2 年余。

现病史：3 年前开始无明显诱因开始自觉右胁疼痛，至当地医院就诊，经检查诊断为"原发性胆汁性肝硬化"，长期服用熊去氧胆酸胶囊（优思弗）治疗，但肝功能反复异常，症状控制不理想。故来诊。

现在症：右胁胀痛，乏力身困，纳差，小便黄，大便干，夜寐易醒；舌红，苔薄微腻，舌下脉络迂曲，脉细数。面色晦暗，形体消瘦，赤掌。

辅助检查：肝功能：谷草转氨酶 90U/L，谷丙转氨酶 95U/L，碱性磷酸酶 426U/L，谷氨酰转肽酶 320.6U/L，总胆红素 16.9μmol/L，直接胆红素 8.4μmol/L，白蛋白 44g/L；血常规无异常；血栓止血：凝血酶原时间 11.2 秒，国际标准化比值

0.94；免疫球蛋白 IgM11.8，自免肝抗体 ANA1：1000↑，AMA－M2 阳性。CT：肝硬化，脾大。

中医诊断：胁痛（肝肾阴虚，瘀热内结）。

西医诊断：原发性胆汁性肝硬化（代偿期，活动性，M2型）。

治法：滋补肝肾，清热解毒，化瘀通络。

处方：二至丸加味。女贞子 30g，旱莲草 15g，生地黄 30g，麦冬 15g，北沙参 15g，黄芩 15g，连翘 15g，金钱草 15g，田基黄 15g，茵陈蒿 15g，当归 9g，川芎 6g，车前草 15g，炙甘草 6g。15 剂，水煎服，日 1 剂，早晚分服。

继续予熊去氧胆酸胶囊（优思弗）口服，每次 0.25g，日 2 次。

二诊：2013 年 6 月 6 日。上方调理 1 月余，腹胀及胁肋部疼痛不适稍减，自觉胸闷气短；纳欠佳，夜寐尚安，二便可；舌质暗红、苔薄，脉沉细。复查肝功能：谷草转氨酶 63.88U/L，谷丙转氨酶 56.7U/L，总胆红素 17.36μmol/L，直接胆红素 2.6μmol/L，谷氨酰转肽酶 106.44U/L，碱性磷酸酶 210.58U/L，总胆汁酸 14.9μmol/L，白蛋白 43.3g/L，球蛋白 39.3g/L。上方去炙甘草，加姜黄 15g。15 剂，水煎服，日 1 剂，早晚分服。

三诊：2013 年 9 月 19 日。上方加减调理 3 月余，自述右胁疼痛明显缓解，仍双目干涩，视物模糊，头晕耳鸣，精神欠佳，口燥咽干；舌质淡红，舌苔薄，脉沉细。再次复查肝功能：总胆红素 15.7μmol/L，直接胆红素 4.06μmol/L，谷丙转氨酶 30.11U/L，谷草转氨酶 38.96U/L，碱性磷酸酶 152.61U/L，谷氨酰转肽酶 82.86U/L，白蛋白 42.1g/L，球蛋白 36.2g/L。守初诊方去川芎、茵陈蒿，加枸杞子 15g，生黄芪 15g，水煎服，日 1 剂。

随访至今，病情稳定。

按语：本案患者以右胁胀痛为主症，兼疲劳乏力、纳差、小便黄、夜寐易醒，舌红，苔薄微腻，脉细数，辨证当属肝积，肝

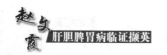

肾阴虚，瘀热内蕴证。赵师认为，阴虚则生内热，内热又可耗气，导致气虚血瘀；又因肝阴亏损，疏泄失职，气机不畅，则气滞血瘀又进一步加重，故推知其病机以肝肾阴虚为主，治疗以滋补肝肾之二至丸为主方，佐以清热解毒、化瘀通利之品。二诊时患者夜寐改善，内热之象亦有减轻，肝功能明显好转，当守方继进；唯胁肋胀痛仍在，且增胸闷、食欲不振，虑乃上方滋腻略过，行气不足，故去炙甘草，加姜黄以行气活血止痛。后以上方加减调至第三诊，复查肝功能指标已基本恢复正常，症状亦明显改善。其眼干目糊、头晕耳鸣、精神欠佳均系由于久病年高，加之久用苦寒之药，虽热瘀渐轻，但气阴均有所伤，故去苦寒之茵陈蒿、动血之川芎，加黄芪、枸杞子增加益气养阴之功。

（刘晓彦）

十六、隐源性肝硬化（肝积　肝郁脾虚　湿热蕴结）

患者：王某，男，54岁。2015年5月20日初诊。

主诉：间断右胁不适8年余，再发2周。

现病史：8年前患者劳累、生气后出现右胁不适，伴身目尿黄，腹胀，双下肢水肿，至当地县人民医院查传染病四项均阴性，彩超：肝硬化，腹水，给予保肝利尿治疗后，身目尿黄较前减轻，腹胀、双下肢水肿消失。5年前劳累后上述症状再发，伴纳差、乏力，就诊于某三甲医院，查胆红素170μmol/L，给予保肝治疗，症状未见明显改善，遂要求出院。出院后坚持在当地诊所自服中药治疗，身目尿黄逐渐减轻，诸症改善。2周前患者无明显诱因右胁不适再发，伴纳差、乏力，自服中药未见明显改善，故来诊。

现在症：右胁不适，左胁下积块固定不移，腹胀，纳差、乏力，大便日2~3次，小便黄，眠差。舌暗红，苔薄黄腻，舌下静脉显露，脉沉细。皮肤黏膜及巩膜轻度黄染，可见肝掌及蜘蛛痣，腹平坦，脾脏肋下 4cm 可触及，质韧，边钝，无触痛。

既往史：糖尿病病史 3 年，使用胰岛素治疗，1 年前停用胰岛素，血糖目前控制不佳。

个人史：否认饮酒、接触药物史，否认疫区、疫源接触史。

辅助检查：肝功能：总胆红素 42.7μmol/L，直接胆红素 13.8μmol/L，间接胆红素 28.9μmol/L，谷丙转氨酶 88U/L，谷草转氨酶 125U/L，白蛋白 34g/L，谷氨酰转肽酶 267U/L；甲胎蛋白 3.1ng/mL；血常规：白细胞 2.1×10^9/L，血小板 37×10^9/L；乙肝标志物 HBsAb 阳性，抗 HCV 阴性，自免肝全套阴性，铜蓝蛋白、铁蛋白正常；彩超：肝硬化，门静脉增宽（门脉主干 13mm，流速 12cm/s），胆囊壁毛糙，脾大（厚 47mm，长 147mm）；下腔静脉未见狭窄；心脏彩超未见异常。

中医诊断：①肝积（肝郁脾虚，湿热蕴结）；②黄疸。

西医诊断：隐源性肝硬化（失代偿期，活动性）。

治法：疏肝健脾，清利湿热。

方药：丹栀逍遥散加减。醋柴胡 6g，炒白术 15g，炒白芍 15g，茯苓 15g，炒当归 10g，薄荷 6g，甘草 6g，牡丹皮 15g，炒栀子 6g，党参 15g，陈皮 15g，清半夏 10g，茵陈 30g，醋郁金 15g，金钱草 30g，醋山甲 10g，炒鸡内金 15g，白及 10g。7 剂，水煎服，日 1 剂，分 2 次饭后温服。

二诊：2015 年 5 月 27 日。患者右胁不适减轻，身目尿黄减轻，腹胀，纳差、乏力。舌淡红，苔薄白腻，舌下静脉显露，脉沉细。中医以疏肝健脾，清利湿热为治法。守初诊方，加用薏苡仁 30g，赤芍 15g 以健脾利湿兼以活血。7 剂，水煎服，分 2 次饭后温服。

三诊：2015 年 6 月 3 日。患者右胁不适较前好转，腹胀、乏力明显减轻，纳眠可，二便调。舌淡红，苔薄白腻，舌下静脉显露，脉沉细。中药守二诊方，7 剂，分 2 次饭后温服。

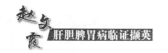

守三诊方，继续巩固治疗 1 月，患者诸症消失，正常工作、生活。

按语：患者以右胁不适、胁下积块固定不移为主症，伴见身目尿黄，腹胀，纳差、乏力，大便日 2 ~ 3 次，眠差。舌淡红，苔薄白腻，舌下静脉显露，脉沉细。中医诊断属肝积范畴，辨证为肝郁脾虚兼湿热证。赵师认为，本病病位在肝，为虚实夹杂证。患者摄生不慎，过劳伤脾，郁怒伤肝，肝失疏泄，气机不畅，肝郁横逆克脾，脾失健运，气血运行不畅，痰浊内生，气滞血瘀痰凝，日久形成积聚。该患者治疗以疏肝健脾、清利湿热为主，佐以活血散结之品。柴胡疏肝解郁，使肝气得以条达为君药。白芍酸苦微寒，养血敛阴，柔肝缓急，当归养血和血，且香气可理气，为血中之气药，二者为臣药，三者同用，补肝体而助肝用，使血和则肝和，血充则肝柔。白术、茯苓、甘草健脾益气，非但实土以抑木，且使营血生化有源，薄荷疏散郁遏之气，透达肝经郁热，烧生姜降逆和中，且能辛散达郁，共为佐药。柴胡为肝经引经药，又兼使药之用。根据兼证，加牡丹皮凉血活血，炒栀子清热泻火，茵陈、金钱草清热利湿，党参、陈皮、清半夏益气健脾化痰，郁金行气活血，鸡内金消食和胃，醋山甲软坚散结，白及收敛护胃。诸药共用，标本兼治，以促竟功。

（李艳敏）

十七、肝硬化腹水（鼓胀 气虚血瘀）

患者：海某，男，57 岁，2010 年 4 月 12 日初诊。

主诉：间断腹大胀满 2 年，再发并加重 1 周。

现病史：患者 2 年前劳累后出现腹大胀满，尿少，至当地医院检查发现肝功能异常，丙肝抗体阳性，HCV – RNA2.7×10^6 copy/mL；彩超示肝硬化，脾大，腹水；诊断为肝硬化失代偿期，予以保肝、利尿、营养支持等措施，腹水消失出院。此后患者反复出现上症，间断口服螺内酯片、呋塞米片，症状时轻时重。1

周前无明显诱因腹胀加重，至当地医院查 CT：肝硬化，胆囊壁略厚，脾脏体积增大，腹腔积液（大量）。护肝、利尿、输注人血白蛋白等治疗后症状无改善，故来我院求治。

现在症：腹大胀满，神疲乏力，食欲差，食后胀甚，小便不利，大便溏。赤掌，面部红痣赤缕，舌质暗淡，舌体大，边有齿痕，苔薄白腻，脉沉细。

辅助检查：肝功能：总胆红素 47μmol/L，白蛋白 28.7g/L，胆碱酯酶 2.9kU/L；肾功能、电解质正常；血常规：白细胞 2.9×10^9/L，中性粒细胞百分比 54%，血小板 32×10^9/L；腹水常规：淡黄、清晰、无凝块，李凡他试验阴性，白细胞 135×10^6/L。彩超：肝硬化、脾大、腹水（下腹水深 98mm）。

中医诊断：鼓胀（气虚血瘀）。

西医诊断：肝炎肝硬化（丙型，失代偿期，活动性，门脉高压症，脾大，脾功能亢进，腹水）。

治法：健脾益气，活血化瘀，利水消肿。

方药：黄芪防己汤加味。黄芪 15g，防己 12g，党参 15g，炒白术 15g，茯苓 15g，土鳖虫 10g，生牡蛎 30g，泽兰 15g，大腹皮 30g，厚朴 12g，鸡内金 15g，桔梗 10g，炙甘草 6g。7 剂，水煎服，日 1 剂。

二诊：2010 年 4 月 20 日。患者尿量渐增，复诊时尿量日 2000~2500mL，大便日 1~2 次，质溏，体重日下降 0.3~0.5kg，仍腹胀，不思饮食，反酸烧心，舌苔薄白腻，脉沉。在原方上加白及 10g，麸炒枳壳 12g，鸡内金 15g，14 剂，水煎服，日 1 剂。

三诊：2010 年 5 月 5 日。尿量日 2500mL 左右，体重日下降 0.5kg，腹胀减轻，纳食改善，大便日 1~2 次，质软，赤掌、面部红痣赤缕色泽变浅，舌质暗淡，舌体大，边有齿痕，苔薄白，脉沉。彩超示少量腹水（下腹水深 38mm）。

守上方加减口服 3 月，复查腹水消失。此后予以人参健脾丸

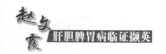

合鳖甲煎丸口服，1年未复发。

按语： 鼓胀为临床四大疑难重症之一，历代医家十分重视。赵师认为，鼓胀多发于肝积之后，病位在肝，涉及脾肾，气虚血瘀是其基本病机。其发生多由机体正气虚弱，各种致病因素侵袭，克伐肝脾，久而及肾。责之脾者，脾不能化生气血，输布精微以濡养脏腑，土败则水湿泛溢，停聚腹中；责之肝者，肝瘀血日久，血行不利，化而为水，清浊相混，停聚中焦；责之肾者，肾精气衰惫，开阖失司，水道不利；诸因相合，与气滞、血瘀、水湿诸邪相胶结，结聚腹中，终成鼓胀顽疾。本病总属本虚标实、虚实错杂之证。该患者正虚以气虚为本，邪结以瘀血为要。

益气活血利水法是鼓胀的基本治法。选用黄芪健脾益气为君药，黄芪味甘、微温，归脾、肺经，具有健脾补中、固表利尿之效。党参味甘、平，归脾、肺经，具有补脾肺气之效。正如《本草正义》曰："补脾养胃，润肺生津，健运中气，本与人参不甚相远"。白术味甘、苦、温，归脾、胃经，具有健脾益气、燥湿利尿之效，被前人誉为"补气健脾第一要药"。党参、白术辅助君药提高其健脾益气利水之力，气旺有助于推动血液运行。土鳖虫，味咸寒，归肝经，具有破血逐瘀之效。牡蛎，味咸、微寒，归肝、胆、肾经，具有软坚散结之效，针对兼证起主要治疗作用。方中白术、茯苓健脾渗湿利尿，土鳖虫、牡蛎活血软坚共为臣药。茯苓味甘淡平，归心、脾、肾经，具有健脾渗湿、利水消肿之效；厚朴、鸡内金化痰消积，大腹皮、泽兰、防己利水消肿，桔梗宣肺以开水之上源，共为佐药。使以炙甘草调和诸药。全方共奏健脾益气，活血化瘀，消肿利水之效，契合肝硬化腹水气虚血瘀、本虚标实这一基本病机。

灵活调整扶正祛邪关系，随症加减。二诊时患者尿量增加，仍腹胀、不思饮食，反酸烧心，可能与个别活血化瘀药物有碍胃气相关，予白及敛酸生肌，防止呕血便血，予以枳壳理气宽中、行滞消胀，同时有助于气血运行，使补而不滞；鸡内金消食化积。本病为癥痰，本虚标实，治水应衰其大半而止，切忌一味攻伐，加重正气不支，变生危象。

（马素平）

十八、肝硬化腹水（鼓胀　寒湿困脾）

患者：李某，男，28 岁，2015 年 6 月 19 日初诊。

主诉：反复腹胀 2 年，加重 1 周。

现病史：2 年前因腹胀如鼓至郑州某三甲医院住院治疗，查乙肝标志物 HBsAg、HBeAb、HBcAb 阳性，HBV – DNA 阴性，彩超示肝硬化、门静脉高压，脾大，大量腹水，诊断为乙肝肝硬化失代偿期，经对症补充白蛋白、利水消肿等治疗，症状缓解后出院。2 年来腹胀反复发作，间断在当地人民医院对症治疗。2015 年 6 月 12 日因受凉后出现腹胀，发热，热峰达 38.9℃，周身困重，腹泻，便溏，至当地中医院查彩超：①肝实质弥漫性回声改变、肝内胆管结石；②门静脉增宽；③胆囊壁增厚、毛糙；④脾厚；⑤腹水；肝功能：白蛋白 22.41g/L，谷丙转氨酶 43.8U/L，谷草转氨酶 160U/L，碱性磷酸酶 247.1U/L，谷氨酰转肽酶 294U/L；血常规：白细胞 2.12×10^9/L，红细胞 2.40×10^{12}/L，血红蛋白 74.90g/L，血小板 32×10^9/L。服布洛芬、螺内酯、呋塞米后，发热缓解，但腹胀身肿持续加重，尿少色黄，为求进一步系统治疗，由门诊收入我病区。

现在症：腹大胀满，撑胀不甚，胸脘胀闷，周身困重，畏寒肢肿，口淡不渴，纳呆食少，大便溏薄，日 3～4 行，小便短少，日约 800mL，舌苔白腻水滑，脉弦迟。

既往史：11 年前发现 HBsAg 阳性，4 年前确诊为乙肝肝硬化，服拉米夫定联合阿德福韦酯抗病毒治疗至今。

家族史：其母亲为乙肝患者。

辅助检查：入院血常规：白细胞 2.26×10^9/L，血小板 22×10^9/L；血栓止血：国际标准化比值 1.62，凝血酶原时间 17.7

秒；肝功能：总胆红素 37.5μmol/L，直接胆红素 20.8μmol/L，碱性磷酸酶 191U/L，白蛋白 23.9g/L；上腹部 MRI 平扫＋增强：肝硬化、肝内弥漫性 RN、DN 结节，脾大、门脉高压，胆囊炎，腹腔及右侧胸腔内积液。

中医诊断：鼓胀（寒湿困脾）。

西医诊断：肝炎肝硬化（乙型，失代偿期，活动性，门脉高压症），腹水；胸腔积液。

治法：温阳散寒，行气利水。

方药：实脾饮加减。附子（先煎）10g，干姜 15g，炒白术 30g，木瓜 15g，茯苓 20g，厚朴 12g，木香 10g，草果 12g，大腹皮 30g，泽泻 15g，郁金 15g，党参 15g，甘草 6g，生姜 3g，大枣 5 枚。3 剂，水煎服，日 1 剂。

脐火疗法。每日 1 次，10 天为一个疗程。

西医继续抗病毒、补充人血白蛋白、利尿等治疗。

二诊：2015 年 6 月 22 日。患者腹胀略轻，日尿量增加至 1500mL，大便日 1～2 次，为成形便，体重稳定，仍脘腹胀闷，动则气喘，舌苔白腻，查胸片示右侧胸腔积液，并压迫性肺不张；腹水彩超：下腹水深 102mm，肝肾隐窝水深 56mm。在原方上加桑白皮 15g，葶苈子 15g，3 剂，水煎服，日 1 剂。

三诊：2015 年 6 月 25 日。腹胀浮肿减轻，仍周身困重，尿量日 3000mL，体重日下降 0.5kg，条状大便，日一行，舌质淡暗，苔腻减轻，脉弦。中药在上方基础上加黄芪 15g，7 剂，水煎服，日 1 剂。

四诊：2015 年 7 月 2 日。诸症消失，舌质淡暗，舌体大，苔薄白，脉弦。复查彩超：下腹水深 42mm；胸正位片：右侧少量胸腔积液。予以上方基础去附子，加桂枝 15g，14 剂，门诊巩固治疗。

1 个月后复查腹水、腹水消失。间断门诊治疗，随访 3 年，未再出现大量腹水。

按语： 患者腹胀伴周身浮肿，脉络暴露，属"鼓胀"范畴。腹大胀满，胸脘胀闷，得热则舒，周身困重，畏寒肢肿，大便溏薄，小便短少，舌苔白腻水滑，脉弦迟，辨证属寒湿困脾。患者因幼年感湿热疫毒之邪，内蕴于肝，肝气郁滞，横逆犯脾，脾虚气滞，瘀血阻络，聚于胁下，日久发为肝积。复因感寒湿之邪，内侵脏腑，脾阳受困，运化失司，气血津液运化失司，水湿停聚，形成鼓胀。脾性喜燥恶湿，若寒湿内盛，脾气亏虚、脾阳不振，则脘腹胀闷；寒湿为阴邪，阴寒内盛，故口淡不渴；湿注肠中，则大便溏薄甚则泄泻；寒湿内停漫溢肢体经络，阻遏气机，则肢体沉重；阳虚寒湿内生，寒湿又致阳虚，以致出现水湿不得正常温化而泛溢肌表，使肢体浮肿；寒湿内盛，膀胱气化失司，则小便短少。临证当注意寒湿困脾型鼓胀与脾肾阳虚型鼓胀鉴别。寒湿困脾型鼓胀是因水湿停聚，湿从寒化，临证可见如腹胀按之如囊裹水，周身困重等一派实证表现。而脾肾阳虚型鼓胀可以病迁延不愈，久则寒水伤阳，由实转虚，临证则见腹大胀满，状如蛙腹，朝宽暮急，神倦怯寒，尿少腿肿等虚证表现。

该患者因腹水反复发作多次住院治疗，为临床之重症。在赵师指导下经积极治疗，病症消退，且随访期间未再复发。其成功经验，主要有三：

一是分期论治。赵师以为鼓胀病机总属本虚标实，治疗应分三期论治，初期肝脾先伤，互为因果，气滞湿阻，以实为主；后期病延及肾，开阖失司，阳虚水盛，以虚为主；晚期三脏俱损，内扰心神，引动肝风，神昏出血，病情笃重。该患者因肝病传脾，脾虚不能制水，水湿内停而成鼓胀，后因肝病久延传脾累肾，以致关门不利，清浊相混，隧道壅塞，三焦决渎失职，而成水鼓重症。治疗当注重温补脾阳，以转枢机、洁净府，疏利三焦以行水。治疗以实脾饮加减，去槟榔，加大腹皮降气除满，祛水消胀。初诊后疗效温阳之效初显，但利水之功欠佳，故加桑白皮、葶苈子泻肺利水，治水之上源。三诊后增黄芪以益气扶正，

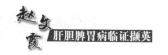

防止药性攻伐太过，伤及正气。四诊加桂枝温通经脉、助阳化气，使湿从表解。

二是积极采取中医综合治疗，提高疗效。脐火疗法，以火助阳，通过具有健脾祛湿功用的药物，以神阙穴为枢，振奋中焦阳气，驱逐湿邪。

三是重视攻补兼施。赵师强调治疗鼓胀，重视祛邪不忘补虚，补虚不忘泻实，攻补兼施，用药不图一时之快，滥用猛攻峻逐之剂，致正气溃散而犯虚虚实实之诫。在行气利水基础上，重用白术、黄芪等补脾益气之品。

（闫　乐）

十九、肝硬化腹水（鼓胀　气虚血瘀）

患者：郑某，男，48岁，2015年7月24日初诊。

主诉：反复腹胀如鼓4年，加重2周。

现病史：4年前因呕血、黑便至山西省人民医院住院治疗，内镜示胃底曲张静脉破裂出血，行内镜下胃底曲张静脉硬化治疗术，住院期间检查发现乙肝标志物 HBsAg、HBV－DNA 阳性，彩超提示肝硬化，诊断为乙肝肝硬化上消化道出血，经治疗，出血停止后出现腹胀如鼓，对症治疗后，症状减轻出院。出院后服用阿德福韦酯联合拉米夫定抗乙肝病毒治疗。反复多次出现呕血、便血、腹胀，均对症治疗后症状消失。2周前患者再次出现呕血、黑便、腹胀如鼓、乏力，住入当地人民医院，经治疗出血停止，腹胀进行性加重，转入我院。

现在症：腹大胀满，撑胀不甚，神疲乏力，动则气喘，面色萎黄，不思饮食，食量较前减少约一半，夜眠一般，小便日约600mL，大便溏，日2次。舌质淡暗，舌体大，舌边有齿痕，舌下脉络增粗，脉沉细无力。

辅助检查：血常规：白细胞 2.5×10^9/L，红细胞 2.8×10^{12}/L，血红蛋白 76g/L，血小板 90×10^9/L；肝功能：总胆红素

22.4μmol/L，直接胆红素 9.4μmol/L，总蛋白 82.4g/L，白蛋白 20.5g/L，谷丙转氨酶 9U/L，谷草转氨酶 23U/L，碱性磷酸酶 81U/L，谷氨酰转肽酶 21U/L，总胆汁酸 33.5μmol/L，胆碱酯酶 1.5kU/L，前白蛋白 52.0mg/L；血栓止血：凝血酶原时间 16.5 秒，国家标准化比值 1.52；腹水常规：黄色，微浑，无凝块，李凡他试验弱阳性，白细胞计数 80×10^6/L，单核细胞比率 28%，多核细胞比率72%。肝胆脾胰 MRI：①肝硬化、脾大、胸腹水、门脉高压、侧支循环形成；②门脉主干内充盈缺损，考虑可能存在栓子形成。彩超：下腹水深 105mm。

中医诊断：鼓胀（气虚血瘀）。

西医诊断：①肝炎肝硬化（乙型，失代偿期，门脉高压症，大量腹腔积液、胸腔积液）；②门静脉栓子。

治法：健脾益气，行气利水，活血化瘀。

方药：加味当归芍药散加减。当归 15g，川芎 10g，白芍 15g，茯苓 15g，白术 10g，泽泻 30g，冬葵子 15g，益母草 30g，白茅根 30g，鸡内金 10g，枳壳 6g，厚朴 6g，黄芪 20g，党参 15g。3 剂，水煎服，日 1 剂，早晚分服。

中药穴位贴敷。甘遂 15g，牵牛子 30g，芫花 15g，肉桂 10g，泽兰 15g，芒硝 20g。诸药粉碎混合均匀。葱白三段捣烂，与醋调上药成糊状，敷脐上，纱布覆盖，胶布固定，4～6 小时后取下，日 1 次。

西医补充人血白蛋白、利尿、促进肝细胞再生等治疗。

二诊：2015 年 7 月 27 日。患者腹胀缓解，按之柔软，动则气喘消失，微畏寒，食量较前略有增加，大便日 2 次，质稍稀，小便量日 1500mL，体重较入院无减轻。舌质淡暗，舌边齿痕，舌下脉络增粗，脉细。在原方上加官桂 10g，猪苓 15g，3 剂，水煎服，日 1 剂。

三诊：2015 年 7 月 30 日。腹胀缓解，食量增加，日尿量 3000～3500mL，体重日减少 1kg，大便日 2 次，为成形便。舌质暗淡,舌苔薄白,舌下脉络增粗,脉细。中药在上方基础上去猪苓,加丹参20g,10剂,水煎服,日1剂。

四诊:2015年8月9日。诸症均减,舌质暗淡,舌苔薄白,舌下脉络显露,脉细。彩超:中-少量腹水(下腹43mm,脾肾隐窝15mm);胸部CT示胸水消失。

予以上方门诊巩固治疗,半月后腹水消失。

按语:患者以腹大胀满,青筋暴露为主症,属"鼓胀"范畴。腹大胀满,撑胀不甚,神疲乏力,动则气喘,面色晦暗,不思饮食,小便不利,结合舌脉,辨证属气虚血瘀证。患者中年男性,外感湿热疫毒(乙肝病毒)之邪日久,肝脾俱病,气滞血瘀而成肝积。复因反复呕血、便血,气血亏虚,脾伤则失健运,肝伤则肝气郁滞,久则肝脾肾俱损,而致气虚血瘀,水停腹中,渐成鼓胀。临证当注意肝脾血瘀型鼓胀与气虚血瘀型鼓胀鉴别。肝脾血瘀型鼓胀是因水湿壅盛之时,水湿阻气阻血,气滞血瘀益甚,临证可见如腹大坚满、青筋怒张、胁腹刺痛拒按、肌肤甲错等一派实证表现;而气虚血瘀型鼓胀病迁延不愈,运血无力,血行瘀滞,临证则见腹大胀满,但撑胀不甚,兼有神疲乏力、动则气喘等虚证表现。

本病系肝病日久之并发症,为临床之重症,治疗非常棘手。赵师以为,患者反复出血,气随血脱,脾气亏虚更甚,运化失职,水湿停聚,选当归芍药散加味。方中加茯苓、白术、泽泻健脾渗湿,冬葵子滑利通窍,辅助茯苓淡渗利水,使小便通利,水有去路。白茅根淡渗利水,鸡内金消积导滞,并加用活血利水的益母草,辅以枳壳、厚朴行气。综观全方,以活血利水为要义,辅以少量行气药,切合肝硬化腹水"血不利则为水"以及"气滞、血瘀、水停,互结于腹中"的病机。配合行气逐水活血功用的中药贴敷神阙穴,增强利水之效。赵师强调气虚血瘀之鼓胀,药分从气、血、水分治,肝脾肾同调,上泻肺气之闭塞,中调脾胃之枢机,下利膀胱之水湿,通腑导滞,使水道畅而小便利,瘀血破而脉络通，诸症可消，方见卓效。

（闫　乐）

二十、肝硬化腹水（鼓胀　肝脾血瘀）

患者：闫某，男，42 岁，2015 年 9 月 1 日初诊。

主诉：间断右胁不适 1 年余，再发加重伴进行性腹胀 1 周。

现病史：患者 1 年余前无明显诱因间断出现右胁不适，遂至当地医院就诊，查丙肝抗体阳性，PCR－HCV－RNA 未检测，彩超提示肝硬化，脾大，半年前于当地市人民医院因脾功能亢进行脾栓塞术。发病来间断护肝治疗，右胁不适反复发作。1 周前患者进食不慎后腹泻，自服诺氟沙星胶囊后腹泻停止，右胁不适再发，腹胀如鼓，于当地市中医院查肝功能：总胆红素 45.9μmol/L，直接胆红素 18.4μmol/L，谷丙转氨酶 33U/L，谷草转氨酶 53U/L，白蛋白 26.7g/L；彩超：①肝硬化，脾大，大量腹水；②脾下极低回声包块（建议必要时进一步检查）；③脾门处低回声结节；④脾静脉增宽。转入我院。

既往史：20 年前因外伤曾有输血史。

现在症：腹大坚满，按之不陷而硬，青筋怒张，身目微黄，胁腹刺痛，面色晦暗，肌肤甲错，腹壁青筋显现，脐突，口干不欲饮，进食量减少约一半，口苦不黏，无恶心、呕吐，无皮肤瘙痒，夜眠一般，大便质软，日 2 次，小便黄，量少。舌质暗，苔薄白稍腻，舌下脉络迂曲，脉细涩。

辅助检查：血常规：红细胞 2.6×10^{12}/L，血红蛋白 91g/L，血小板 92×10^9/L；血栓止血：凝血酶原时间 20.10 秒，国际标准化比值 1.85，活化部分凝血活酶时间 38.10 秒，D－2 聚体 1.4mg/L；肝功能：总胆红素 85.5μmol/L，直接胆红素 44.7μmol/L，白蛋白 21.6g/L；腹水常规：澄清，无凝块，离心后上清液淡黄，清亮，离心后底部无沉淀，李凡他试验阴性，白细胞计数 120×10^6/L；丙肝病毒抗体阳性；PCR－HCV－RNA：

1.23×10^5 IU/mL；彩超：肝硬化，脾大，门静脉高压，大量腹水（下腹 127mm，脾肾隐窝 67mm）。

中医诊断：鼓胀（肝脾血瘀）。

西医诊断：肝炎肝硬化（丙型失代偿期，活动性，Child - Puch 分级 C 级，门脉高压症，大量腹腔积液）。

治法：活血化瘀，行气利水。

方药：己椒苈黄丸加减。汉防己 15g，葶苈子 30g，大黄 6g，炒苍术 15g，白术 30g，椒目 10g，泽兰 15g，大腹皮 30g，黄芪 15g，泽泻 15，赤芍 15g，陈皮 15g，当归 6g，茯苓 20g。3 剂，水煎服，日 1 剂，早晚分服。

中药穴位贴敷。甘遂 15g，牵牛子 30g，芫花 15g，肉桂 10g，泽兰 15g，芒硝 20g。诸药粉碎混合均匀，葱白三段捣烂，与醋将上药沫调成糊状，敷脐上，用纱布覆盖，胶布固定，4～6 小时后取下，日 1 次。

西医予保肝、退黄、补充人血白蛋白、利尿等治疗。

二诊：2015 年 9 月 4 日。患者腹胀缓解，按之柔软，脐突缩小，微畏寒，食量较前略有增加，大便日 2 次，为成形便，小便量日 1500mL，体重无明显减轻，舌质暗，苔薄白稍腻，舌下脉络迂曲，脉细涩。在原方上加官桂 10g，猪苓 15g，3 剂，水煎服，日 1 剂。

三诊：2015 年 9 月 7 日。日尿量 3000～3500ml，体重日下降 0.5～1kg，腹大胀满减轻，腹部按之较前变软，纳食增加，大便日 2 次，质软，舌质暗淡，舌苔薄白，舌下脉络迂曲，中药在上方基础上加水红花子 30g，14 剂，水煎服，日 1 剂。

四诊：2015 年 9 月 21 日。诸症均减，舌质暗淡，舌面薄白苔，舌下脉络迂曲，脉细。彩超：中等量腹水（下腹 67mm，脾肾隐窝 15mm）。予以出院，门诊上方巩固治疗。1 月后复查彩超，下腹水深 21mm。

按语：患者以腹部膨隆坚满，脐突皮光，青筋暴露为主症，属"鼓胀"范畴。腹大坚满，胁腹刺痛，肌肤甲错，口欲饮水不欲下咽，纳差食少，口苦不黏，结合舌脉，辨证属肝脾血瘀。患者中年男性，疫毒（丙肝病毒）之邪直中血分，内蕴于肝，肝气郁滞，瘀血阻络，聚于胁下，发为肝积。日久肝脾俱病，脾伤则失健运，肝伤则肝气郁滞，久病及肾，肝脾肾俱损，而致气滞血瘀，水停腹中，渐成鼓胀。临证当注意肝脾血瘀型鼓胀与气虚血瘀型鼓胀鉴别。肝脾血瘀型鼓胀是因水湿壅盛之时，水湿阻气阻血，气滞血瘀益甚，临证可见如腹大坚满，青筋怒张，胁腹刺痛拒按，肌肤甲错等一派实证表现。而气虚血瘀型鼓胀病迁延不愈，运血无力，血行瘀滞，临证则见腹大胀满，但撑胀不甚，神疲乏力，动则气喘等虚证表现。

　　本病系临床之疑难危重症，治疗上较为困难。赵师以为患者为鼓胀病中期，水湿壅盛之时，水湿阻气阻血，气滞血瘀益甚，呈现肝脾血瘀证。治疗以己椒苈黄丸加减，以活血化瘀、行气利水之功。原方治痰饮水走肠间而设，本方中防己、椒目辛宣苦泄，导水从小便而出；葶苈子、大黄攻坚决壅，泻肺通调水道，逐水从大便而去，此前后分消；苍术、白术、茯苓益气健脾，燥湿利水；当归、黄芪、赤芍，健脾益气，养血活血。初诊后疗效初显，但因久病失治，肝脾虚损，阴寒内生，出现微畏寒之症，故加官桂以温阳化气，猪苓利水渗湿。三诊，加水红花子活血利水，三药分从气、血、水分治，增加利水之功。配合中药穴位贴敷，增加驱逐湿邪的效果。赵师强调肝脾血瘀之鼓胀，应肝脾肾同调，上泻肺气之闭塞，下利膀胱之水湿，通腑导滞，使水道畅而小便利，瘀血破而脉络通，诸症可消，方见卓效。

（闫　乐）

二十一、肝硬化腹水（鼓胀　脾肾阳虚）

患者：郭某，女，70岁，2015年8月10日初诊。

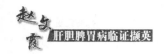

主诉：腹胀如鼓、双下肢水肿 5 月余，加重伴纳差 10 天。

现病史：5 月余前患者无明显诱因出现腹胀，眼睑及双下肢指凹性水肿，伴乏力，纳差，嗜睡，无胸闷及心前区痛，至当地医院就诊，自诉查尿常规、肾功能均正常，肝功能异常（具体不详），水肿减轻不明显。遂至某三甲医院住院，查肾功：肌酐 149μmol/L，尿素氮 17.00mmol/L，肝功能：白蛋白 29.1g/L，碱性磷酸酶 319U/L，谷氨酰转肽酶 79U/L，血常规：Hb81.0g/L，排除病毒性肝炎、脂肪肝、自身免疫性肝病后，诊断为"①隐源性肝硬化；②肾功能衰竭 4 期"，给予前列地尔针、重组人促红素、海昆肾喜胶囊等治疗，患者下肢水肿未消，且出院时腹胀，纳差，胸闷。10 天前遂来我院肾内科就治，给予护肾排浊，补充白蛋白等治疗，效果不佳，故来消化科门诊以"①隐源性肝硬化，失代偿期；②肾功能衰竭 4 期"为诊断收住我科。

现在症：腹胀难忍，胸脘满闷，每日啜少量稀粥，量约 400mL 左右，身困肢肿，难以下地行走，畏寒肢冷，尿少，日约 800mL，大便溏稀，日 1~2 次。

辅助检查：血常规：白细胞 3.77×10^9/L，红细胞 2.10×10^{12}/L，血红蛋白 62g/L，血小板 68×10^9/L，中性粒细胞百分比 76.9%；血沉：35mm/h；乙肝五项：HBsAb 阳性，余均阴性；血凝四项：纤维蛋白（原）降解产物 8.88ug/ml，D – 二聚体 0.54mg/L；肝功能：总蛋白 47.8g/L，白蛋白 25.2g/L，球蛋白 22.6g/L；肾功：尿素氮 17.45mmol/L，肌酐 164.0μmol/L。彩超示肝硬化、脾大，双肾实质弥漫性损伤，大量腹水（下腹水深 110mm）。

中医诊断：鼓胀（脾肾阳虚）。

西医诊断：①隐源性肝硬化（失代偿期，Child – pughB 级，门脉高压症）；②肾功能衰竭 4 期；③腹腔积液。

治法：健脾祛湿，温阳利水。

方药：济生肾气丸加减。熟地黄 15g，酒萸肉 10g，山药 15g，黄芪 10g，牡丹皮 15g，泽泻 30g，茯苓 15g，木瓜 15g，川牛膝 15g，大腹皮 30g，白茅根 30g，椒目 10g，蜜麻黄 3g，桔梗 12g，干益母草 12g，炒山楂 15g，炒神曲 15g，炒麦芽 15g，桂枝 6g，干姜 3g。3 剂，水煎服，日 1 剂。

脐火疗法。每日 1 次，10 天为一个疗程。

西药补充人血白蛋白、利尿等对症支持治疗。

二诊：2015 年 8 月 15 日。小便量日 2000mL，体重下降 1kg，患者腹胀稍缓解，畏寒，双下肢水肿，食量较前略有增加，大便日 1～2 次，为成形便，舌质淡红，舌体胖大，苔薄水滑，舌下脉络显露，脉沉细。在原方上去干姜，加淡附片（先煎）3g，7 剂，水煎服，日 1 剂。

三诊：2015 年 8 月 21 日。尿量逐渐增加，日尿量 2500～3200ml，体重日下降 0.5～1kg，腹胀明显缓解，双下肢水肿减轻，可下床活动，食量增加，畏寒减轻，大便日 1 次，成形，舌质淡红，舌苔薄白，舌下脉络显露，脉沉细。中药在上方基础上加丹参 15g，14 剂，水煎服，日 1 剂。

四诊：2015 年 9 月 4 日。诸症基本消失，舌质淡红，舌苔薄白，舌下脉络显露，脉沉细。复查彩超示下腹水深 40mm。

予以上方门诊巩固治疗。3 月后复查彩超，腹水消失。间断门诊治疗，随访 2 年，未再出现大量腹水。

按语：患者以腹部胀大、皮色苍黄、脉络暴露为主症，属"鼓胀"范畴。腹大胀满，形如蛙腹，撑胀尤甚，胸脘满闷，食少便溏，畏寒肢冷，尿少腿肿，结合舌脉，辨证属脾肾阳虚。患者老年女性，久病体弱，肝气不舒，气机阻滞，久而气郁肝脏，积于肝络，发为肝积；久病所伤，以致脾肾亏虚，脾虚则运化失职，清气不升，清浊相混，水湿停聚；肾虚则膀胱气化无权，水不得泄而内停，发为鼓胀。脾虚不运，肾精衰减，致肾阳不足，命门火衰，见畏寒肢冷。肾阳受损，脾失温煦，运化失职，水谷不化，则见纳呆便溏。临证当注意寒湿困脾型鼓胀与脾肾阳虚型鼓胀鉴别。寒湿困脾型鼓胀是因水湿停聚，湿从寒化，临证可见如腹胀按之如囊裹水，周身困重等一派实证表现。而脾肾阳虚型鼓胀病迁延不愈，久则寒水伤阳，由实转虚，临证则见腹大胀满，但撑胀不甚，畏寒肢冷，尿少腿肿等虚证表现。

该患者并非单一病种，而为肝肾同病导致大量腹水，为疑难重症，临床治疗非常棘手。在赵师指导下积极治疗，病症消退，随访2年未再复发。成功经验如下：

首先，强调分期论治。该病病机以本虚标实，病变极为复杂，初期以气滞湿阻为主，湿从寒化，则转变为寒湿困脾证；水湿壅盛之时，水湿阻气阻血，气滞血瘀益甚，呈现肝脾血瘀证。病迁延不愈，久则寒水伤阳，或过用寒凉，又可由实为主转变为以虚为主，而成脾肾阳虚之候。该患者因肝肾同病，以致关门不利，清浊相混，隧道壅塞，三焦决渎失职，而成水鼓重症。治疗应温补脾肾，活血利水。以济生肾气丸加减，桂枝、干姜代附子、肉桂助命门之火以温阳化气，乃"阴中求阳"之意；加白茅根清热利尿，木瓜舒筋活络，和胃化湿，焦三仙健脾开胃，诸药共奏温肾化气，利水消肿之功。初诊后疗效明显，但因其久病肾阳虚衰，遂二诊改干姜为淡附片温补肾阳，化气行水。赵师以为"然鼓胀者，凝血蕴里"，本病始因肝血脏，瘀血蕴积，肝肿坚硬，瘀血阻于肝脾，散发于腠理之间，脉络不通，气血凝滞，致水湿内停。故三诊加丹参，其味苦性微寒，入心兼归肝，专入血分，清而兼补，活血祛瘀。治水衰其大半而止，以健脾扶正、活血软坚以善其后。

其次，积极采取中医外治疗法，提高疗效。脐火疗法，以火助阳，通过具有健脾祛湿功用的药物，以神阙穴为枢纽，振奋中焦阳气，驱逐湿邪的效果。

最后，赵师强调鼓胀治疗，应肝脾肾同调，辨别虚实，攻补兼施，气血水同治，因势利导，祛邪外出，方见卓效。

（闫　乐）

二十二、肝硬化腹水（鼓胀　肝肾阴虚）

患者：陈某，男，53 岁，2015 年 3 月 24 日初诊。

主诉：间断右胁不适、身目黄染 2 年，加重伴腹胀 1 月。

现病史：患者 2 年出现右胁不适、身目黄染，至当地医院检查发现肝硬化，后至郑州大学第一附属医院住院治疗，经检查排除病毒性肝炎、自身免疫性肝病，结合其长期大量饮酒史，诊断为酒精性肝硬化失代偿期，给予保肝降酶、退黄等治疗，并口服熊去氧胆酸胶囊，病情好转后出院。此后患者未戒酒，反复肝功能异常。1 个月前上症加重，腹胀，于当地医院查肝功能：谷丙转氨酶 49U/L，谷草转氨酶 77U/L，碱性磷酸酶 297U/L，谷氨酰转肽酶 38U/L，总胆红素 190.1μmol/L，直接胆红素 71.1μmol/L，白蛋白 35.4g/L；血栓止血：凝血酶原时间 21.8 秒，国际标准化比值 2.02，甲胎蛋白 11.9ng/mL；彩超示肝硬化，肝源性胆囊炎，门静脉流速减低，脾稍大，腹腔积液（少－中量），诊断为慢性肝功能衰竭，给予促肝细胞生长素、腺苷蛋氨酸针、复方甘草酸苷针等药物治疗，黄疸逐渐改善，但仍腹部胀大，肢肿，故转入我院。

现在症：腹大满坚，青筋暴露，四肢消瘦，身目黄染，小便短少，日约 1000mL，口燥咽干，心烦少寐，时有齿鼻衄血，大便干少，两日一行，舌质红绛，苔光剥少津，脉弦细数。

辅助检查：腹水常规：颜色黄色，透明度浑浊，白细胞计数 120 × 10^6/L，多核细胞比率 95%。肝功能：总胆红素 183.5μmol/L，直接胆红素 84.8μmol/L，间接胆红素 98.7μmol/L，总蛋白 56.5g/L，白蛋白 26.2g/L，谷丙转氨酶 31U/L，谷草转氨酶 40U/L，碱性磷酸酶 130U/L，谷氨酰转肽酶 263U/L；血栓止血：凝血酶原时间 24.4 秒，国际标准化比值 2.22。彩超提示：肝硬化（门脉内径 15mm，流速 11cm/s），脾大（厚 41mm，长 148mm），腹水（下腹 92mm）。

中医诊断：①鼓胀（肝肾阴虚）；②黄疸。

西医诊断：①酒精性肝硬化（失代偿期，Child-pughC 级，门脉高压症，大量腹腔积液）；②慢性肝功能衰竭（腹水型，中期）。

治法：滋养肝肾，凉血化瘀。

方药：六味地黄汤加味。熟地黄 15g，酒萸肉 10g，山药 15g，茯苓 30g，泽泻 15g，牡丹皮 20g，麦冬 15g，五味子 15g，白茅根 30g，椒目 10g，大腹皮 30g，枸杞 15g，赤芍 20g，丹参 15g，川芎 12g，枳壳 12g，茵陈 30g。3 剂，水煎服，日 1 剂。

穴位贴敷。甘遂 15g，牵牛子 30g，芫花 15g，肉桂 10g，泽兰 15g，芒硝 20g，冰片 3g。诸药粉碎混合均匀，葱白三段捣烂，与醋将上药调成糊状，敷脐上，用纱布覆盖，胶布固定，4~6 小时后取下，每日 1 次。

西医继续保肝退黄、促进肝细胞再生、补充人血白蛋白及凝血因子、利尿等治疗。

嘱戒酒。

二诊：2015 年 3 月 27 日。患者尿量较前增加，日约 2000mL 左右，口干，口鼻衄血，大便干，日 1 次，体重较入院未增加，舌质红绛，舌面少量白苔，脉弦细数。在原方上加栀子 12g，大黄炭 15g，芦根 15g，藕节 20g，3 剂，水煎服，日 1 剂。

三诊：2015 年 3 月 30 日。尿量日约 2800~3300mL，体重日下降 0.3~0.5kg，腹胀、黄疸减轻，食量改善，口鼻衄血减少，仍有口干，大便日 1 次，成形，舌质红绛，舌苔薄少，脉弦细数。中药守上方，去大黄炭、藕节，加石斛 15g，7 剂，水煎服，日 1 剂。

四诊：2015 年 4 月 6 日。诸症改善，舌质红绛，舌面少量白苔，脉弦细数。复查肝功能：总胆红素 75.5μmol/L，直接胆红素 44.8μmol/L，白蛋白 26.2g/L，谷氨酰转肽酶 163U/L；血栓止血：凝血酶原时间 19.4 秒，国际标准化比值 1.73；彩超示腹水（下腹约为 58mm）。原方基础上去椒目、白茅根后，巩固治疗。

此后坚持门诊治疗，随访 1 年，肝功能轻度异常，血栓止血：凝血酶原时间 14~15 秒，并未再发大量腹水。

按语： 患者肝病日久，以腹胀如鼓、脉络暴露为主症，属"鼓胀"范畴。腹大满坚，青筋暴露，四肢消瘦，身目微黄，小便短少，口燥咽干，心烦少寐，时有齿鼻衄血，大便干少，舌质红绛，苔光剥少津，脉弦细数，辨证属肝肾阴虚。患者中年男性，嗜酒过度，损伤脾胃，以致运化功能失职，酒湿浊气蕴结中焦，气机升降失常，波及肝肾，气滞不畅，血行受阻，开阖不利，致使气血水互结，遂成鼓胀。湿浊内生，随脾胃阴阳盛衰从热化，阻滞于脾胃肝胆，致肝失疏泄，胆液不循常道，随血泛溢，浸淫肌肤而发为黄疸。肝气郁结，久而化热伤阴，肝阴不足，致肾阴亏虚，阴津耗伤，遂见口燥咽干。阴虚火旺，血热妄行，则见齿鼻衄血。

赵师以为，本案为鼓胀病晚期，肝病迁延不愈，肝脾久病则伤肾，肾伤则火不生土或水不涵木，而成肝肾阴虚之候。故初诊以六味地黄汤为基方，加麦冬、五味子养阴生津、润肺清心。赤芍、丹参凉血活血。全方共奏滋补肝肾，行气活血，利水消肿之功。初诊后疗效明显，但因其久病阴虚火旺，迫血妄行，遂二诊栀子、芦根，清热生津、泻火除烦；藕节、大黄炭，活血止血，收敛化瘀。三诊患者诸症改善，"治水之则，衰其大半而止"，故以滋补肝肾，活血软坚以善其后。配合中药穴位贴敷，达驱逐湿邪的效果。赵师强调肝肾阴虚之鼓胀，治以养中有散，泻中有补，养阴不可恋邪，利水不可伤正，清热养血，防突发血证之变。

（闫　乐）

二十三、肝硬化并自发性腹膜炎（鼓胀　湿热蕴结）

患者：黄某，男，63 岁，2014 年 1 月 21 日初诊。

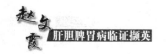

主诉：间断腹大胀满1年，再发并加重半月。

现病史：患者1年前无明显诱因开始出现腹大胀满，尿少，至省某三甲医院检查发现肝功能异常，乙肝标志物 HBsAg、HBeAb、HBcAb 阳性；HBV – DNA 1.7×10^6 IU/mL；彩超示肝硬化、脾大、腹水；诊断为乙肝肝硬化（失代偿期，活动性），予以恩替卡韦分散片抗乙肝病毒治疗，及保肝、利尿、营养支持等措施，腹水消失出院。此后患者多次出现腹水，间断口服螺内酯片、呋塞米片，症状时轻时重。半月前进食不洁后腹胀加重，至另一所三甲医院查 CT 示肝硬化，胆囊壁略厚，脾脏体积增大，腹腔积液，左上腹迂曲条索状高密度影。护肝、利尿、输注人血白蛋白等治疗后症状进行性加重，故来我院求治。

现在症：腹大坚满，皮色苍黄，拒按，烦热口苦，渴不欲饮，小便赤涩，大便干结，两日1次，日尿量1000mL，腹壁青筋隐现，左胁下积块固定不移，舌质红，舌下脉络显露，苔黄腻，脉弦数。

辅助检查：HBV – DNA 未检出；肝功能：总胆红素 57μmol/L，白蛋白26g/L，谷丙转氨酶67U/L，胆碱酯酶2.7kU/L；血常规：白细胞 4.9×10^9/L，中性粒细胞百分比86%，血小板 28×10^9/L；腹水常规：淡黄、微浑、无凝块，李凡他试验阳性，白细胞 1600×10^6/L，多核细胞比率84%，单核细胞比率16%。彩超：肝硬化，脾大，腹水（下腹水深117mm）。

中医诊断：鼓胀（湿热蕴结）。

西医诊断：肝炎肝硬化（乙型，失代偿期，活动性）并自发性腹膜炎。

治法：清热利湿，攻下逐水。

方药：中满分消丸加减。黄芩12g，黄连6g，大黄10g，厚朴10g，枳实15g，陈皮15g，半夏9g，茯苓15g，泽泻12g，白茅根30g，水红花子30g，鸡内金12g。3剂，水煎服，日1剂。

中药穴位贴敷：芒硝粉3g，甘遂末3g，冰片粉3g，三药混合均匀后，水调成糊状，敷脐上，用纱布覆盖，胶布固定，4~6小时后取下，每日 1 次。

西医继续抗病毒、利尿、抗感染、补充人血白蛋白等治疗。

二诊：2014 年 1 月 24 日。患者大便日 1~2 次，为成形便，小便量仍少，体重日增 1kg，脘腹胀闷，平卧困难，舌苔白腻，查胸片示右侧胸腔积液。在原方上加桑白皮 10g，大腹皮 30g，改茯苓为茯苓皮 15g，3 剂，水煎服，日 1 剂。

三诊：2014 年 1 月 27 日。尿量逐渐增加，复诊时尿量日 3000~3500mL，体重日下降 0.5~1kg，腹胀、烦热、口苦明显减轻，大便日 1~2 次、糊状，舌红减轻，舌下脉络显露，苔薄黄、脉弦。腹水常规为漏出液，停抗菌素。中药在上方基础上去大黄，加白术 15g，7 剂，水煎服，日 1 剂。

四诊：2014 年 2 月 10 日。诸症消失，舌质暗，舌体大，舌下脉络显露，苔薄白腻，脉沉弦。彩超示少量腹水（下腹水深 30mm），胸腔积液消失。予以健脾丸合鳖甲煎丸口服以善其后。

按语： 患者以腹部胀大、皮色苍黄、腹壁青筋隐现为主症，属"鼓胀"范畴。腹大坚满，拒按，兼以烦热口苦，渴不欲饮，小便短赤，大便干结，结合舌脉，辨证属湿热蕴结。

赵师认为，湿热蕴结型鼓胀是急危重证。该患者正气不足，外感湿热疫毒（乙肝病毒）之邪，蕴于中焦，内伤肝脾，脉络壅塞，日久及肾，肝脾肾功能失调，气机升降失常，清浊相混，气血水停于腹中，发为鼓胀。复饮食不慎，外感湿热与内蕴之邪互结，浊水停聚则腹大坚满、脘腹撑急，湿热上蒸则烦热口苦、渴不欲饮，阻于胃肠则大便干结，湿热下注，气化不利则小便赤涩，舌脉俱为湿热壅盛、气滞、血瘀、水停之像。本阶段以实证为主，易变生吐血、便血、神昏、痉厥等危象，若不积极救治，预后不良。本病治疗，需注意以下三点：

首先，合理攻补，分阶段治疗。初诊时以邪实为主，治疗予以中满分消丸加减清热利湿、攻下逐水，予以水红花子清热解毒、活血软坚、利水消肿。三诊时腹胀、烦热症状减轻，去大黄减攻逐之性，加白术健脾利水扶正。"积"是"胀病之根"，四诊时腹水明显减少，以健脾扶正为主，活血软坚消积，以治产水之源。

其次，灵活运用分消走泄法。初诊后疗效甚微，赵师以为，三焦为人体水液输布和排泄的主要通道，如《素问·灵兰秘典论》曰："三焦者，决渎之官，水道出焉"，水液代谢异常，必涉三焦，故在原方案基础上，加桑白皮以助肺气宣发肃降，泻肺行水，"肺为水之上源"，可达"提壶揭盖"之效，清·徐大椿《医学源流论》则称为"开上源以利下流"。加大腹皮、配合原方之厚朴、半夏辛开苦降以畅中，茯苓皮、白茅根清热淡渗利水以渗下，使水邪分消而散。在辨证论治基础上，根据其邪在病位，将分消走泻之宣上、畅中、渗下等治法运用到鼓胀的治疗中，因势利导，祛邪外出，卓有成效。

最后，重视内外同治，增加疗效。在内服药的同时，取芒硝粉、甘遂末峻下逐水，冰片促皮渗透，敷于神阙，神阙为任脉、冲脉循行之地，任督经气相通，冲为经脉之海，共理人体诸经百脉，推动气血运行，调节脏腑功能，从而发挥整体逐水作用。现代解剖学认为，脐部表皮角质层最薄，皮下无脂肪组织，和筋膜、腹膜直接相连，有利于药物的透皮吸收，脐下腹膜有丰富的静脉网，药物透脐后，直接扩散到经脉网或腹下静脉分支而进入体循环，吸收速度快。肝硬化时门脉压力增高，侧支循环建立，脐周静脉开放，更有利于药物通过该侧支循环进入血液。

正确辨证，合理选用攻补方法，重视水邪分消走泄，内外同治，是本案成功的关键。

（马素平）

二十四、肝性脑病（肝厥　痰蒙清窍）

患者：张某，男，48 岁，2018 年 3 月 22 日初诊。

主诉：间断右胁不适 3 年，反复意识异常 1 年，加重 1 天。

现病史：3 年前无明显诱因出现右胁不适伴腹胀，双下肢水肿，眼睑浮肿，至当地县中医院求治，发现肝功能异常，至我院查乙肝标志物 HBsAg、HBeAb、HBcAb 阳性，HBV – DNA：3.69 + 03IU/mL；彩超示肝硬化并结节，门静脉高压，肝源性胆囊炎，胆囊壁水肿，脾大，腹水（大量）；胃镜：食管静脉曲张（重度）（红色征＋），门脉高压性胃病。治疗上给予口服阿德福韦酯胶囊抗病毒及保肝、利尿及对症治疗，腹胀、水肿消失；近 1 年反复出现意识障碍，诊断为肝性脑病，多次至当地医院住院治疗，经治好转出院。1 天前因进食肉食后出现头昏沉，言语错乱，行走不稳，计算力、定向力下降，继而嗜睡，呼之能应，不能对答，急至我院求治。

现在症：嗜睡，呼之能应，不能对答，小便可，大便 3 日未行。记忆力、计算力、定位、定向力检查不配合，扑翼样震颤阳性，面色晦暗，入院前因行走不稳摔伤处有大片紫暗瘀斑，肝掌阳性，腹部饱满柔软，肝浊音界缩小，移动性浊音阴性，无下肢水肿。神经系统检查，脑膜刺激征阴性，四肢肌张力稍增强，锥体束征未引出；舌质暗淡，舌体胖大，舌下静脉紫暗迂曲，苔白稍腻，脉滑。

辅助检查：血常规：红细胞 3.81×10^{12}/L，血红蛋白 126 g/L，血小板 69×10^9/L，白细胞 3.5×10^9/L；肝功能：总胆红素 30.5μmol/L，直接胆红素 12.4μmol/L，白蛋白 25.9g/L，谷丙转氨酶 50.9U/L，谷草转氨酶 60U/L，碱性磷酸酶 73.2U/L；血氨 56μmol/L；血栓止血示：18.5 秒，国际标准化比值 1.54；HBV – DNA 未检出，肾功、心肌酶、电解质、血脂（血糖）、大便常规均正常；心电图：窦性心动过缓（P58 次/分）；头颅 CT：脑白质脱鞘改变。

中医诊断：①肝厥（痰蒙清窍）；②肝积。

西医诊断：①肝性脑病Ⅲ期；②肝炎肝硬化（乙型，失代偿期，活动性，Child-pugh 分级 C 级），门静脉高压症（食管胃底静脉重度曲张、脾大脾功能亢进）。

治法：健脾化痰，醒神开窍。

方药：二陈汤合菖蒲郁金汤加减。姜半夏 9g，陈皮 12g，薏苡仁 30g，石菖蒲 12g，醋郁金 12g，姜竹茹 10g，全瓜蒌 10g，姜厚朴 10g，醋山甲 5g，炒鸡内金 10g，太子参 20g，甘草 6g，3 剂，急水煎服，日 1 剂，少量频频灌服。

中药直肠滴入。方药：大黄 30g，醋郁金 24g，石菖蒲 10g，乌梅 30g，3 剂，急水煎，中药直肠滴入，每次 200mL，日 2 次。

西药予以保肝、对症支持治疗。

二诊：2018 年 3 月 23 日。大便 2 次，糊状便，气味臭秽。意识转清，反应迟钝，计算力、定向力下降，扑翼样震颤阳性。继续目前方案治疗。

三诊：2018 年 3 月 25 日。大便日 2~3 次，糊状，神志清，反应接近正常，计算力改善，扑翼样震颤消失。脘腹胀满，双下肢轻度水肿，移动性浊音可疑阳性，舌质暗淡，舌尖偏红，舌苔润，脉滑。中药在原方基础上加大腹皮 30g，车前子 15g，冬瓜皮 30g，3 剂，水煎服，日 1 剂。嘱患者每日进食一个蛋黄，玉米须 30g，白茅根 30g，荷叶 30g，煮水当茶饮。

四诊：2018 年 3 月 29 日。计算力、定向力复常，扑翼样震颤阴性，腹胀及双下肢水肿消失，大便日 2 次，舌质暗红，苔薄白，脉虚。复查血氨 25μmol/L。调方如下：茵陈 40g，赤芍 15g，白茅根 30g，当归 12g，醋郁金 12g，川芎 12g，醋山甲 5g，人参 10，茯苓 30g，白术 30g，陈皮 10g，砂仁 6，炒鸡内金 12g，炒麦芽 30g，麸炒枳壳 10g，姜厚朴 10g，九节菖蒲 15g，酒女贞子 15g。水煎服，每日 1 剂，饭后温服。嘱夜间加营养粥，粳米 20g，山药 10g，薏米 10g，枸杞子 10g，大枣 3 枚，加水适量煮粥，每晚睡前服，每日 1 枚鸡蛋。

五诊：2018 年 4 月 5 日。意识清，乏力，偶有头昏，纳眠可，大便日 2 次，舌质暗淡，苔薄白，脉虚。中药以健脾益气、补气生血为治则，药物如下：黄芪 30g，当归 6g，党参 15g，麸炒白术 15g，茯苓 15g，陈皮 10g，砂仁 6g，茵陈 30g，赤芍 15g，麸炒枳壳 10g，川芎 12g，山甲 5g，醋郁金 12g，姜厚朴 10g，炒鸡内金 12g，炒麦芽 15g，醋鳖甲 20g。水煎服，每日 1 剂，早晚两次分服。

中药辨证治疗 3 月停药。随访半年，肝性脑病未再反复，患者目前生活状态良好，可从事一般性工作。

按语：肝性脑病（HE）又称肝性昏迷，是指严重肝病引起的、以代谢紊乱为基础的中枢神经系统功能失调的综合征，其主要临床表现是意识障碍、行为失常和昏迷。有急性与慢性脑病之分。本病为肝硬化常见并发症，且为肝硬化主要死亡原因。

该患者在肝功能失代偿期的基础上，反复出现意识不清，昏不识人的表现，结合病史及舌脉，中医诊断属"肝厥""昏迷"等范畴。本病病位在脑，与肝、肾、脾、胃等脏腑有关。常因肝病迁延不愈，邪热疫毒伤及阴液，以致虚风内动；或因木旺克土，肝气犯脾，脾胃虚弱，聚痰生湿，痰浊上蒙清窍，以致神昏不识。赵师认为，该患者感受湿热疫毒之邪，迁延不愈，肝气郁滞，横逆乘脾，气滞血瘀，发为肝积；脾失健运，复进食厚味，痰湿内盛，阻遏阳气，痰蒙清窍，则精神痴呆、表情冷漠、渐至神志模糊、言语不清、昏不识人；气机不畅，故面色晦滞、胸闷腹胀。舌质暗淡，舌体胖大，舌下静脉紫暗迂曲，苔白稍腻，脉滑，均为痰浊之象。该证有舌暗、面色晦暗、肌肤瘀斑等脾虚不统血、瘀血内阻等表现，与一般肝厥不同。

患者反复意识不清，且发作频繁，为危重症。在赵师指导下积极救治，终于转危为安，成功经验有三。

一是迅速祛除诱因。该患者多次发病均与进食大量高蛋白饮食、便秘有关。赵师认为，胃强脾弱，腑气不通，浊气不降，清气不升，痰浊蒙蔽清窍，故治疗在化痰开窍基础，通腑泻浊，中

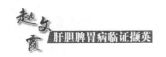

药保留灌肠。

二是分阶段治疗，截断逆转病情。急性发病期，患者痰蒙清窍，腑气不通，以"急则治其标""实则泻之"为原则，以祛邪为主，化痰开窍、通腑泻浊，二陈汤合菖蒲郁金汤加减。恢复期，痰浊渐清，脾失健运，腹水、双下肢水肿，加利水渗湿之品。稳定期，久病多虚，肝阴血不足，脾气虚不能运化水湿及统血，邪祛正虚，应以扶正为主，补脾气、养肝阴、补肝血以主。

三是重视饮食调护。赵师认为，肝性脑病长期低蛋白饮食，加剧营养状态恶化，加速终末期肝病进展。重视营养及防治并发症可能是终末期肝病最安全、最有效的治疗方法；主张逐渐进食优质蛋白补充营养，同时基于"药食同源""寓药于食"思想，根据患者不同疾病阶段，定制药膳，实施个体化营养饮食干预措施。如肝性脑病恢复期，予玉米须、白茅根、荷叶熬水当茶饮以利水渗湿，以免伤阴津，稳定期予以山药、薏苡仁、粳米、枸杞子、大枣健脾益气和胃。

赵师指出，肝性脑病治疗最高境界为未病先防，适量摄入蛋白质饮食，保持大便通畅；发病后应积极祛除诱因，迅速控制病情进展，尽快纠正肝性脑病；病情转归恢复及稳定阶段，注重久病多虚，肝体阴而用阳，健脾养肝为主，加强膳食调护，以期病情长期稳定。

（崔健娇）

二十五、肝性脑病（肝厥　痰湿蒙窍）

患者：李某，男，58岁，2018年3月21日初诊。

主诉：反复腹胀2年，昏睡5小时。

现病史：2年前患者劳累后出现腹部胀满，双下肢水肿，身目黄染，至当地医院查肝功能示胆红素升高、白蛋白低下，HBV－DNA具体不详，CT示肝硬化、脾大、腹腔积液，改为恩替卡韦分散片（0.5mg日1次）抗病毒治疗，并给予输注人血白蛋白、血浆、利尿、保肝退黄等治疗后出院。此后血清胆红素维持于 50~90μmol/L 间，多次因腹腔感染住院治疗，病情呈进展趋势。1 周前患者进食肉馅饺子后出现睡眠颠倒、烦躁、记忆力下降等，再次于该院住院治疗，考虑肝性脑病，给予保肝、促进血氨代谢等治疗，症状未见减轻，并 5 小时前出现昏睡，对答不切题，故转入我院。

现在症：昏睡，呼之可应，对答不切题，烦躁不安，呕吐涎沫，肌肤、目睛黄染，黄色晦暗，舌体胖大，舌质暗淡，苔白腻，脉沉滑。

体格检查：肝病面容，肝掌及蜘蛛痣阳性，肌肤目睛黄染，黄色晦暗，扑翼样震颤阳性。腹部膨隆，腹壁静脉显露，腹部柔软，腹无压痛及反跳痛，脾脏于左肋下脐水平线处可触及，质韧，无触痛，移动性浊音阳性，双下肢水肿。四肢肌力、肌张力正常，锥体束征未引出。

既往史：体检发现乙肝肝硬化 14 年，阿德福韦酯抗乙肝病毒治疗，HBV-DNA 阴转。

家族史：患者母亲及弟弟均为乙肝肝硬化患者。

辅助检查：肝功能：总胆红素 83μmol/L，白蛋白 24g/L，谷草转氨酶 67U/L；血氨 124μmol/L；血栓止血：凝血酶原时间 19 秒，国际标准化比值 1.46；乙肝标志物 HBsAg、HBeAb、HBcAb 阳性；HBV-DNA 阴性；血常规：白细胞 $1.5×10^9$/L，血红蛋白 61g/L，血小板 $25×10^9$/L，血糖正常；腹部 CT 平扫+增强：肝硬化、脾大、大量腹水；门静脉右支分支管腔变窄；食管下段、腹腔及脾门区静脉曲张。头颅 CT 未见异常。

中医诊断：①肝厥（痰湿蒙窍）；②鼓胀；③黄疸。

西医诊断：①肝性脑病Ⅲ期；②肝炎肝硬化（乙型，失代偿期，活动性，Child-pugh 分级 C 级），门静脉高压（脾大并脾功能亢进、腹水、食管静脉曲张）；③贫血（中度）。

治法：健脾化湿，豁痰开窍。

方药：涤痰汤加减。茯苓 15g，党参 15g，陈皮 20g，半夏 12g，苍术 12g，枳实 12g，姜竹茹 12g，胆南星 10g，郁金 15g，石菖蒲 15g，乌梅 9g。1 剂，急水煎服，日 1 剂，少量灌服。

结肠水疗后，中药直肠滴入。方药：枳实 15g，厚朴 12g，大黄 15g，乌梅 9g，紫草 15g，薏苡仁 30g，3 剂，急水煎，中药直肠滴入，每次 200mL，日 2 次。

西药予以恩替卡韦片抗乙肝病毒治疗，并给予门冬氨酸鸟氨酸针静脉点滴、乳果糖溶液口服降血氨，并给予营养支持及对症治疗。

二诊：2018 年 3 月 22 日。患者意识异常减轻，呈嗜睡状态，回答问题切题，记忆力及计算力下降，扑翼样震颤阳性。复查血氨 78μmol/L。舌体胖大，舌质暗淡，苔白腻，脉沉滑。在原方基础上加牡丹皮 15g，生白术 30g，3 剂，水煎服，日 1 剂。继续给予中药直肠滴入治疗。

三诊：2018 年 3 月 25 日。患者神志清，问答切题，记忆力及计算力迟钝，扑翼样震颤阴性，腹部胀满，食欲差，乏力困倦，小便量偏少，大便日 1~2 次，质稀。舌体胖大，舌质暗淡，苔白腻，脉沉滑。于上方基础上，去胆南星、枳实、乌梅、石菖蒲，加赤芍 12g，大腹皮 30g，白茅根 20g，冬瓜皮 30g。5 剂，日 1 剂，水煎分服。继续给予中药直肠滴入，日 1 次。

四诊：2018 年 3 月 29 日。患者神志清楚，回答问题正确，记忆力及计算力正常，扑翼样震颤阴性，腹胀减轻，食欲欠佳，乏力症状有所改善，小便量增加。舌体胖大，舌质暗淡，苔白腻，脉沉滑。治疗以健脾化痰祛湿活血为主。方药调整如下：党参 15g，炒白术 30g，茯苓 15g，陈皮 15g，砂仁 9g，薏苡仁 30g，佩兰 10g，山药 30，郁金 15g，赤芍 12g，丹参 12g，泽泻 20g，鸡内金 15g，甘草 6g，大枣 3 枚。7 剂，水煎服，日 1 剂。嘱夜间加营养粥，粳米 20g，山药 10g，大枣 3 枚，加水适量煮粥，每晚睡前服。

此后，中药辨证治疗 1 月停药。随访半年，患者目前生活状态良好。2018 年 11 月复查肝功能：总胆红素 33μmol/L，白蛋白 32g/L，谷草转氨酶 37U/L；血氨 12μmol/L；血栓止血：凝血酶原时间 14 秒，国际标准化比值 1.06；彩超未提示腹腔积液。

按语： 该患者以昏迷、意识错乱为主症入院，入院查血糖、头颅 CT 均未见异常，排除低血糖、糖尿病高渗、头颅疾病所致。结合患者乙肝肝硬化失代偿期基础病病史，入院前有进食高蛋白食物诱因，入院查体扑翼样震颤阳性，血氨明显升高，诊断为肝性脑病。本病属于肝病科急危重症之一。

本案属于中医厥证范畴，多是因情志内伤、体虚劳倦、失血亡精、饮食不节等，导致脏腑气机逆乱，升降失调，气血阴阳不相顺接而致。本病发病特点具有急骤性、突发性和一时性，死亡率极高。该患者在本院住院之前就诊于某医院住院，给予保肝、降血氨治疗后，症状呈加重趋势，入院后在赵师指导治疗下转危为安，成功经验有下：

其一，紧抓病机，辨证论治。厥证分为气厥、血厥、痰厥之分，各型之厥，特点不同。该患者以昏睡为主，伴有形体肥胖，嗜食肥甘厚腻之品，呕吐涎沫，呼吸气粗，舌体胖大，舌质暗淡，苔白腻，脉沉滑，赵师认为属于痰厥。该患者感染先天疫毒之邪，损伤肝脏，日久肝郁横逆犯脾，致脾脏受损，加之患者素嗜肥甘厚味，导致脾胃运化失常，以致聚湿生痰，痰浊阻滞，痰湿上蒙清窍，清阳被阻，而发为昏厥。治疗应以健脾为着手点，脾气得健则痰湿自除，治疗以健脾化湿，豁痰开窍为法，方以涤痰汤酌加健脾益气之品，故能奏效。

其二，多法并用，综合治疗。赵师先用结肠水疗清除肠道秽浊之邪，减少血氨等毒素吸收，继之采用中药直肠滴入促使肠道吸收药物，达通腑泄浊目的。

总之，厥证乃急危重症之一，病死率较高，需及时救治为要，醒神回厥为主要的治疗原则，但又需根据虚实辨证论治，同

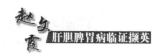

时采取中西医结合，多法综合治疗，方能效甚。

（梁浩卫）

二十六、肝硬化并胸腔积液（悬饮　中气下陷　饮停胸胁）

患者：王某，女，80岁，2018年1月22日初诊。

主诉：间断胸胁胀满、咳逆喘促2年，再发并加重3月。

现病史：患者2年前受凉后出现咳嗽，胸胁胀满，逐渐加重，咳逆喘促，至当地医院检查CT示右侧大量胸腔积液，肝硬化，脾大，少量腹水；肝功能示总胆红素47μmol/L、白蛋白28.7g/L，丙肝抗体阳性，诊断为肝炎肝硬化丙型失代偿期右侧胸腔积液，予以保肝、静脉补充白蛋白、利尿、胸水引流、营养支持等措施，胸水消失出院。此后患者反复出现上症，间断口服螺内酯片、呋塞米片，症状时轻时重，3月前无明显诱因加重，经胸水引流及抗感染、补充白蛋白、利尿等治疗后，胸水量持续不减，故来我院求治。

现在症：胸胁胀满，咳唾引痛，咳逆喘促不能平卧，仅能偏于右侧卧位，右侧肋间胀满，胸廓隆起，口干不欲饮，纳差，乏力，服用六味地黄汤即腹泻，大便溏，日2次，量少，临厕努挣，蹲位小便不通，站位小便自遗。赤掌，面部红痣赤缕，舌体大，质嫩红，乏津，无苔，脉沉弦。

既往史：丙型肝炎、肝硬化史20年，8年前出现腹水，7年前发现肝右叶占位，经介入、射频消融治疗后肝右叶占位活性消失。3年前曾口服索磷布韦、达拉他韦抗丙肝病毒治疗6个月，HCV－RNA阴转。

辅助检查：肝功能：总胆红素67μmol/L，白蛋白26.7g/L，胆碱酯酶2.9kU/L；肾功能、电解质正常；血常规：白细胞2.9×10^9/L，中性粒细胞百分比54%，血小板32×10^9/L；胸水常规：淡黄、清晰、无凝块，李凡他试验阴性，白细胞235×10^6/L。CT：右侧大量胸腔积液，右肺不张，纵膈左移；肝硬化，门脉高压，脾大，少量腹水。彩超：右侧胸腔可及最大深度约120mm液性暗区。

中医诊断：①悬饮（中气下陷，饮停胸胁）；②肝积。

西医诊断：①右侧胸腔积液；②肝炎肝硬化（丙型，失代偿期活动性，门静脉高压症）；③盆底松弛综合征。

治法：升阳举陷，泻肺利水。

方药：补中益气汤合生脉饮加减。黄芪30g，太子参15g，陈皮15g，升麻9g，炒白术15g，柴胡9g，麦冬10g，五味子30g，桑白皮15g，葶苈子10g，枇杷叶15g，白茅根30g，大腹皮30g，生山药15g，炒山药15g，枳壳10g，鸡内金15g，大枣3枚。7剂，水煎服，日1剂。

继续间断胸水引流及补充白蛋白、利尿等对症支持治疗。

二诊：2018年1月30日。右侧肋间胀满、咳唾引痛减轻，可30°角半卧位，口干，纳食量少，乏力，大便溏，日2次，排便比较顺利、蹲位小便不通、站位小便自遗次数减少。舌体大，质嫩红，微有津液，无苔，脉沉弦。在原方上加焦山楂12g，7剂，水煎服，日1剂。

三诊：2018年2月7日。右侧肋间胀满、咳唾引痛明显减轻，基本可平卧，活动后仍胸闷，口干减轻，纳食增加，大便成形，日1~2次，排便较畅，蹲位排尿顺利、小便自遗消失。舌体胖大，舌质嫩红，舌苔薄润，脉沉弦。在原方上加桂枝3g，香附10g，14剂，水煎服、日1剂。

复查彩超示右侧中等量胸水（可及最大深度约70mm液性暗区）。

四诊：2018年2月22日。右侧肋间胀满、咳唾引痛消失，一般室内活动后无明显胸闷，纳食如常，二便自调。舌体胖大，舌质嫩红，苔薄白润，脉沉弦。复查彩超示右侧少量胸腔积液（可及最大深度约15mm液性暗区）。在上方基础上去葶苈子，14剂，水煎服，日1剂。准予出院。随访3月，未复发。

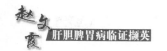

按语: 患者以胸胁胀满、咳唾引痛为主症,咳逆喘促不能平卧,口干不欲饮,纳差,乏力,服用六味地黄汤即腹泻,大便溏,临厕努挣,蹲位小便不通,站位小便自遗。赤掌,面部红痣赤缕,舌体胖大,舌质嫩红,乏津,无苔,脉沉弦,中医诊断属"悬饮、肝积"范畴,辨证为中气下陷,饮停胸胁证。赵师认为,患者年逾八旬,素有肝积、鼓胀、肝癌,久用利水药,气血阴阳俱虚,舌质嫩红、无苔、乏津,似为肝肾阴虚证,但服养阴药则腹泻,舌体胖大,说明阴损及阳。脾肾阳虚,水液失于输化,停而成饮。脾虚不能升举阳气,中气下陷,而大便溏,临厕努挣,蹲位小便不通,站位小便自遗。本病病位在肝,涉及肺脾肾,病理性质总属本虚标实,脾肾阳虚、中气下陷,实是发病的内在基础,水液输化失调,水饮停积于肺为外在表现。故治疗以升阳举陷为主,兼以泻肺利水。方选补中益气汤升举中阳,合葶苈大枣泻肺汤加味泻肺利水。因患者大便溏,当归滋腻有滑肠之虞,故去当归。患者气虚之中育有阴虚之象,故合生脉饮益气养阴。予以桑白皮、枇杷叶加强葶苈子泻肺利水之力,大腹皮、白茅根利水消肿,生、炒山药健脾补肾涩精,枳壳条达气机,鸡内金消积和胃。诸药共成升阳举陷、泻肺利水之剂。二诊时患者症状略改善,但纳食欠佳,予以焦山楂加强消积和胃之力。三诊时患者右侧肋间胀满、咳唾引痛大减,大便均明显改善,鉴于患者悬饮久停难去,体弱,"病痰饮者,当以温药和之",加桂枝3g以温通阳气,化气利水;久病入络,加香附以理气和络。四诊时患者右侧肋间胀满、咳唾引痛消失,可室内活动,纳食如常,二便自调,舌质润,舌苔薄白,脉沉弦,复查彩超示右侧少量胸腔积液。患者高龄,久病体虚,祛邪当"衰其大半而止",在上方基础上去葶苈子。患者悬饮久留不退,经月余治疗,水饮渐退,随访3月未发,堪为奇效。

　　本案成功之处在于辨证精准。患者至虚之体,而见至盛之候,临证需仔细诊察,切中病机施治,谨记"至虚有盛候""大实有羸状"，免犯"虚虚实实"之过。

（马素平）

二十七、门脉高压性胃病并上消化道出血（吐血 阴虚火旺）

患者：张某，女，60 岁，2012 年 1 月 21 日初诊。

主诉：间断呕血、便血 7 年，再发 1 日。

现病史：患者 7 年前进食粗糙饮食后出现呕血、便血，呕血量约 1000mL，伴心慌、汗出，在某三甲医院内科治疗，血止后行脾切加贲门周围血管离断术。2 年前再次出现呕血、便血，在另一三甲医院行内镜下食管曲张静脉套扎、胃底曲张静脉硬化治疗，半年后因呕血再次行胃底曲张静脉硬化治疗。1 年来，无明显诱因，先后 4 次呕血、便血，胃镜诊断门脉高压性胃病，无法再进行局部治疗。每次均予以生长抑素等药物治疗及输血治疗。1 日前劳累后再次出现黑便，日 4 次，总量约 300g，呕血 1 次，急来我院求治。

现在症：脘腹胀闷，甚则作痛，吐血色紫黯，口干，大便色黑，潮热，面色晦暗，颧红，乏力，齿衄，舌体瘦小，质红，苔薄少，脉细数。心率 100 次/分，血压 90/55mmHg。

既往史：发现慢性乙型肝炎史 20 余年，肝硬化史 10 年，拉米夫定片联合阿德福韦酯片抗病毒治疗 10 年，HBV－DNA 阴性。

辅助检查：HBV－DNA 未检出；肝功能：总胆红素 37μmol/L，白蛋白 31g/L，谷丙转氨酶 27U/L，胆碱酯酶 2.7kU/L；血常规：白细胞 4.9×10^9/L，中性粒细胞百分比 56%，血红蛋白 95g/L，血小板 28×10^9/L。

中医诊断：①血证（吐血，阴虚火旺）；②肝积。

西医诊断：①门脉高压性胃病并上消化道出血，失血性贫血（轻度）；②肝炎肝硬化（乙型，失代偿期，活动性）。

治法：滋阴降火，凉血止血。

方药：急予以康复新口服液 10mL，6 小时 1 次，口服。

禁食，西药予以扩容、降低门脉压、止血，对症支持治疗。

二诊：2012 年 1 月 22 日。患者黑便 3 次，总量约 250g，无呕血，潮热，颧红，乏力，舌体瘦小，质红，苔薄少，脉细。入院后尿量 1000mL。心率 86 次/分，血压 96/60mmHg。予以知柏地黄汤加味。生地黄 24g，山药 12g，山茱萸 12g，牡丹皮 9g，泽泻 9g，茯苓 9g，知母 6g，黄柏 6g，白及 15g，仙鹤草 30g，白茅根 15g，厚朴 10g，3 剂，浓煎，少量频服。

三诊：2012 年 1 月 25 日。患者大便转黄，日 1 次，量少，无呕吐，潮热、颧红减轻，舌体瘦小，质红，苔薄少，脉沉细。中药 3 剂，守上方，水煎服。流质饮食。

四诊：2012 年 1 月 28 日。胃脘痞满，食欲差，颧红消失，手脚心热，舌体瘦小，质红，苔薄，脉沉细。中药守上方，去知母、黄柏，加连翘 15g，鸡内金 15g，14 剂，水煎服。

五诊：2012 年 2 月 18 日。胃脘痞满减轻，纳食量少，手脚心热，面色晦暗，舌体瘦小，质红，舌下脉络迂曲，苔薄，脉沉细。中药守上方，14 剂，水煎服。加用鳖甲煎丸，每次 1g，日 3 次，口服。嘱，如无不适，3 个月内鳖甲煎丸逐渐加量至 3g、日 3 次、口服。

六诊：2012 年 5 月 20 日。患者未再呕血、便血，纳食量少，手脚心热基本消失，面色晦暗减轻，舌体适中，质红减轻，舌下脉络迂曲，苔薄，脉沉细。中药以滋补肝肾为主，兼以活血化瘀。六味地黄丸 8 粒，日 3 次，口服；健脾丸 8 粒，日 3 次，口服；鳖甲煎丸，每次 3g，日 3 次，口服。嘱：饮食有节，忌粗糙食物，起居有常，劳逸适度，避免情志过极。

随访 3 年，患者间断中药治疗，未再呕血便血。

按语：该患者因呕血、便血，先后行脾切加贲门周围血管离断术、两次胃底曲张静脉硬化治疗，仍反复呕血、便血，每次量少，不易止血，胃镜示门脉高压性胃病，胃黏膜弥漫性渗血，治疗棘手。

赵师认为，临证辨证首先需要注意辨别出血部位，该患者血从口中呕吐而出，伴有黑便，无咳嗽、咽痒、咳痰等症，属"血证－吐血"范畴。其次当辨脏腑，吐血有在胃、在肝之别，该患者既往有肝积史，无反酸、烧心、嗳气、胃脘疼痛等在胃表现，吐血病变脏腑在肝。第三要注意辨证候虚实，本患者久病，反复吐血，血色紫黯，口干，大便色黑，潮热，面色晦暗，颧红，乏力，齿衄，结合舌脉，辨证属阴虚火旺证，属虚证。

对血证的治疗可归纳为治火、治气、治血三个原则。《景岳全书·血证》曰："凡治血证，须知其要，而血动之由，惟火惟气耳。故察火者但察其有火无火，察气者但察其气虚气实。知此四者而得其所以，则治血之法无余义矣。"治火，应根据证候虚实的不同，或清热泻火，或滋阴降火。治气，气为血帅，气能统血，故《医贯·血症论》说："血随乎气，治血必先理气。"对实证当清气降气，虚证当补气益气。治血，是根据辨证结果适当地选用凉血止血、收敛止血或活血止血的方药。该患者以滋阴降火、凉血止血为主要治法，予以康复新口服液养阴生肌止血、知柏地黄汤滋阴降火，加仙鹤草、白茅根凉血止血，白及收敛止血。加疮家之圣药连翘清热解毒，利于出血创面修复，加鸡内金健胃消食恢复胃气。

赵师精于妥善处理标本虚实关系。出血时"急则治其标"，止血为急；血止后治本为要，肝肾阴虚、肝络瘀阻仍是引起本病的最根本原因，在六味地黄汤补虚基础上，加鳖甲煎丸软坚散结祛实治病之源；阴血为气的载体，反复出血，气阴不足之象逐渐明显，基于气阴互根理论，予以太子参健脾益气生津，予以枳壳、厚朴理气宽中，鸡内金消食和胃，恢复脾胃功能。

赵师善于合理选择中药剂型、用法、用量。该患者急性出血时，不宜大量口服药物，故即予以中成药康复新口服液少量频服。呕血稍缓后，即予以知柏地黄汤加减口服。六诊时患者出血停止已近 1 月，加用软坚散结药物，鉴于此类药物为祛邪之品，故嘱中成药饭后服用，药量从小剂量起，逐渐加至常规量，以顾护脾胃功能。病情进一步稳定，改成中成药徐徐图之。

赵师强调，避免粗糙饮食、起居有节、情志畅达，坚持治疗、定期复查是防止复发的关键。

（马素平）

二十八、胃底曲张静脉破裂并上消化道大出血（脱证气随血脱）

患者：郎某，男，39 岁，2014 年 11 月 20 日 10：00 初诊。

主诉：反复呕血、便血 1 年，再发伴心慌、汗出 2 小时。

现病史：1 年前服用感冒药后出现呕血，在当地第三人民医院检查诊断为肝硬化、上消化道出血，予生长抑素等药物治疗后血止出院。此后反复呕血、便血 3 次，均内科治疗血止。入院前 1 日进食过多，胃脘不适，2 小时前排黑色软便 1 次，量约 50mL，继之排暗红色血便 2 次，总量约 800mL，伴恶心欲呕、心慌、汗出，由 120 急诊收入我科。

现在症：接诊时患者呕吐暗红色血性胃内容物约 500mL，心慌，汗出，四肢厥冷，面色苍白。心率 126 次/分，血压 70/35mmHg，舌体大，色淡，苔薄白，脉微。

既往史：发现慢性乙型肝炎病史 16 年，肝硬化、腹水史 3 年，恩替卡韦分散片抗乙肝病毒治疗 3 年，HBV – DNA 转阴。

辅助检查：肝功能：总胆红素 37μmol/L，白蛋白 31g/L，谷丙转氨酶 27U/L，谷氨酰转肽酶 227U/L；血常规：白细胞 5.9 × 10^9/L、中性粒细胞百分比 76%，血红蛋白 55g/L，血小板 28 × 10^9/L；血栓止血：凝血酶原时间 15 秒，国际标准化比值 1.45。

中医诊断：①脱证（气随血脱）；②血证（吐血，气虚血溢）；③肝积。

西医诊断：①失血性休克；②门脉高压性上消化道大出血；

③肝炎肝硬化（乙型，失代偿期，活动性）；④失血性贫血（重度）。

治法：益气固脱。

方药：生脉注射液100mL静脉滴注。

病危通知，禁食，西药予以扩容、降低门脉压、止血，输血、对症支持治疗；在维持基础生命体征基础上，予以急诊胃镜下治疗，胃镜见胃底曲张静脉团，活动性出血，急予以组织胶粘合治疗，活动性出血停止。

予以健脾解毒清肠汤直肠滴入。处方：炒枳实10g，厚朴10g，大黄9g，酒黄芩12g，白及15g，紫草15g，茜草30g，茯苓30g，薏苡仁24g，炒白术15g，3剂，急浓煎，中药直肠滴入，每次100mL，日2次。

二诊：2014年11月21日。患者内镜下治疗后未再呕吐，排暗红色血便3次（灌肠2次），总量约250g，心慌、汗出消失，四肢转暖，仍乏力，腹胀，入院后总入水量3800mL（其中压积红细胞4U、血浆600mL），出水量1800mL（其中呕血约500mL，血便约250mL，尿量1000mL），目前心率90次/分，血压90/60mmHg，舌体大，色淡，苔薄白，脉微。予以四君子汤加味。人参15g，炒白术15g，茯苓15g，白及15g，仙鹤草15g，三七（冲）3g，大黄（后下）10g，甘草6g，3剂，浓煎，少量频服。

三诊：2014年11月24日。患者大便转黄，日2次，质稀，乏力减轻，腹胀大，目前心率76次/分，血压100/65mmHg，腹部无压痛、反跳痛，移动性浊音阳性，舌体大，色淡，苔薄白，脉沉。腹水常规为漏出液。嘱流质饮食。中药在上方基础上去大黄，加白茅根30g，大腹皮30g，3剂，浓煎，少量频服。

四诊：2014年11月27日。患者日进流质饮食约500mL，无呕吐，大便日1～2次，黄色软便，量少。腹胀减轻，面色萎黄，舌体大，色淡，苔薄白，脉沉。复查血常规：白细胞2.9×10^9/L，中性粒细胞百分比56%，血红蛋白82g/L，血小板31×

10^9/L。中药守上方，7剂，水煎服。饮食逐步向半流质、软食过度。近期出院。嘱戒酒。

五诊：2014年12月5日。门诊就诊。胃脘痞满，食量稍增，乏力减轻，活动后心慌，眠差，面色萎黄，腹部移动性浊音消失。舌质淡，脉细弱。中药守上方加黄芪30g，当归6g，酸枣仁15g，枳壳12g，14剂，水煎服，日1剂。

六诊：2014年1月25日。患者上消化道大出血后2月，纳食以软食为主，量基本如常，乏力减轻，可室内外轻微活动，夜眠改善。赤掌、颈胸部赤丝纹缕，左胁下积块，固定不移，舌体大，边有齿痕，质淡红，苔薄白，舌下脉络显露，脉沉。复查血常规：白细胞3.1×10^9/L，中性粒细胞百分比56%，血红蛋白98g/L，血小板34×10^9/L。中药守上方，去大腹皮、白茅根、仙鹤草、三七，加鳖甲10g，生牡蛎30g，14剂，水煎服。

七诊：2014年6月15日。患者可从事一般工作，纳食量基本如常，劳累后乏力，赤掌、颈胸部赤丝纹缕，舌体大，边有齿痕，质淡红，苔薄白，舌下脉络显露，脉沉。中药以归脾丸，每次8粒，日3次，口服；鳖甲煎丸，每次3g，日3次，口服。嘱戒酒，饮食规律，少食多餐，忌粗糙食物，起居有节。

随访2年，患者间断中药治疗，未再呕血便血。

按语：肝硬化并上消化道大出血，常出现失血性休克等严重并发症，短时间内危及病人生命，是能够采取中医治疗方法最少的疾病之一。

赵师主张在降低门脉压、扩充血容量、输血等西医基础治疗基础上，尽早胃镜下治疗，直接、迅速止血。中药治疗根据标本缓急，在疾病的不同阶段，采取不同的中药剂型、不同的给药途径，随症加减化裁中药，提高抢救成功率。

接诊时患者呕血、便血，伴心慌、汗出、四肢厥冷，面色苍白，脉微欲绝，中医诊断属"血证－吐血""脱证"范畴，当"急则治其标"，益气固脱为主，予以生脉注射液静脉滴注，起效迅速。血止初期，大量积血留滞肠腑，易化热并发腹痛，或秽浊之气上蒙清窍而并发肝厥，此时胃络破裂尚未修复，不宜口服峻烈之剂，予以中药健脾解毒清肠汤直肠滴入，以通腑降浊除瘀。出血停止24小时后，病情初步稳定，继之予以益气摄血，防治再出血，方选补气基础方四君子汤益气健脾摄血，加白及收敛生肌，三七、仙鹤草等止血，佐以生大黄通腑泻浊，防变生他疾，注意大黄为攻下峻药，应中病即止，肠腑积滞排出、大便转黄后去大黄。抢救上消化道出血时，需积极扩容，此类患者有门脉高压、低蛋白血症基础，扩容同时极易出现腹水，予以白茅根、大腹皮行气利水，守方继服。五诊时，患者已可活动，动则心慌、眠差、面色萎黄，均为心血虚表现，故加当归补血汤益气补血，酸枣仁养血安神，枳壳行气消积。

出血停止、气血亏虚症状改善后，当"缓则治其本"。六诊时患者上消化道大出血后已2月，乏力、动则心慌等症状改善，病本——肝积之血脉瘀阻症状逐渐显露，中药在益气养血基础上，去大腹皮、白茅根、仙鹤草、三七等止血、利水之药，加鳖甲、生牡蛎等味咸、入肝经、软坚散结药物，治疗疾病之源，防治血脉瘀阻严重后，气虚失摄，再次出血。半年后，病情稳定，改用益气健脾、软坚散结之中成药巩固疗效。

赵师强调，饮食有节，起居有度，调畅情志，配合治疗，定期复查是防止复发的重要保障。

（马素平）

二十九、食管曲张静脉破裂出血并失血性休克（吐血气虚不摄）

患者：王某，男，43岁，司机。2015年9月26日初诊。

主诉：间断右胁隐痛9年，反复呕血、便血8年，再发1天。

现病史：患者9年前无明显诱因出现右胁隐痛，未予重视。

8 年前因进食不慎后出现便血,遂至郑州某医院就诊,查 HCV 抗体（＋）,彩超示肝硬化,脾大,胃镜示胃底静脉曲张,予药物治疗后大便转黄出院。7 年前在我院行脾切加贲门周围血管离断术。此后患者多次因进食辛辣刺激性食物后出现柏油样大便,均给予中西医综合治疗出血停止出院。3 年前在我院行胃镜下食管曲张静脉套扎＋胃底曲张静脉组织粘合术,术后恢复良好出院。近 2 年来患者先后 3 次出现黑便,口服奥美拉唑及云南白药胶囊后大便转黄。昨日患者因生气后出现恶心,柏油样便,昨夜至今晨大便 5 次,最后一次便血呈鲜红色,每次量约 100mL,前来我院就诊,入院途中呕吐鲜红色血液兼有血块约 800mL,由急诊收入我科。

现在症:恶心欲呕,头晕,心慌,乏力,胃脘不适,时有隐痛,四肢湿冷,口唇苍白。心率 120 次/分,血压 75/40mmHg,左胁下及脐下可见陈旧性手术疤痕,腹壁浅静脉显露,舌质淡红,苔薄少,脉微欲绝。

既往史:20 年前因车祸行手术治疗,术中曾输血。

辅助检查:血常规:红细胞 1.87×10^{12}/L,血红蛋白 67 g/L,红细胞压积 20.6%,血小板 58×10^9/L;丙肝抗体阳性;血栓止血示:凝血酶原时间 20.2 秒,国际标准化比值 1.84;肝功能:总胆红素 49.3μmol/L,直接胆红素 22.6μmol/L,间接胆红素 26.7μmol/L,总蛋白 48.3g/L,白蛋白 19.2g/L,谷丙转氨酶 41U/L,谷草转氨酶 31U/L。

中医诊断:①血证（吐血,气虚不摄）;②脱证;③肝积。

西医诊断:①门脉高压性上消化道大出血并失血性休克;②肝炎肝硬化（丙型,失代偿期,活动性）。

治法:益气摄血。

方药:生脉注射液 100mL 静脉滴注。

病危通知,禁食水,西医治疗以扩容、止血、输血、补充冷沉淀等凝血物质,对症支持为主。行急诊胃镜,见食管下段近贲门处曲张静脉破裂出血，呈喷射状，行曲张静脉套扎术，出血停止。

二诊：2015年9月27日。心慌、汗出、四肢湿冷症状消失，仍乏力，腹胀，胃脘不适，大便2次，柏油样，总量约400g，小便约800mL，心率90次/分，血压95/60mmHg，舌质淡红，苔薄白，脉沉细无力。四君子汤加减，太子参15g，白术15g，茯苓15g，甘草6g，白及15g，牡蛎30g，三七粉3g，炒鸡内金15g，姜厚朴10g，连翘15g。3剂，水煎服，日1剂，少量频服。

三诊：2015年10月1日。诉低热、无恶心呕吐，腹胀，头晕，日大便1~3次，色黄，成形，小便尚可。舌质淡红，苔薄少，脉细数；中药守初诊方加当归12g，熟地黄12g，白芍6g，川芎6g，以益气养血，软坚散结。7剂，水煎服，日1剂，早晚分服。

四诊：2015年10月8日。诉无恶心呕吐，日大便1~3次，呈黄色，小便尚可。舌质红，苔薄少，脉弦数。查体：肝病面容，面色晦暗，移动性浊音（±），余查体同前；复查血常规：红细胞2.8×10^{12}/L，血红蛋白88g/L，红细胞压积26.8%，血小板95×10^9/L；血栓止血示：凝血酶原时间19.2秒，国际标准化比值1.77；肝功能：总胆红素38.9μmol/L，直接胆红素11.9μmol/L，总蛋白51.6g/L，白蛋白23.3g/L，谷丙转氨酶38U/L，谷草转氨酶34U/L；守10月1日方，加阿胶（烊化）10g以养血补血，7剂，水煎服，分2次饭后温服。

随访3月，患者症状稳定，未再呕血，大便一直为黄色，日1~3次。

按语： 该患原有"肝积"，肝血瘀阻，脉络不通，反复呕血、便血，出血后气血更虚，血液运行无力，血瘀进一步加重，更易出血，如此循环往复，终成痼疾。本案患者久病使耗损脾肾，气虚不摄，血溢脉外，导致便血、呕血，呕血量大，病情急骤，迅速出现头晕、心慌、四肢湿冷、口唇苍白、脉微细欲绝，属气随血脱之症。正如《景岳全书·血证》说："血本阴精，不宜动也，而动则为病。血主荣气，不宜损也，而损则为病。盖动者多由于火，火盛则逼血妄行；损者多由于气，气伤则血无以存。"治疗以"急则治其标，缓则治其本"为治则，先以益气摄血为主，血止后再益气养血、软坚散结为法。初诊先用生脉注射液益气摄血生脉，二诊继以"四君子汤"为主方以益气健脾摄血，方以太子参为君药，甘温益气，大补脾胃之气。脾胃气虚，运化失常，故臣以白术、茯苓既助太子参补脾胃之气，又增强脾之运化，以助后天生化之源，伍以白及、三七收敛化瘀止血，牡蛎软坚散结，炙甘草为佐史，既助参、术补中益气之力，又兼调和诸药。另予厚朴、连翘调畅气机，使补而不滞。三诊，患者诸症悉减，仍有头晕，中药守初诊方加当归、熟地黄、白芍、川芎以益气养血，且白芍有柔肝养血之功效，以"补肝之体，养肝之用"，炮山甲、醋鳖甲、醋龟甲以软坚散结。四诊加阿胶 10g 以加强养血补血。

（李艳敏）

三十、肝性脊髓病（痉病　肝肾阴虚　瘀血阻络）

患者：康某，男，41 岁，2015 年 3 月 10 日初诊。

主诉：双下肢拘挛、强急 2 月余，加重 3 天。

现病史：患者 2 个月前无明显诱因出现双下肢拘挛、强急，行走无力，多家医院求治，病情逐渐加重。3 日前进食肉食后症状加重，来我院求治。

现在症：双下肢拘挛、强急，步态不稳，行走无力，需两个家属帮助。大便干。赤掌，颈胸部赤丝血缕，舌质红，无苔，舌下静脉增粗，脉沉细稍数。神志清，双下肢肌力Ⅲ级，肌张力增高，双膝反射活跃，双侧巴宾斯基征阳性，双侧踝阵挛阳性，深浅感觉及共济运动未见明显异常。

既往史：发现乙肝肝硬化病史 2 年，曾出现呕血、腹水，目前恩替卡韦抗病毒治疗，HBV – DNA 阴转。

辅助检查：血氨 64μmol/L；肝功能：白蛋白 30.7g/L，肌酸激酶 341U/L，肌酸激酶同工酶 115U/L；上腹部 CT 平扫＋增强：肝硬化，脾大，门脉高压，少量腹水；头颅 MRI 平扫未见明显异常；脊髓内 MRI 可看见异常高信号。

中医诊断：①痉病（肝肾阴虚，瘀血阻络）；②肝积。

西医诊断：①肝性脊髓病；②肝炎肝硬化（乙型，失代偿期，活动性）。

治法：滋补肝肾，清热止痉。

方药：六味地黄汤合增液承气汤加减。熟地黄 15g，山药 12g，酒萸肉 12g，牡丹皮 9g，泽泻 9g，茯苓 9g，玄参 10g，麦冬 10g，大黄（后下）10g，芒硝（冲）10g。3 剂，水煎服，日 1 剂。嘱：大便泻下后，去芒硝。

西药继续予以恩替卡韦分散片抗乙肝病毒治疗。

二诊：2015 年 3 月 13 日。服药 1 剂后，排燥屎 2 次。目前大便日 1 次，软便。双下肢拘挛、强急，步态不稳，行走无力，舌质红，无苔，舌下静脉增粗，脉沉细稍数。中药守上方，去芒硝、大黄、玄参，加用太子参 15g，白芍 15g，乌梅 9g，甘草 6g，鳖甲 10g，炮山甲 10g，龟甲 10g，枳壳 15g，川芎 15g，28 剂，水煎服，日 1 剂。电针取穴：脾俞、胃俞、肾俞、足三里、阳陵泉、三阴交，平补平泻，日 1 次。

三诊：2015 年 4 月 10 日。双下肢拘挛、强急减轻，在一个家属帮助下可以行走，舌质红，苔薄少，舌下静脉增粗，脉沉细。复查血氨 34μmol/L；肝功能：总胆红素 34μmol/L，白蛋白 33.8g/L。中药方：熟地黄 15g，山药 12g，酒萸肉 12g，牡丹皮 9g，泽泻 9g，茯苓 9g，太子参 15g，白芍 15g，乌梅 9g，甘草 6g，鳖甲 10g，炮山甲 10g，龟甲 10g，枳壳 15g，川芎 15g，地龙 10g，炒鸡内金 15g，水煎服，日 1 剂。

四诊：2015 年 6 月 10 日。晨起伸长动作时仍有双下肢拘挛，强急减轻，可自主行走，舌质红，苔薄少，舌下静脉显露，脉沉细。继续间断服药、针灸，巩固治疗。

随访2年，患者可步行上楼梯3层楼。

按语：赵师认为，患者以双下肢拘挛、强急为主症，属中医"痉病"范畴。步态不稳，行走无力，大便干，赤掌，颈胸部赤丝血缕，舌质红，无苔，舌下静脉增粗，脉沉细稍数，辨证属肝肾阴虚证。患者既往感受疫毒之邪，内蕴于中焦，肝脾失和，气滞血瘀，阻于肝络，结于胁下而成肝积，久病及肾，肝脾肾功能失调，水停于腹可见腹水，瘀阻络脉，则见呕血。失血、利水后均可伤阴津而致肝肾阴虚。肝主筋，肾主骨生髓，肝血不足，肾精亏虚，不能养营筋脉，同时，瘀血阻络，血脉不畅，均可致挛挛僵。脾土可营肝木，肾水可滋养肝木，故本病与肝、脾（胃）、肾密切相关，病性以虚为主，虚实夹杂。本病当于痿病相鉴别。二者均可见下肢无力，甚至废用，但痿病系指各种原因致肢体弛缓、软弱无力，甚至日久不用，引起肌肉萎缩或瘫痪的一种病证；本病是下肢拘挛、强急而废用。

本病治疗以"急则治其标、缓则治其本"为原则，扶正祛邪。初诊时阴虚肠燥，大便干，需增液通便，选增液承气汤。腑气通畅后，则扶正益损以治其本，方选六味地黄汤。熟地黄滋阴补肾、填精益髓，山茱萸补养肝肾涩精，山药补益脾阴固精，三药相配，滋养肝脾肾；泽泻利湿泻浊，并防熟地黄之滋腻恋邪，牡丹皮清泄相火，并制山茱萸之温涩，茯苓淡渗脾湿，并助山药之健运，三药渗湿浊，清虚热，"三补三泻"，共成滋阴补肾之剂。加太子参益气健脾生津，重用白芍，加乌梅、甘草，酸甘化阴，柔筋缓痉，鳖甲、炮山甲、龟甲滋阴软坚、散结通络，枳壳、川芎、地龙行气活血通络而止痉。在内服药物同时，配合针灸综合治疗疏通经气，有利于疾病恢复。

赵师认为，本病的治疗，在紧扣病机、辨证论治前提下，注意以下五方面。

（一）滋补肝肾为本。如《景岳全书·痿证》说："凡属阴虚血少之辈，不能养营筋脉，以致搐挛僵仆者。"常选用六味地黄汤加减，酌加牛膝壮筋骨利关节，当归、白芍养血柔肝荣筋，阴虚火旺可加知母、黄柏清虚火；若阴阳虚者酌加鹿角片、补骨脂、肉桂、附子等补肾壮阳；无火当用鹿角胶填精。

（二）通腑泻浊为要。肠腑积滞易耗灼阴津，加重痿病，临证需切记。可酌情选用大黄、芒硝、厚朴、枳实等药，水煎取汁口服或高位保留灌肠，注意中病即止。

（三）调理脾胃。脾胃为后天之本，气血津液生化之源，只有脾胃健运，津液精血之源生化，才能充养肢体筋脉，有助于痿病的康复。常选四君子汤。

（四）软坚散结、活血通络。本病常发于肝积之后，肝络瘀阻，血脉不畅，血不养筋而病痿。常选用鳖甲、龟甲等软坚散结，炮山甲、地龙等虫类药搜经通络，枳壳、川芎行气活血。

（五）内外同治。除内服药物外，还应配合针灸、推拿等综合疗法，加强肢体运动，有助于提高疗效。针推治疗常选足三里、三阴交、血海、太冲、肝俞、肾俞、脾俞等腧穴。

肝性脊髓病为肝硬化少见的并发症之一，西医大多认为此病不可逆转，但经过中医药综合治疗，可以改善症状，提高生存质量，值得参详。

（马素平）

第三节 原发性肝癌

一、原发性肝癌（癌病 肝郁脾虚）

患者：范某，男，65 岁，退休。2013 年 8 月 30 日初诊。

主诉：间断右胁不适 2 年余，腹胀 2 周。

现病史：患者 2 年前发现乙肝肝硬化，肝左叶占位，考虑为原发性肝癌，先后行 4 次肝动脉造影及肝动脉栓塞化疗术，术后一般情况可。近 2 周来患者腹部胀大，腹胀明显，小便量少，为求进一步诊治，特来就诊。

现在症：腹胀，乏力，小便量少，舌质淡红，苔薄白，脉沉细。查体：肝掌、蜘蛛痣阳性，腹部胀大，腹部静脉显露，腹软，无压痛及反跳痛，肝脏剑突下 2cm 处可触及，质硬，肋下未触及；脾脏肋下 3cm 可及，肝区叩击痛阳性，肝浊音界存在，移动性浊音阳性。

既往史：发现乙肝病史 30 余年，未正规治疗，否认其他慢性病史。

辅助检查：入院后查：HBV - DNA 阴性，甲胎蛋白 20ng/L；血常规：白细胞 1.71×10^9/L，红细胞 3.2×10^{12}/L，血小板 38×10^9/L，中性粒细胞计数 1.10×10^9/L，淋巴细胞计数 0.47×10^9/L；肝功能：总胆红素 27.8μmol/L，直接胆红素 8.9μmol/L，白蛋白 33.3g/L，谷草转氨酶 73U/L，碱性磷酸酶 166U/L，谷氨酰转肽酶 134U/L；彩超：肝硬化，肝内实性占位，肝囊肿，门静脉高压，胆囊壁水肿；CT：①肝脏介入术后改变；②肝左叶多发密度影，考虑占位可能；③肝硬化、脾大、腹水、门脉高压；④门静脉主干及左支局部附壁血栓形成；⑤肝脏多发囊肿；⑥胆囊炎；⑦腹水。

中医诊断：癌病（肝郁脾虚）。

西医诊断：①原发性肝癌 IIb 期（介入术后）；②肝炎肝硬化（乙型，失代偿期，活动性）。

治法：疏肝健脾。

处方：逍遥散加减。醋柴胡 6g，炒枳壳 10g，炒白芍 15g，茯苓 15g，炒白术 15g，泽泻 15g，白茅根 30g，椒目 10g，大腹皮 30g，猪苓 15g，蜂房 10g，半边莲 20g，半枝莲 20g，白及 15g，瓦楞子 30g，生牡蛎 30g，山楂 15g，炒麦芽 15g，炒神曲 15g。7 剂，水煎服，日 1 剂，分 2 次饭后温服。

嘱患者避风寒、畅情志、调饮食，避免一切易感因素。

二诊：2013年9月7日。患者乏力，腹胀较前稍减轻，受凉后出现咳嗽咳痰明显，小便量少，大便未排，舌质淡红，苔薄白，脉沉细。查体：双肺呼吸音粗，未闻及干湿性啰音，腹部胀大，腹软，无压痛及反跳痛，移动性浊音阳性。中药以宣肺止咳，止血化瘀为法拟方，药物如下：炙麻黄6g，炒杏仁6g，浙贝母10g，紫菀15g，炙款冬花15g，细辛3g，前胡15g，百部15g，炒白芍15g，清半夏15g，醋五味子15g，海螵蛸30g，瓦楞子30g，白及15g，三七粉（冲）3g，仙鹤草15g，茜草10g，荆芥炭15g，陈皮15g。7剂，浓煎，日1剂。

三诊：2013年9月14日。患者腹胀较前减轻，稍感乏力，口干欲饮，小便量可，大便正常。舌质淡质嫩，苔薄少，脉弦细。中药调整如下：太子参15g，麦冬15g，醋五味子10g，白及15g，瓦楞子30g，牡蛎30g，炒白术15g，茯苓15g，炒山药30g，山茱萸（酒蒸）15g，山楂15g，炒神曲15g，炒麦芽15g，大腹皮30g，三七粉（冲）3g，枸杞子12g，大枣5枚，地黄15g。14剂，水煎服，日1剂。

按语：赵师认为，本案中医诊断属"肝癌"范畴，辨证为肝郁脾虚型。患者摄生不当，感受外来湿热疫毒之邪，湿热蕴结，损伤脾胃，气血化源告竭，后天不充，致使脏腑气血虚亏；脾虚则饮食不能化生精微而变为痰浊，痰阻气滞，气滞血瘀，肝脉阻塞，痰瘀互结，形成肝癌。肝癌病位在肝，与胆、脾胃、肾密切相关。其病性早期以气滞、血瘀、湿热等邪实为主，日久则兼见气血亏虚，阴阳两虚，而成为本虚标实，虚实夹杂之证。其病机演变复杂，由肝脏本脏自病或由他脏病及于肝，使肝失疏泄是病机演变的中心环节。肝失疏泄则气血运行滞涩，可致气滞、血瘀，出现胁痛、肝肿大；肝失疏泄则胆汁分泌、排泄失常，出现黄疸、纳差；肝失疏泄，气机不畅，若影响及脾胃之气的升降，则脾胃功能失常，气血生化乏源，而见纳差、乏力、消瘦，水湿失于运化而聚湿生痰，湿郁化热，而出现胁痛、肝肿大；肝失疏泄，气血运行不畅，若影响及肺、脾、肾通调水道的功能，则水液代谢失常，出现腹胀大、水肿。故由肝失疏泄可产生气滞、血瘀、湿热等病理变化，三者相互纠结，蕴结于肝，而表现出肝癌的多种临床症状。

针对肝癌患者以气血亏虚为本，气血湿热瘀毒互结为标的虚实错杂的病机特点，扶正祛邪，标本兼治，以恢复肝主疏泄之功能，则气血运行流畅，湿热瘀毒之邪有出路，从而减轻和缓解病情。治标之法常用疏肝理气、活血化瘀、清热利湿、泻火解毒、消积散结等法，尤其重视疏肝理气的合理运用；应用柴胡、枳壳、香附、陈皮疏肝理气；三棱、莪术、延胡索、郁金、水蛭、土鳖虫等以增强活血定痛，化瘀消积之力。治本之法常用健脾益气、养血柔肝、滋补阴液等法；要注意结合病程、患者的全身状况处理好"正"与"邪"，"攻"与"补"的关系，攻补适宜，治实勿忘其虚，补虚勿忘其实，应用党参、茯苓、白术等益气健脾之品，还当注意攻伐之药不宜太过，否则虽可图一时之快，但耗气伤正，最终易致正虚邪盛，加重病情。在辨证论治的基础上应选加具有一定抗肝癌作用的中草药，以加强治疗的针对性，如清热解毒类的白花蛇舌草、半枝莲、半边莲、蒲公英、重楼、夏枯草等；活血化瘀类的菝葜、鬼箭羽、土鳖虫、虎杖、丹参、三棱、水红花子、水蛭；软坚散结类的海藻、夏枯草、牡蛎等、穿山甲等。病程中，患者出现咳嗽症状，肺为水之上源，治疗以宣肺止咳为主，肺气宣，肃降有权，与肝疏泄功能相合，升降有序，气机条畅，则腹水自消。随着腹水消退，出现气阴两虚表现，改为益气养阴为主，生脉饮加减以扶正祛邪。

（刘君颖）

二、原发性肝癌（癌病　肝肾阴虚）

患者：桑某，男，52 岁，农民。2013 年 8 月 12 日初诊。

主诉：间断右胁不适 3 个月余，腹胀乏力 1 月，加重 1 周。

现病史：患者 3 个月前受凉后出现发热、右胁不适，乏力，在我院查上腹部超声及 CT 均提示：肝内占位，肝癌可能，门脉主干及左右枝栓子形成；1 个月前在当地医院行肝动脉造影，肝占位符合肝癌特征，予以肝癌肝动脉介入栓塞治疗。近一周腹胀加重，纳差，乏力，小便量少，特来就诊。

现在症：右胁不适，腹胀，纳差，乏力，小便量少，舌质暗红，苔薄少、乏津，脉沉细。可见肝掌、蜘蛛痣，腹部胀大如鼓，腹壁浅静脉显露，腹软，下腹部及脐周压痛（±），无反跳痛，肝脾肋下未触及，移动性浊音阳性。

既往史：发现乙型肝炎 6 年，肝硬化病史 4 年，4 年前开始口服抗病毒药物治疗，现用阿德福韦酯联合恩替卡韦抗病毒治疗，否认其他慢性病史。

辅助检查：入院后肝功能：谷丙转氨酶 230U/L，谷草转氨酶 281U/L，碱性磷酸酶 411U/L，谷氨酰转肽酶 413U/L，白蛋白 36.4g/L，总胆红素 69.6μmol/L；甲胎蛋白 271ng/L；彩超：肝硬化伴结节，门脉栓塞形成，肝源性胆囊炎伴胆囊结石，脾大，腹水。传染病四项：乙肝病毒表面抗原 > 225.00ng/mL；HBV - DNA：未检出；T 细胞亚群：T 细胞 $CD3^+CD4^+48.66\%$，CD4/CD8 比值 2.09%，T 细胞 $CD3^+700.82/\mu L$，T 细胞 $CD3^+CD4^+453.03/\mu L$，T 细胞 $CD3^+CD8^+217.19/\mu L$；血栓止血：D - 二聚体 1.15mg/L，纤维蛋白（原）降解产物 17.50μg/mL。腹水常规：颜色黄色，透明度清亮，李凡他试验阴性，白细胞计数 $212 \times 10^6/L$，单核细胞比率 80%，多核细胞比率 20%，无凝块。心电图、胸部正侧位片未见异常。

中医诊断：①癌病（肝肾阴虚）；②鼓胀。

西医诊断：①原发性肝癌Ⅲb 期（介入术后）；②肝炎肝硬化（乙型，失代偿期，活动性）；③胆囊结石。

治法：补益肝肾。

处方：六味地黄汤合一贯煎加减。地黄 15g，北沙参 15g，枸杞子 10g，太子参 15g，炒当归 10g，炒川楝子 6g，山茱萸（酒蒸）15g，泽泻 15g，白茅根 30g，茯苓 15g，椒目 10g，大腹皮 30g，厚朴 10g，炒火麻仁 30g，炒枳实 10g，生牡蛎 30g，白及 15g，瓦楞子 30g，炒麦芽 15g，炒鸡内金 10g。7 剂，水煎服，日 1 剂，分 2 次饭后温服。

二诊：2013 年 8 月 18 日。患者诉右胁不适减轻，仍腹胀，纳食少，眠可，二便正常。舌质红，少苔，脉沉细。中药守上方去川楝子、椒目、鸡内金，加蜂房攻毒杀虫、祛风止痛，加紫苏梗理气宽中，加神曲健脾和胃、消食调中。

按语： 赵师认为肝癌主要与肝、脾有关，是在正虚感邪、正邪斗争而正不胜邪的情况下，邪气踞之，逐渐发展而成。初起以邪实为主，湿浊凝聚，络脉血瘀，随病情进展，可转化为虚实夹杂证。病至后期，气血衰少，则转化为正虚为主。鼓胀是肝硬化发展至失代偿期的表现，往往由黄疸、积聚发展而来。与肝、脾、肾三脏密切相关，该患者入院见纳差、乏力，舌质红，少苔，脉沉细。结合病史体征，辨证属肝肾阴虚型，本病的病机特点为本虚标实，虚实并见，

针对肝癌患者以气血亏虚为本，气血湿热瘀毒互结为标的虚实错杂的病机特点，扶正祛邪，标本兼治，以恢复肝主疏泄之功能，则气血运行流畅，湿热瘀毒之邪有出路，从而减轻和缓解病情。治疗后右胁不适减轻，肝气郁结改善，去川楝子，但仍胃脘痞满，纳少，乃胃气失降，予以紫苏梗理气宽中，加神曲健脾和胃、消食调中。

（刘君颖）

三、原发性肝癌（癌病 脾虚湿盛 瘀血内结）

患者：刘某，男，55 岁，工人。2015 年 9 月 9 日初诊。

主诉：间断腹胀 2 年，加重伴纳差 1 月。

现病史：患者 2 年前无明显诱因出现腹胀，伴气短、乏力，

查腹部超声发现肝内占位，CT发现肝内低密度影，间断服用中药治疗，1个月前腹胀、气短、乏力加重，伴有纳食减少，精神差，2日前复查上腹部MRI：①肝硬化、巨块性肝癌并肝内多发转移，门静脉高压、癌栓形成及胃底、脾周静脉曲张；②腹水；③胆囊未见明确显影。当地治疗症状无明显好转，特来就诊。

现在症：面色晦暗，颈部可见赤丝血缕，腹部隆起，右胁下、胃脘下及脐上可触及质硬肿块（肝脏），边缘不整，有触痛，腹壁可见青筋显露，舌质暗红，苔薄白，脉沉细。

既往史：有心脏早搏史1年，否认其他慢性病、传染病史；否认输血史。

辅助检查：见现病史。

中医诊断：癌病（脾虚湿盛，瘀血内结）。

西医诊断：①原发性肝癌（巨块型并肝内多发转移）；②隐源性肝硬化（失代偿期，活动性）。

治法：健脾渗湿兼活血化瘀。

处方：四君子汤加减。黄芪30g，太子参30g，白术15g，茯苓15g，猪苓30g，泽泻10g，玉米须30g，赤小豆30g，大枣10枚，丹参15g，炮山甲6g，姜厚朴15g，炒枳实15g，炒山楂30g，炒麦芽30g，炒神曲30g，莱菔子30g，延胡索10g。7剂，水煎服，日1剂，分2次饭后温服。

二诊：2015年9月15日。腹胀较前减轻，仍有间断性腹部隐痛不适，无恶心呕吐，无胸闷心慌，乏力，右胁隐痛，口干，纳眠可，便前腹痛，便后缓解，昨日下午自觉发热，但体温正常，多汗，汗出热退，尿黄，大便2次，不成形。舌质暗红，苔薄黄，脉沉细。守上方加半枝莲15g，半边莲15g，白花蛇舌草15g以清热解毒抗癌，7剂，水煎服，日1剂。

三诊：2015年9月20日。患者腹胀明显减轻，偶有腹部隐痛不适，右胁隐痛，口干，夜间汗出减轻，尿黄，大便3次，质不成形。舌质暗红，苔薄黄，舌下脉络迂曲，脉沉细。为瘀血阻

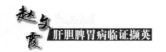

滞之征，中药汤剂9月15日方基础上加蜂房，以散结止痛。

按语： 赵师认为肝癌病位在肝，肝失疏泄是病机演变的中心环节。肝失疏泄导致气滞、血瘀、湿热等病理变化，三者相互纠结，蕴结于肝。日久则病及脾肾，肝不藏血，脾不统血而合并血证；肝、脾、肾三脏受病而转为鼓胀。肝癌所致之鼓胀，腹胀大、皮色苍黄、脉络暴露，病情危重，预后不良。本案治疗以虚则补之，实则泻之为原则，以健脾渗湿兼活血化瘀为主，给予四君子汤加减，方中太子参、黄芪、白术、大枣健脾益气，茯苓、猪苓、泽泻、玉米须、赤小豆利水，丹参、炮山甲、延胡索活血通络，厚朴、枳实理气消积，山楂、麦芽、莱菔子、神曲健脾消食。

（刘君颖）

四、原发性肝癌（癌病　肝肾阴虚）

患者：王某，男，87岁，退休。2013年10月14日初诊。

主诉：间断右胁不适10余年，加重1周。

现病史：患者10余年前因右胁不适至当地医院查抗 HCV 阳性、HCV－RNA 阳性、肝功能异常，诊断为慢性丙型肝炎，曾给予普通干扰素抗病毒治疗。2年前患者出现双下肢水肿，腹胀、纳差，当地医院查彩超：肝硬化，脾大，腹水，诊断为丙肝肝硬化失代偿期活动性，给予保肝降酶及纠正低蛋白血症、利尿治疗后好转出院。1周前患者右胁不适加重，眠差，我院门诊行双源 CT：肝右叶占位，考虑肝癌可能；肝硬化，脾大；胆囊结石。为求系统治疗而收入院。

现在症：右胁不适，腹胀、纳差，眠差，舌质暗红，少苔，脉沉细。腹软，未见腹壁静脉曲张，无压痛、反跳痛，肝脾肋下未触及，移动性浊音阴性，肠鸣音未见异常。双下肢无水肿，双胫骨前缘可见浅褐色皮肤色素沉着，有陈旧皮肤疤痕。

辅助检查：双源 CT：肝右叶占位，考虑肝癌可能；肝硬化，脾大；胆囊结石。2013 年 10 月 15 日我院血常规：白细胞 3.45 $\times 10^9$/L，红细胞 2.92 $\times 10^{12}$/L，血红蛋白 101g/L，血小板 88 $\times$ 10^9/L，中性粒细胞计数 1.45 $\times 10^{12}$/L；肝功能：总胆红素 34.0μmol/L，谷草转氨酶 65U/L；血栓止血六项：纤维蛋白原含量 1.97g/L，活化部分凝血酶原时间 57.3 秒，凝血酶时间 20.7 秒，D - 二聚体 0.82mg/L，纤维蛋白（原）降解产物 9.50ug/mL。

中医诊断：癌病（肝肾阴虚）。

西医诊断：①原发性肝癌Ⅱa 期；②肝炎肝硬化（丙型，失代偿期，活动性）。

治法：滋补肝肾。

处方：六味地黄汤加减。生地黄 15g，炒山药 30g，山茱萸（酒蒸）15g，茯苓 15g，牡丹皮 15g，泽泻 15g，瓦楞子 30g，生牡蛎 30g，生百合 15g，半边莲 15g，半枝莲 15g，蜂房 10g，鸡内金 15g，白及 15g，炒酸枣仁 30g。7 剂，水煎服，日 1 剂，分 2 次饭后温服。

二诊：2013 年 10 月 19 日。患者行"经皮超选择性动脉造影术＋介入化疗栓塞术"治疗术后第 1 天，神志清，精神可，恶心，食欲不振，右胁不适，乏力。中药在原方上加姜半夏 9g，姜竹茹 15g，姜厚朴 10g，1 剂，水煎服。

三诊：2013 年 10 月 20 日。恶心减轻，微恶寒，纳可、眠差，小便量一般，大便日 1 次，质软，中药守上方，加川芎 15g，羌活 15g，7 剂，水煎服，日 1 剂，分 2 次饭后温服。

四诊：2013 年 10 月 27 日。时有右胁不适，纳眠可，恶寒消失，二便正常。舌质红，少苔，脉沉细。中药仍守初诊方，7 剂，水煎服，日 1 剂，分 2 次饭后温服。

按语：赵师认为本案患者病程长，病情相对稳定，证型相对稳定，三诊皆以肝肾阴虚为本，气血湿热瘀毒互结为标的虚实错杂的病机特点。患者年逾 8 旬，正气已虚，攻补要适宜。治实勿忘其虚，补虚勿忘其实。应用生地黄、山药、山茱萸等补益之品，还当注意攻伐之药不宜太过，否则虽可图一时之快，但耗气伤正，最终易致正虚邪盛，加重病情。在辨证论治的基础上加半边莲、半枝莲、蜂房等具有一定抗肝癌作用的中草药，以加强治疗的针对性。二诊时肝癌肝动脉介入化疗栓塞术后，化疗药物不良反应，恶心，严重时呕吐，予以姜半夏、姜竹茹、姜厚朴降逆和胃止呕。三诊时患者介入化疗栓塞术后 24 小时，坏死组织吸收易致恶寒、发热，予以加羌活、川芎解表通经、行气活血。四诊时介入化疗栓塞术后反应消失，治疗原发病，证型未变，守初诊方治疗，缓而图之。

（刘君颖）

五、原发性肝癌（癌病　肝郁脾虚）

患者：李某，女，88 岁，退休。2014 年 7 月 28 日初诊。

主诉：上腹部隐痛 3 月余。

现病史：3 个月前无明显诱因出现上腹部隐痛，就诊于当地医院，经检查后确诊为原发性肝癌，因肝功能 C 级，无法进行肝癌针对性治疗，间断口服药物治疗至今（具体药物不详），为求中西医结合治疗，特来我院。

现在症：上腹部隐痛，阵发性，纳食减少，腹胀不适，乏力，夜眠差，二便调。舌质暗红，舌边齿痕，苔薄白，脉沉细。

既往史：有乙肝史 20 余年，未治疗。高血压病史 10 年，现服欣康，拜阿司匹林等。

辅助检查：上腹部 CT：肝部占位（考虑肝癌）。

中医诊断：癌病（肝郁脾虚）。

西医诊断：①原发性肝癌（巴塞罗那分级 D 期）；②肝炎肝硬化（乙型，失代偿期，活动性，Child – Pugh C 级）；③高血压病。

治法：疏肝健脾，理气解郁。

处方：柴胡四逆散加减。醋柴胡 6g，炒白芍 15g，枳壳 10g，党参15g，清半夏15g，郁金15g，延胡索15g，川楝子9g，金钱草30g，海金沙15g，菝葜10g，预知子5g，炒麦芽15g，神曲15g，山楂15g。7剂，水煎服，日1剂，分2次饭后温服。

二诊：2014年7月30日。上腹部隐痛减轻，食欲增加，取14剂守方继服。

三诊：上腹部隐痛，反酸，进食尚可。中药加海螵蛸15g，14剂水煎服。

按语：赵师认为，本案患者年近九旬，正气衰减，脏腑虚弱，又罹癌病，本虚标实，邪正交织。故治疗当标本兼顾，行气活血解毒同时予以健脾和胃，尤其老年患者顾护胃气方留得生机，因此注重保护中焦，是以祛邪而不伤正。《杂病源流犀烛·积聚症瘕痃癖源流》载："邪积胸中，阻塞气道，气不宣通，为痰，为食，为血，皆得与正相搏，邪既胜，正不得而制之，遂结成行而有块。"论述，邪气积，气不得宣通，与痰湿等邪相合，与正气相搏，邪盛则发为癌病，该患者来诊时诸症均与脾失健运有关，考虑患者年龄因素，当以健运脾胃为先，而肝主疏泄，肝气条达则中焦气机升降有序，脾胃健运，后天生化有源则能收佳效。

（刘君颖）

六、原发性肝癌（癌病　肝郁脾虚　瘀毒内结）

患者：郁某，男，59岁，2011年4月3日初诊。

主诉：间断右胁不适10年，胃脘疼痛6年，再发1月。

现病史：患者10年前劳累后出现右胁不适，在郑州市第三人民查乙肝标志物HBsAg、HBeAg、HBcAb阳性，肝功能异常，彩超示肝硬化并结节形成，间断口服护肝片等药物。6年前因持续精神紧张后出现胃脘胀痛，在河南省肿瘤医院电子胃镜检查示贲门占位，病理示胃低分化腺细胞癌，并于解放军153医院行食管下段贲门胃癌根治术，术后化疗5个周期。1个月前旅游后出现右胁不适，胃脘疼痛，来诊。

现在症：右胁胀痛不适，胃脘部隐痛，遇情绪不畅加重，乏力，口苦，纳食欠佳，睡眠可，二便正常。舌质暗，舌体大，边有齿痕，苔薄黄，舌两边可见白涎，舌下脉络迂曲，脉沉弦。

既往史：发现乙肝病史 20 年，未治疗。

个人史：食辛辣及腌制食品。

辅助检查：上腹部 CT 平扫＋增强：肝右叶占位（3.6cm×2.5cm），考虑肝癌；肝硬化、脾大。胃镜：慢性食管炎，胃癌术后吻合口炎，糜烂性胃底炎伴胆汁反流，吻合口多发溃疡（A2 期）。HBV – DNA 1.78×10^6 cpoy/mL。肝功能：总胆红素 27μmol/L、白蛋白 48.7g/L、胆碱酯酶 5.9kU/L。肾功能、电解质正常。血常规：白细胞 3.9×10^9/L，血小板 102×10^9/L。甲胎蛋白 2187.4ng/mL。凝血酶原时间 12 秒，血氨 11μmol/L。T 细胞亚群：CD3$^+$绝对值 495，CD4$^+$绝对值 225，CD8$^+$绝对值 258，CD4/CD8 比值 0.87。

中医诊断：①癌病（肝郁脾虚，瘀毒内结）；②肝积；③胃痛。

西医诊断：①原发性肝癌（巴塞罗那分级 A 级）；②肝炎肝硬化（乙型，失代偿期，活动性）；③胃癌术后吻合口多发溃疡（A2 期）；④糜烂性胃底炎伴胆汁反流。

治法：疏肝健脾，和胃止痛。

方药：逍遥散合失笑散加减。醋柴胡 6g，炒白芍 15g，白术 15g，茯苓 15g，炒当归 6g，薄荷 6g，人参 10g，陈皮 15g，清半夏 9g，蒲黄 10g，五灵脂 9g，白及 15g，连翘 15g，枳壳 15g，厚朴 10g，鸡内金 15g，甘草 6g。7 剂，水煎服，日 1 剂。

西药予以拉米夫定片抗乙肝病毒治疗，行肝脏占位穿刺，查肝占位组织病理，行射频消融术。

二诊：2011 年 4 月 13 日。患者 1 周前行肝占位穿刺术及射频消融术，肝组织病理：肝细胞癌，肝硬化。目前胃脘部隐痛减轻，纳食稍改善，仍右胁不适，咽部如有物阻，反酸，善太息，乏力，眠差，二便正常。中药在上方基础上，加海螵蛸30g，浙贝母9g，钩藤3g，7剂，水煎服，日1剂。

三诊：2011年4月21日。胃脘隐痛消失，咽部如有物阻、反酸减轻，纳食基本如常，仍右胁不适，乏力，眠差。中药在初诊方基础上，去蒲黄、五灵脂、连翘，加生牡蛎30g，鳖甲10g，蜂房10g，预知子15g，重楼9g，14剂，水煎服，日1剂。

四诊：2015年5月10日。射频消融术后1月，复查CT平扫+增强示肝右叶占位射频消融术后，未见活动性病灶，肝硬化并多发结节，脾大。HBV-DNA阴性，甲胎蛋白18ng/mL。右胁不适减轻，纳食基本如常，偶有反酸，夜眠可，舌质暗，舌体大，边有齿痕，苔薄白，舌下脉络迂曲，脉沉弦。

此后间断服药，随症加减，巩固治疗。随访7年，未见肝癌、胃癌复发。

按语： 赵师认为，该患者先后罹患两种恶性肿瘤，内因为正气不足，外因与感受疫毒、劳体过度、饮食不节、情志失调有关，证属虚实夹杂。肝为刚脏，主疏泄，性喜条达而恶抑郁，若情志郁怒，情志不得发泄而致肝气郁结，气滞血瘀，瘀血结于腹中，日久变生积块。《灵枢·百病始生》言"内伤于忧怒则气上逆，气上逆则六输不通，凝血蕴里而不散，津液涩渗，著而不去，则积皆成矣"。《医宗必读·积聚》说："积之成也，正气不足，而后邪气踞之。"治疗该病，应注意以下三点。

首先，注意标本缓急。初诊时以胃脘疼痛为最苦，急则治其标，以疏肝健脾、和胃止痛为主，逍遥散疏肝健脾，失笑散活血化瘀、和胃止痛，加白及收敛止血、消肿生肌，连翘乃"疮家之圣药"，清热解毒、消痈散结，枳壳、厚朴降气宽中，鸡内金消积和胃，诸药共成疏肝健脾、和胃止痛之剂。二诊时患者咽部如有物阻、反酸、善太息，均为肝郁，痰气互结之象，中药在上方基础上，加乌贝散制酸止痛，同时贝母化痰利咽散结，小剂量钩藤疏肝解郁。三诊时胃痛症状改善，脾胃功能恢复，此时以治本为主，疏肝解郁、解毒散结，去蒲黄、五灵脂、连翘，在疏肝解郁基础上，加生牡蛎、鳖甲软坚散结，此药味咸，有收敛之意，无走窜外散之虞，蜂房、重楼攻毒解毒，预知子疏肝理气加强疏肝理气之力。此后随症化裁，防止复发。

其次，重视"正"与"邪"、"攻"与"补"的关系，攻补适宜，治实勿忘其虚，补虚勿忘其实。方中隐含四君子汤益气健脾扶正，始终顾护后天之本。另外，在辨证论治的基础上，选加具有一定抗肝癌作用的中草药如重楼、蜂房、预知子等，以加强治疗的针对性。

最后，强调局部治疗与整体治疗相结合。对于原发性肝癌，只要条件允许，尽早局部根治，射频消融术等治疗创伤小，瘤体灭活率高，是肝癌局部治疗的优选方案之一。局部治疗的同时，积极抗乙肝病毒治疗，中药扶正祛邪治疗，调整机体内环境，延缓疾病进展。

该患者患两种恶性肿瘤，生存逾7年之久，多赖于赵师指导治疗，值得参详。

（马素平）

第四节　肝功能衰竭

一、慢加急性肝功能衰竭（黄疸　疫毒发黄）

患者：吕某，男，30岁，2015年5月8日初诊。

主诉：身目尿黄、腹胀、乏力进行性加重2月余，烦躁7天。

现病史：2个月前在广州打工时受凉后出现咽部不适，继之出现腹胀、乏力，尿黄，于2015年3月27日至中山大学附属第三医院岭南医院诊治，查HBV－DNA 1.27＋7IU/L，肝功能：总胆红素414.2μmol/L，直接胆红素293.59μmol/L，总蛋白

66.6g/L，白蛋白 34.2g/L，谷草转氨酶 706U/L，谷丙转氨酶 450U/L，谷氨酰转肽酶 173U/L，碱性磷酸酶 193U/L，总胆汁酸 190.9μmol/L，前白蛋白 48mg/L；凝血功能：凝血酶原时间 17.3 秒，国际标准化比值 1.5，凝血酶时间 27.5 秒，活化部分凝血酶原时间 31 秒，纤维蛋白原浓度 1.67g/L，诊断为慢加急性肝功能衰竭？予恩替卡韦分散片抗乙肝病毒治疗，复方甘草酸苷针、多烯磷脂酰胆碱针、丁二磺酸腺苷蛋氨酸针静滴。治疗 2 日后返回河南，于 2015 年 3 月 29 日入住某三甲医院，查 CT：双肺下叶轻微炎症，肝硬化、脾大，腹水；电子胃镜：食管静脉曲张（重度），门静脉高压性胃黏膜病变；血氨 101μmol/L。予抗病毒，保肝降酶退黄，降低血氨，利水消肿等治疗（具体不详），期间曾行 3 次人工肝血浆置换治疗。病情进行性加重，1 周前饮牛奶后出现睡眠晨昏颠倒，时有烦躁。求治于我院。

现在症：肌肤、目睛黄染，黄色深重、鲜明，脘腹胀满，呕吐频作，尿少便结，烦躁不安，睡眠晨昏颠倒。穿刺部位可见片状皮下瘀斑，腹水征阳性，计算力下降，扑翼样震颤阳性，舌质红绛，苔黄褐干燥，脉弦大。

既往史：自幼即发现乙肝五项 HBsAg 阳性，未治疗。

家族史：母亲为乙肝患者，肝功能正常。

辅助检查：肝功能总胆红素 432μmol/L，直接胆红素 275.8μmol/L，白蛋白 26g/L，谷丙转氨酶 148U/L，谷草转氨酶 212U/L，胆碱酯酶 1.6kU/L；凝血功能：凝血酶原时间 37.1 秒，国际标准化比值 2.3；血氨 146μmol/L；HBV-DNA 未检出；甲胎蛋白 57ng/L；血常规：白细胞 7.9×10^9/L，中性粒细胞百分比 78%，血小板 34×10^9/L；腹水常规：深黄、清晰、无凝块，李凡他试验阴性，白细胞 160×10^6/L，多核细胞比率 54%；嗜肝病毒 HAV、HCV、HEV 抗体均阴性，非嗜肝病毒全套抗体 EBIgM 阳性，自身免疫性肝病抗体阴性，甲状腺功能正常，铜蓝蛋白、铁蛋白均正常。查 CT：双肺下叶炎症，肝硬化、脾大，

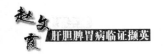

腹水，门脉高压，肝源性胆囊炎。

中医诊断：①黄疸（急黄，疫毒发黄）；②肝积；③鼓胀。

西医诊断：①慢加急性肝功能衰竭（中期）；②肝性脑病2期；③肝炎肝硬化（乙型，失代偿期，活动性 Child – pugh 分级 C 级），门静脉高压症（脾大、脾功能亢进、腹水）；④EB 病毒感染；⑤肺部感染。

治法：清热解毒，凉血开窍。

方药：千金犀角散合清营汤加减。水牛角 30g，黄连 6g，栀子 15g，升麻 9g，茵陈 30g，大黄（后下）15g，生地黄 15g，玄参 12g，赤芍 30g，牡丹皮 15g，鸡内金 15g。3 剂，急水煎服，日 1 剂。

中药直肠滴入。方药：枳实 15g，厚朴 12g，大黄 15g，乌梅 9g，紫草 15g，薏苡仁 30g。3 剂，急水煎，中药直肠滴入，每次 200mL，日 2 次。

西药继续予以恩替卡韦片抗乙肝病毒治疗，予以护肝、抑制肝脏炎症反应、抗感染、降血氨、补充人血白蛋白、血浆、凝血因子，营养支持，对症治疗。予以人工肝血浆置换治疗。

二诊：2015 年 5 月 11 日。患者大便已通，日 2 ~ 3 次，糊状，烦躁、睡眠晨昏颠倒现象消失，计算力改善，扑翼样震颤消失。但人工肝血浆置换后黄疸下降，72 小时后迅速反弹至原来水平，脘腹胀满，恶心欲呕，小便黄赤，穿刺部位可见片状皮下瘀斑，腹水征阳性，舌质红绛，苔黄褐干燥，脉弦大。在原方基础上加牡丹皮量为 30g，加郁金 15，金钱草 30g，枳实 15g，姜厚朴 12g，3 剂，水煎服，日 1 剂。嘱夜间加营养粥，粳米 30g，西瓜皮（包）15g，淡竹叶（包）5g，加水适量煮粥，去西瓜皮、淡竹叶，加冰糖适量，每晚睡前服。

三诊：2015 年 5 月 22 日。上方随症加减使用 10 剂。人工肝血浆置换治疗 3 次。患者身目尿黄未再加重，近 2 日有降低趋势，呕吐消失，脘腹胀满减轻，食欲差，夜眠尚可，未再出现新的皮下瘀斑，腹水征阳性，舌质红，体胖大，苔黄腻，脉弦滑。复查肝功能总胆红素 368μmol/L，直接胆红素 188.9μmol/L，白蛋白 29g/L，谷丙转氨酶 78U/L，谷草转氨酶 93U/L，胆碱酯酶 1.9kU/L；凝血功能：凝血酶原时间 32.2 秒，国际标准化比值 1.9；血氨 65μmol/L；血常规：白细胞 3.5×10^9/L，中性粒细胞百分比 57%，血小板 28×10^9/L。中药以清热利湿、凉血活血为主，辅以益气健脾，方药：茵陈 30g，栀子 15g，大黄（后下）15g，黄连 6g，生地黄 15g，玄参 12g，赤芍 30g，牡丹皮 30g，茜草 30g，太子参 15g，山药 15g，鸡内金 15g，郁金 15g，金钱草 30g，姜厚朴 12g，白茅根 30g，大腹皮 30g，甘草 6g。水煎服，日 1 剂。嘱夜间加营养粥，粳米 20g，薏苡仁 10g，赤小豆 10g，加水适量煮粥，每晚睡前服。

四诊：2015 年 6 月 3 日。上方随症加减使用。目前：肌肤、目睛黄染逐渐减轻，黄色较淡而不鲜明，胁肋隐痛，食欲改善，食后仍有腹胀，肌肤瘀斑消散，乏力，大便溏薄，舌质淡红，舌体胖大，舌苔薄黄腻，脉沉弦。腹水征消失。复查肝功能总胆红素 98μmol/L，直接胆红素 69μmol/L，白蛋白 34g/L，谷丙转氨酶 25U/L，谷草转氨酶 37U/L，胆碱酯酶 2.3kU/L；凝血功能：凝血酶原时间 17.8 秒，国际标准化比值 1.51；血氨 28μmol/L；血常规：白细胞 3.2×10^9/L，中性粒细胞百分比 53%，血小板 31×10^9/L；CT 示肝硬化、脾大、门脉高压。中药健脾化湿、清热化瘀为主，方药：党参 15g，白术 15g，茯苓 15g，茵陈 30g，猪苓 12g，泽泻 12，赤芍 30g，牡丹皮 15g，茜草 30g，鸡内金 15g，郁金 15，金钱草 30g，姜厚朴 12g，甘草 6g，7 剂，水煎服，日 1 剂。嘱夜间加营养粥，粳米 20g，山药 10g，大枣 3 枚，加水适量煮粥，每晚睡前服。

此后，中药辨证治疗 3 月停药。随访 3 年，患者目前生活状态良好，可从事一般性工作。

按语：患者以身目尿黄为主症，加重迅速，伴有烦躁、肌肤瘀斑、腹水，结合病史及舌脉，中医诊断属"黄疸"范畴，证属急黄，瘀热发黄。患者感受母体湿热疫毒之邪，肝气郁滞，横逆乘脾，气滞血瘀，发为肝积。复因劳累、外感，引动内蕴湿热，内外合邪，热毒炽盛，黄疸迅速加重；伤及营血，则见烦躁不安，睡眠晨昏颠倒；迫血妄行，则见肌肤瘀斑。舌质红绛，苔黄褐干燥，脉弦大，均为疫毒灼伤津液之象。该证有神志改变、肌肤瘀斑等热入营血、内陷心包表现，与一般阳黄不同。

本病发病急骤，传变迅速，病死率极高，为危重症。患者入院前治疗无效，主要原因为乙肝病毒复制尚未得以控制，复再感染 EB 病毒，疾病正处于急性进展期，入院后，在赵师指导下积极救治，终于转危为安，成功经验有五。

一是迅速祛除病因。HBV－DNA 阳性的肝衰竭患者，尽早抗病毒治疗可以改善患者预后，应首选抗病毒效果强、起效快、耐药率低的药物如恩替卡韦、替诺福韦酯。

二是中医分期治疗，截断逆转病情。急性进展期，患者疫毒炽盛，入营动血，邪胜正不甚虚，治疗以祛邪为主，清热解毒、凉血开窍以"逆流挽舟"，千金犀角散合清营汤加减；稳定期，热入营血症状得以遏制，但湿热疫毒之邪仍盛，此时疫毒损伤正气，大量清热凉血开窍之药也克伐正气，致使正气渐虚，治疗在祛邪基础上，兼顾扶正，清热利湿、凉血活血为主，辅以益气生津、健脾固中以逆转病情；恢复期，患者先天不足，又有劳累、外感诱因，更有疫毒炽盛时，大量苦寒之品损伤脾胃，此期正虚邪衰，治疗当扶正祛邪，益气健脾，兼以清热利湿、凉血化瘀，此时要注意权衡扶正祛邪关系，既要防止过用寒凉，使湿从寒化，困阻脾阳；又需警惕过用扶正，而致闭门留寇。

三是积极采取中医综合疗法，多途径给药，提高疗效，如基于肝肠循环的理论，中药直肠滴入通腑泄浊，助黄疸从大便而去。

四是加强营养支持，重视饮食调护。基于"药食同源""寓药于食"思想，利用食物性味偏颇的特性，根据患者体质、不同疾病阶段，定制药膳，实施个体化营养饮食干预措施，如急性进展期予西瓜皮竹叶粥清热利湿除烦，稳定期予以赤小豆薏苡仁粥利水清热退黄，恢复期予以山药红枣粥健脾益气和胃。晚上睡前加餐，即增加营养，又辅助治疗。

五是及早系统的人工肝支持治疗，调整患者内环境，暂时替代衰竭肝脏的部分功能，为下一步治疗、为肝细胞再生及肝功能恢复创造条件或机会。

赵师指出，慢加急性肝衰竭救治三个时间节点十分关键，入院第一天需要全面评估患者整体情况，包括病因、病情严重程度、有无并发症，制定治疗方案；入院一周内是能否阻断或延缓病情进展的关键阶段，此时应积极采取综合治疗措施以控制病情进展，为后续治疗创造基础；入院一月时是病情转归逐步明朗阶段，若病情逐渐稳定，可进入恢复期，否则，疾病恶化，则难以控制。

赵师特别强调，早期诊断、早期治疗，迅速祛除病因、中医分阶段治疗、多途径给药、及早人工肝支持治疗、科学的饮食调护，是提高本病抢救成功率的关键。

（马素平）

二、慢加急性肝功能衰竭（黄疸　脾虚湿郁）

患者：酒某，女，48 岁，2016 年 10 月 12 日初诊。

主诉：目睛黄染、腹胀进行性加重 1 月余.

现病史：1 个月前患者因骨质增生口服当地偏方治疗后，出现全身浮肿，腹胀，目睛黄染，至当地医院查肝功能异常（未见单），给予保肝降酶治疗后病情无明显好转，遂至某三甲医院进一步治疗。入院后查肝功能：总胆红素 117.6μmol/L，直接胆红素 89.5μmol/L，白蛋白 31.3g/L，谷丙转氨酶 432U/L，谷草转氨酶 222U/L，谷氨酰转肽酶 123U/L；HBV － DNA1.85E + 10^7 IU/

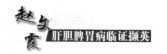

mL；血栓止血：凝血酶原时间19.7秒，凝血酶原活动度45%，国家标准化比值1.73；腹部CT：肝硬化，门静脉高压，脾大，腹水，肝脏小囊肿。胃镜提示：慢性食管炎，糜烂性胃炎（轻度）。给予保肝，抗病毒、护胃对症支持治疗，经保肝退黄，补充白蛋白，结合人工肝治疗后，于10月8日复查血栓止血：凝血酶原时间22秒，凝血酶原活动度39%；肝功能：谷丙转氨酶136U/L，谷草转氨酶112U/L，谷氨酰转肽酶127U/L，总胆红素183μmol/L，直接胆红素135μmol/L；HBV-DNA：$1.16E+10^4$ IU/mL；患者病情未见明显好转。遂至我院门诊，门诊以"慢加急性肝功能衰竭"收入我病区。

既往史：10年前体检确诊为乙肝肝硬化。

现在症：身目发黄，黄色淡而不鲜，乏力肢倦，心悸气短，呕恶频作，腹胀食少，食量较前减少约1/2，齿衄，夜眠差，小便色黄，日约2000mL，大便溏薄，日5次。腹部膨隆，脾大肋缘下可及，腹部移动性浊音阳性。舌质淡暗，舌边齿痕，舌苔薄白，舌下脉络显露，脉细无力。

辅助检查：血常规：白细胞2.91×10^9/L，血小板36×10^9/L；血栓止血：凝血酶原时间28.3秒，国际标准化比值2.37，活化部分凝血活酶时间64.2秒，纤维蛋白原含量1.07g/L，凝血酶时间23.3秒；肝功能：总胆红素217.1μmol/L，直接胆红素176.7μmol/L，白蛋白32.3g/L，谷丙转氨酶125U/L，谷草转氨酶98U/L，碱性磷酸酶148U/L，谷氨酰转肽酶148U/L；CT平扫＋增强：①肝硬化并多发肝硬化结节，建议随访复查；②脾大，腹水，门脉高压；③胆囊炎；磁共振结果回报：①肝硬化、肝内弥漫性RN结节；②脾大；③胆囊炎、胆囊内胆固醇沉积；④胃底－食管走形区、脾门区迂曲血管影；⑤腹水。

中医诊断：①黄疸（阴黄，脾虚湿郁）；②肝积；③鼓胀。

西医诊断：①慢加急性肝功能衰竭（早期）；②肝炎肝硬化（乙型，失代偿期，活动性Child-Pugh C级）。

治法：健脾益气，祛湿利胆。

方药：六君子汤加味。党参 15g，麸炒白术 15g，茯苓 15g，陈皮 15g，法半夏 15g，砂仁 6g，麸炒枳实 3g，姜厚朴 10g，煨木香 10g，姜竹茹 15g，煅龙骨 15g，煅牡蛎 15g，茵陈 15g，炒山楂 15g，炒神曲 15g，炒麦芽 15g，柿蒂 30g，木瓜 15g，川牛膝 15g。3 剂，水煎服，日 1 剂，早晚分服。

脐火疗法，每日 1 次，10 天为一个疗程。

西医继续保肝退黄、促进肝细胞再生，补充人血白蛋白及凝血酶原复合物、抗乙肝病毒等治疗，结合人工肝血浆置换治疗。

二诊：2016 年 10 月 15 日。患者仍有身目尿黄，呕恶频作消失，腹胀缓解，按之柔软，乏力肢倦，心悸气短，食量较前略有增加，大便日 2 次，质稍稀，小便量日 2000mL，舌质淡暗，舌边齿痕，舌苔薄白，舌下脉络显露，脉细无力。并行人工肝血浆置换一次，复查血栓止血：凝血酶原时间 19.5 秒，国际标准化比值 1.63，活化部分凝血酶原时间 89.3 秒，纤维蛋白原含量 1.12g/L，凝血酶时间 91.4 秒，D－二聚体 2.23mg/L；肝功能：总胆红素 97.8μmol/L，直接胆红素 80.5μmol/L，总蛋白 54.3g/L，白蛋白 33.1g/L，谷丙转氨酶 56U/L，谷草转氨酶 46U/L，谷酰氨转肽酶 68U/L，提示肝脏功能差。在原方上加去柿蒂、竹茹，加桂枝 10g，黄芪 15g，3 剂，水煎服、日 1 剂。

三诊：2016 年 10 月 18 日。患者身目尿黄均减轻，下肢浮肿，呕恶腹胀消失，乏力肢倦、心悸气短均消失，食量恢复如常，日约 6 两左右，大便日 2 次，质稍稀，小便量日 3000mL，舌质淡暗，舌边齿痕，舌苔薄白，舌下脉络显露，脉细。并行人工肝血浆置换一次，复查血栓止血：凝血酶原时间 17.5 秒，国际标准化比值 1.47，活化部分凝血酶原时间 131.1 秒，纤维蛋白原含量 1.58g/L，凝血酶时间 73.8 秒，D－二聚体 4.63mg/L；肝功能：总胆红素 80.8μmol/L，直接胆红素 60.3μmol/L，间接胆红素 20.5μmol/L，总蛋白 52.8g/L，白蛋白 32.0g/L，球蛋白

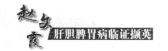

20.8g/L，谷酰氨转肽酶59U/L；彩超：中等量腹水（下腹65cm，脾肾隐窝35cm）。中药在上方基础上改茵陈30g，茯苓30g，泽泻15g，加金钱草20g，5剂，水煎服，日1剂。

四诊：2016年10月23日。身目微黄，小便色稍黄，舌质暗淡，舌边齿痕，舌苔薄白，舌下脉络显露，脉细。复查血常规：白细胞2.69×10^9/L，红细胞3.05×10^{12}/L；血栓止血：凝血酶原时间15.4秒，国际标准化比值1.34；肝功能：总胆红素$64.5\mu mol$/L，直接胆红素$48.6\mu mol$/L，总蛋白49.3g/L，白蛋白30.8g/L，球蛋白18.5g/L，谷酰氨转肽酶63U/L；彩超：少量腹水（下腹15cm）。予以上方巩固治疗，5剂，水煎服，日1剂。

五诊：2016年10月28日，诸症均减，舌质暗淡，舌边齿痕，舌苔薄白，舌下脉络显露，脉细。未再人工肝血浆置换治疗。复查血常规：白细胞2.89×10^9/L，红细胞3.05×10^{12}/L；血栓止血：凝血酶原时间14.4秒，国际标准化比值1.26；肝功能：总胆红素$48.6\mu mol$/L，直接胆红素$37.2\mu mol$/L，总蛋白49.3g/L，白蛋白32.8g/L，球蛋白18.5g/L，谷酰氨转肽酶56U/L；予以上方巩固治疗。

按语：患者以目黄、身黄、小便黄为主症，属中医"黄疸"范畴。伴见黄色淡而不鲜，乏力肢倦，心悸气短，呕恶频作，腹胀食少，大便溏薄，舌质淡暗，舌边齿痕，舌苔薄白，舌下脉络显露，脉细无力。结合舌脉，辨证属"黄疸-阴黄-脾虚湿郁证"。患者中年女性，早年感受疫毒之邪，邪凝毒结于肝脏，肝气不疏，气机阻滞，肝气横逆犯脾，致脾气亏虚，肝络不疏，痰湿瘀阻于胁下，发为肝积。肝积日久，肝失所养，疏泄失职，致脾气亏耗，湿浊内生，阻滞中焦，胆液受阻，胆汁外溢肌肤，发为黄疸。脾气亏虚，中阳不足，气血无生化之源，出现乏力肢倦，心悸气短。脾虚无力运行津液，津液运行不畅，停于腹中故出现腹胀，诸症及舌脉俱为脾虚湿郁之象。

患者在肝积、鼓胀基础上出现黄疸，有齿衄等动血现象，且病情进行性加重，在赵师指导下经积极治疗，病症消退。考虑成功经验如下：一为积极控制原发病，进行抗病毒治疗；二为详变病机，黄疸日久则寒水伤阳，或又可由实为主转变为以虚为主，而成脾虚湿郁之候。初诊以六君子汤为基方，加茵陈利湿，竹茹、枳实、厚朴理气降逆，龙骨、牡蛎软坚散结，神曲、山楂、麦芽以健脾和胃，柿蒂降逆止呕，加川牛膝以补益肝肾。二诊治疗，呕恶消失。后因其慢加急性肝功能衰竭，及大量营养支持、人工肝治疗后，水湿停聚，三诊时表现肢体浮肿，因"诸病黄家，但其利小便"，故加倍茯苓、加泽泻以健脾祛湿利小便。配合脐火疗法，以火助阳，通过具有健脾祛湿功用的药物，以神阙穴为枢，振奋中焦阳气，祛湿退黄的效果。赵师强调脾虚黄疸多见于黄疸后期，湿热耗伤阴血，寒湿损伤脾阳，加之饮食不调，大量水液输注，化源不足，气血两亏，脏腑功能日衰，故治疗以扶正为主，兼祛余邪以助正气恢复，方见卓效。

（闫 乐）

第五节 胆系疾病

一、急性胆囊炎（胆胀 肝胆湿热）

患者：刘某，女，21岁，职员。2016年6月14日初诊。

主诉：间断右胁胀痛1月余，加重2天。

现病史：1月前饮酒后出现右胁胀痛、口苦口干，未予治疗。2天前进食麻辣烫后右胁胀痛加重，恶心欲呕，特来就诊。

现在症：右胁胀痛，恶心欲呕，口苦，口干，伴腹胀，反酸，纳眠差，乏力，二便调。舌质红，苔黄腻，脉滑。

辅助检查：^{13}C呼气试验阴性；腹部超声：胆囊炎症样改变；血常规：白细胞12.62×10^9/L，中性粒细胞百分比82%，淋巴细胞百分比11%。

中医诊断：胆胀（肝胆湿热）。

西医诊断：急性胆囊炎。

治法：清肝利胆。

处方：龙胆泻肝汤加减。龙胆草 10g，炒栀子 10g，黄芩 10g，醋柴胡 3g，生地黄 15g，泽泻 15g，郁金 15g，延胡索 15g，川楝子 10g，海螵蛸 30g，炒白术 15g，枳实 6g，姜厚朴 10g，焦三仙各 15g，鸡内金 10g，金钱草 30g，生姜 3 片，大枣 5 枚。7 剂，水煎服，日 1 剂，分 2 次饭后温服。头孢曲松钠 4.0g 加液静点，日 1 次。

二诊：2016 年 6 月 21 日。右胁胀痛、口苦明显减轻，恶心欲呕消失，纳食改善，大便偏稀不成形，每日 2 次。舌质淡，苔薄腻，边有齿痕，脉滑。上方去龙胆草，黄芩，川楝子，加炒山药 15g。10 剂，水煎服，日 1 剂。

患者症状全消，嘱低脂饮食，进食规律。

按语：龙胆泻肝汤出自《医方集解》，由龙胆草、黄芩、栀子等药组成，具有泻肝胆实火、清下焦湿热之功效，主治以头痛目赤、耳聋耳肿等为表现的肝胆实火上炎证及以阴肿、阴痒等为表现的肝经湿热下注证。赵师据该患者右胁胀痛，口苦口干，舌质红，苔黄腻，脉滑等症，辨证为肝经湿热证，故果断应用，效果立显。本方药物多为苦寒之性，每易有伤脾胃，药后出现腹泻纳差，故减龙胆草，黄芩，川楝子，加炒山药健脾止泻调理收功。本病注意饮食调摄，以防瘥后复发。

（刘君颖）

二、慢性胆囊炎（胆胀　肝气郁滞　湿热内蕴）

患者：丁某，女，59 岁，农民。2017 年 9 月 19 日初诊。

主诉：间断右后背疼痛不适 2 月。

现病史：2 月前因情绪不畅及进食油腻后出现右后背疼痛，间断发作，生气后明显，特来就诊。

现在症：右后背疼痛，心烦急躁，口苦，纳食减少，眠差，大便2～4日一行，偏干。舌质红，边有齿痕，苔黄腻，脉弦。查体：腹软，墨菲征阴性。

辅助检查：腹部超声：胆囊壁毛糙；血常规正常。

中医诊断：胆胀（肝气郁滞，湿热内蕴）。

西医诊断：慢性胆囊炎。

治法：疏肝理气，清热利湿。

处方：丹栀逍遥散加减。牡丹皮15g，炒栀子10g，当归10g，炒白芍15g，醋柴胡10g，茯苓15g，生白术30g，薄荷10g，延胡索15g，川楝子10g，炒枳实12g，大黄10g，郁金15g，金钱草30g，海金沙15g，鸡内金10g，焦三仙各15g。7剂，水煎服，日1剂，分2次饭后温服。

嘱调畅情志，饮食清淡，忌肥甘厚味及辛辣之品。

二诊：2017年9月26日。服上药后，右后背疼痛缓解，口苦消失，大便日1次，成形软便。腑气已通，守上方去大黄，改枳实为枳壳15g，加黄芩10g，7剂，水煎服，日1剂。

按语：赵师认为胆胀发病，多见右胁疼痛或不适，偶有痛引后背或肩胛者，然此患者无右胁下症状，独后背痛，当知乃胆胀作祟，故仍以胆胀诊治。起病于肝气郁结，又有口苦、便秘等湿热之象，邪实明显，气郁湿热夹杂，且肝郁脾虚，纳食减少。故予以丹栀逍遥散疏肝解郁，清热健脾。同时嘱患者调畅情志，饮食清淡，忌肥甘厚味及辛辣之品，防加重湿热，令湿热稽留。据《丹溪心法·胁痛》："有气郁而胸胁痛者，看其脉沉涩，当作郁治"所述与"凡郁病必先气病，气得疏通，郁于何也？"所论，疏肝理气是治疗胁痛之基本法，然临证之时需辨证与辨病相结合，以疏肝和络止痛为基本治则，本案患者心烦急躁、口苦、大便偏干、舌红、苔黄又兼夹湿热邪气，故佐以大黄、金钱草等通腑泄热，清肝利胆。二诊腑气已通，去大黄，加黄芩以清胆经郁热；改枳实为枳壳理气止痛，巩固疗效。

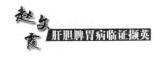
（刘君颖）

三、慢性胆囊炎（胆胀 胆热胃寒）

患者：李某，女，44 岁，工人。2014 年 9 月 24 日初诊。

主诉：间断右胁不适伴反酸 6 年，加重 5 天。

现病史：6 年前无明显诱因出现间断右胁不适，反酸，烧心，自服奥美拉唑等药物治疗，症状易反复，5 天前症状加重，特来就诊。

现在症：右胁不适，反酸烧心，伴胃脘痞满，晨起明显，喜热食，怕冷，厌油腻，纳差，眠差易醒，小便黄，大便稀，每日 1 次。舌质红，苔少，脉细。

既往史：心肌缺血病史 2 年。

辅助检查：胃镜：食管正常，慢性浅表性胃炎。腹部超声：胆囊炎，肝囊肿。

中医诊断：胆胀（胆热胃寒）。

西医诊断：慢性胆囊炎。

治法：滋阴降火，健脾益胃。

处方：六味地黄汤、升降散合交泰丸加减。生地黄 15g，山茱萸 10g，炒山药 15g，牡丹皮 9g，泽泻 9g，茯苓 9g，肉桂 3g，蝉蜕 15g，僵蚕 15g，败酱草 15g，锁阳 10g，补骨脂 15g，巴戟天 15g，焦三仙各 15g，黄连 3g，鸡内金 10g。7 剂，水煎服，日 1 剂，分 2 次饭后温服。

二诊：2014 年 10 月 2 日。诉服药后反酸较前明显减轻，轻度烧心，胃纳增加，仍厌油腻，口干，乏力，怕冷自汗，睡眠差，易醒，醒后难以入睡，二便调。舌质淡红，苔黄腻，脉沉细。上方去黄连、巴戟天、泽泻，加炒酸枣仁 30g，夜交藤 15g，合欢皮 15g，炒白术 15g，枳实 6g。10 剂，水煎服，每日 1 剂。

三诊：2014 年 10 月 13 日。晚饭后有时反酸，纳可，睡眠明显好转，小便正常，大便先干后软，每日 1 次，舌淡红，苔薄白，脉沉细。守二诊方继服 10 剂，以巩固疗效。

按语： 赵师认为本案中呈现三组明显症状即右胁不适、反酸烧心、胃脘痞满，小便黄、眠差易醒，喜热食、怕冷，厌油腻、纳差、大便稀，证属胆火上炎、脾胃虚寒。《内经·素问》曰："君火以明，相火以位。"若胃降则足少阳胆经相火亦降，秘藏于肾，而温肾水，相火不降则升炎而上，肾水下寒，是故出现寒热错杂之征，继则导致脾胃虚寒，故治以六味地黄汤、升降散合交泰丸加减，滋肾益阴，健脾益胃，交通心肾，加锁阳、补骨脂、巴戟天补肾阳，正是"阳中求阴"的体现，加焦三仙、鸡内金以增健运脾胃之功效，因此疗效显著。《素问·至真要大论》云："诸呕吐酸，暴注下迫，皆属于热。"然此案当分清标本虚实，当遵循"谨守病机，各司其属，有者求之，无者求之，盛者责之，虚者责之"的诊治原则，其中喜热食、怕冷、纳差、大便稀等诸症当属辨证之关键，且患者症状易反复，是故治以滋肾益阴、健脾益胃，兼加补肾阳之药，则元气充足，加健运脾胃之药以后天滋养先天是也，加减变化在随证治之。

（刘君颖）

四、胆囊结石（胆石　肝郁脾虚）

患者： 李某，女，28 岁，公务员。2016 年 12 月 27 日初诊。

主诉： 间断上腹部隐痛 10 月余，再发 1 月。

现病史： 10 月余前进食油腻后出现上腹部绞痛，放射至背部，至我院查腹部超声示"胆囊结石"，因处于哺乳期，未治疗。近 1 月来上症频发，于当地诊所服药治疗，效差，特来就诊。

现在症： 上腹部隐痛，进食油腻后加重，每日发作 1～2 次，大便干，日 1 次，量少，纳眠可，小便调。舌质淡，体胖大，有齿痕，脉弦细。

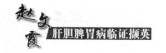

辅助检查：2016 年 12 月 27 日腹部超声：胆囊泥沙样结石（结石沉积范围约 20mm×3.5mm）。

中医诊断：胆石（肝郁脾虚）。

西医诊断：胆囊结石。

治法：疏肝健脾，利胆排石。

处方：丹栀逍遥散加减。醋柴胡 10g，炒白芍 15g，炒当归 10g，茯苓 10g，炒白术 15g，薄荷 10g，金钱草 30g，郁金 15g，海金沙 15g，鸡内金 15g，黄芩 15g，牡丹皮 12g，炒栀子 10g，延胡索 10g，茵陈 30g，鸡骨草 15g。15 剂，水煎服，日 1 剂。

耳穴压豆，每餐后按压 1 次。

二诊：2017 年 1 月 17 日。服药后上腹隐痛仅发作 1 次，偶感上腹部胀满不适，嗳气，反酸烧心，纳眠可，二便调。舌质红，苔薄白，边尖点刺，脉沉细。中药按上方去茯苓，加川牛膝 15g，生地黄 15g。20 剂，水煎服。

三诊：2017 年 2 月 21 日。服药后症状未复发，偶因饮食不慎后出现反酸烧心，纳眠可，大便干，日 1 次，小便调，舌质红，苔薄白，脉沉细。相关检查：2017 年 2 月 21 日，本院彩超：胆囊结石并胆囊壁毛糙（胆囊内少量点状回声）。中药按上方，去炒栀子、鸡骨草、生地黄，加海螵蛸 30g，枳壳 12g，厚朴 15g。15 剂，水煎服。耳穴压豆，餐后按压。

四诊：2017 年 3 月 21 日。服药后症状基本缓解。进食后出现反酸，嗳气，夜甚，纳眠可，二便调，舌质红，苔薄黄，边齿痕，舌下静脉显，脉沉细。中药按上方去茯苓，加柿蒂 15g。15 剂，水煎服。

按语：胆囊结石是临床常见病，结石成分由胆固醇、胆红素、钙盐及混合型结石等所组成。赵师认为，中医治疗直径＜1.0cm 的胆囊结石，尤其是泥沙样结石有一定优势。胆石症病位在肝、胆，涉及脾脏。病理因素与痰、湿、瘀、热密切相关，各因素相兼杂存，各种病机相互影响，互为因果。病因主要为情志失调、寒温不适、饮食不节或虫积等因素，导致胆失疏泄，湿郁化热，湿热久蕴，胆液久瘀不畅，聚而为石。本案患者主要原因为饮食不节，哺乳期膏粱厚味、饮食自倍，导致脾失健运，湿浊中阻，胆汁疏泄失常，郁滞日久，灼津为砂，而成胆石。故以丹栀逍遥散加减。佐以金钱草、郁金、海金沙、鸡内金以利胆消石。更辅以中医外治法，王不留行籽压耳部穴位，共奏疏肝利胆，理气止痛之功。

（刘君颖）

五、胆囊结石（胆石 肝郁气滞）

患者：王某，女，32岁，公司职员。2015年12月21日初诊。

主诉：间断上腹痛2年余，再发1月。

现病史：2年前每因情绪变化出现上腹部绞痛发作，彩超检查发现胆囊泥沙样结石，未正规治疗，症状间断发作。1月前出现右上腹隐痛，持续约1小时，可自行缓解。1周前外院查腹部超声：胆囊多发泥沙样结石，予"胆宁片，熊去氧胆酸胶囊"口服，上腹隐痛间断发作。

现在症：间断右上腹隐痛，进食油腻可发作，眠可，大便不成形，日3～4次，小便调，月经正常。舌质红，苔薄黄，脉沉细。

个人史：不进早餐史3年。

辅助检查：2015年12月15日，外院查腹部超声：胆囊多发泥沙样结石并胆囊炎，胆囊收缩功能可。

中医诊断：胆石（肝郁气滞）。

西医诊断：胆囊结石。

治法：疏肝理气，利胆排石。

处方：柴胡疏肝散合四金汤加减。柴胡6g，炒白芍15g，枳壳15g，黄芩10g，党参15g，清半夏15g，金钱草30g，郁金

15g，海金沙 30g，鸡内金 15g，厚朴 10g，海螵蛸 30g，煅瓦楞子 30g，炙甘草 6g，延胡索 15g，川楝子 9g。7 剂，水煎服，日 1 剂。

耳穴压豆，餐后按压。

二诊：2015 年 12 月 30 日。服药后症状好转，现仍时有上腹疼痛，频次、程度减轻，纳眠可，二便调，舌质红，苔薄白，舌下静脉稍显露，脉沉细。处方：中药守上方加丹参 12g，改鸡内金 30g，10 剂，水煎服。

三诊：2016 年 1 月 15 日。服药后较前好转。无明显不适，偶食油腻或饱食后右胁轻度隐痛，自行缓解。偶眠尚可，二便调，舌质红，边齿痕，苔薄黄腻，舌下静脉显露，脉沉细。处方：中药按上方加鸡骨草 15g，茵陈 15g，7 剂，水煎服。坚持耳穴压豆。

四诊：2016 年 4 月 20 日。诉无明显特殊不适，舌质淡红，苔白稍腻，边涎，舌体胖大，边齿痕，舌下静脉稍见，脉沉细。复查彩超，胆囊壁毛糙，未见明显结石。上腹 CT 也未见明显结石。

按语：赵师认为，胆石症多由肝失疏泄所致，应从肝论治。治法不外疏肝理气、养肝柔肝，前者适宜于实证，后者适宜于虚证。本案患者因饮食不节，脾胃运化失常，复肝气郁结导致肝失疏泄，胆汁凝聚成石，故治疗采用疏肝理气、利胆排石之法，方选柴胡疏肝散合四金汤加减。并根据兼证随证施治，气虚者佐以健脾益气，合并湿热者佐以清热利湿，瘀血者佐以活血化瘀等。

（刘君颖）

六、胆囊结石（胆石　气虚痰阻）

患者：张某，女，36 岁，司机。2013 年 8 月 7 日初诊。

主诉：间断右胁疼痛、恶心欲呕 20 余天。

现病史：20 多天前进食油腻后出现右胁疼痛，恶心欲呕，空腹后症状减轻，未重视。此后每遇饮食稍多即出现上症，特来就诊。

现在症：右胁疼痛，恶心欲呕，厌油腻，口干，乏力，怕冷，纳差，无反酸烧心，眠差，小便调，大便稀，每日1~2次。舌质淡红，边有齿痕，苔薄黄，脉细弱。

个人史：患者为出租车司机，工作紧张，经常饥饱不均。

辅助检查：彩超：胆囊结石，胆囊壁毛糙。

中医诊断：胆石（气虚痰阻）。

西医诊断：胆囊结石并慢性胆囊炎。

治法：益气化痰，利胆排石。

处方：香砂六君子汤合四金汤加减。党参15g，茯苓15g，白术15g，枳壳10g，木香10g，砂仁6g，姜半夏15g，陈皮15g，炒麦芽15g，鸡内金15g，郁金15g，金钱草30g，海金沙15g，合欢皮15g。7剂，水煎服，日1剂，分2次饭后温服。

二诊：2013年8月14日。诉服药后右胁疼痛、恶心欲呕较前明显减轻，胃纳增加，仍厌油腻，口干，乏力，怕冷自汗，睡眠较前改善，二便调。舌质淡红，苔薄，脉沉细。上方加鸡骨草15g，桂枝6g，7剂，服法同前。

三诊：2013年8月21日。患者未再出现右胁疼痛，无恶心，食欲明显好转，饭后胃脘不适，睡眠明显好转，二便正常。舌淡红苔薄白，脉沉细。上方加厚朴10g。14剂，服法同前。

上方加减调理3个月，诸症消失，复查腹部超声胆囊壁毛糙，未见结石。

按语：赵师认为，该患者平素精神紧张，肝气不疏，右胁疼痛不适；饮食不规律，脾气失于健运，痰湿内生，壅滞肠胃，肝失疏泄，升降失常，则恶心欲呕，伴纳差，大便质稀，故治疗以香砂六君子汤为主方，健脾益气，和胃祛痰，降逆止呕；加四金汤利胆排石，合欢皮以疏肝解郁。二诊获效后，加鸡骨草增强利胆之力，加桂枝温经通阳。三诊因伴有胃脘痞满，加厚朴以燥湿

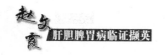

化痰、下气除满。

（刘君颖）

七、胆囊结石（胆石　肝胆湿热）

患者：祁某，男，58 岁，退休。2013 年 10 月 22 日初诊。

主诉：右胁胀痛 2 日余。

现病史：2 日前饮酒、进食油腻后出现右胁胀痛，进食后加重，恶心呕吐，呕吐物为胃内容物及胆汁，腹部超声检查提示胆囊结石，胆囊炎，故来诊。

现在症：右胁胀痛，严重时疼痛连及右侧背部，厌油腻，恶心欲呕，口干口苦，大便干，2 日未行，小便黄。舌质红，舌苔黄厚乏津，脉弦数。体温 38℃，右上腹压痛，无反跳痛。

个人史：饮酒史 20 余年。

辅助检查：血常规：白细胞 $12.7 \times 10^9/L$，中性粒细胞百分比 86%，血小板 $182 \times 10^9/L$；肝功能正常；腹部超声：胆囊泥沙样结石，胆囊体积大（大小 120mm×74mm，壁厚 7.6mm），急性胆囊炎。

中医诊断：胆石（肝胆湿热）。

西医诊断：胆囊结石并急性胆囊炎。

治法：疏肝利胆，清热利湿。

处方：大柴胡汤合四金汤加减。柴胡 15g，黄芩 12g，大黄（后下）15g，枳实 12g，姜厚朴 10g，芒硝（冲）20g，姜半夏 9g，鸡内金 15g，郁金 15g，金钱草 30g，海金沙 15g，赤芍 15g，生姜 3 片，大枣 5 枚。3 剂，水煎服，日 1 剂，分 2 次饭后温服。

中药封包治疗。姜黄 15g，大黄 15g，黄柏 15g，苍术 10g，厚朴 10g，陈皮 15g，甘草 6g，生天南星 15g，白芷 15g，天花粉 15g，乳香 15g，没药 15g。共研细末，过 200 目筛，冰片、蜂蜜等调为糊状，封于右上腹，每次 4~6 小时，日 2 次。

予以查血细菌培养＋药敏，头孢哌酮舒巴坦针抗感染治疗。

二诊：2013年10月25日。体温复常，恶心欲呕消失，右胁胀痛、口干口苦减轻，纳食改善，大便稀，日2次，小便黄。舌质红，舌苔黄厚，脉弦。复查血常规复常。上方去芒硝，7剂，水煎服，日1剂，分2次饭后温服。抗生素继用满1周停药。

针刺：期门、太冲、支沟、足三里、阳陵泉、胆俞，泻法，留针20分钟，日1次。

三诊：2013年11月1日。诸症消失，舌淡红，苔薄黄，脉弦。以上方加减化裁服药2周，复查彩超，胆囊结石完全消失，胆囊体积复常，病告痊愈。

按语： 胆囊结石属于中医"胆石"范畴。赵师认为，饮食失常是其主要原因。患者过食膏粱厚味，酗酒，均可致湿热中阻，肝胆疏泄失常，炼胆内精汁为砂石。胆为六腑之一，腑以"通"为顺，清利肝胆、通腑泻浊，有利于胆汁排泄，治疗胆道感染。胆道感染多表现为寒战、高热、黄疸、右胁疼痛、呕吐、大便干结等症，此与中医少阳阳明合病之证类似，故治疗以大柴胡汤为主方和解少阳，内泻热结。大柴胡汤中以柴胡为君，黄芩为臣，君臣配伍和解少阳，清利肝胆湿热；大黄、枳实相配内泻阳明热结，通腑行气泄浊，白芍柔肝缓急止痛，以助柴胡、黄芩清利肝胆，半夏、生姜和胃降逆止呕，大枣调和脾胃以和诸药；加芒硝增强通腑泄浊功效，加鸡内金、郁金、金钱草、海金沙加强清热利胆功效。

内外同治，提高疗效。急性期辅助如意金黄散加味中药封包治疗，以清热解毒、凉血活血、消肿散结，改善局部炎症反应。炎症改善后予以针刺治疗调节肝胆经气，利胆排石。

合理使用抗生素是本病治疗成功的关键。建议及时留取血标本及胆汁标本进行细菌培养，根据药敏结果针对性选择抗生素治疗。在细菌培养结果出现前，先根据经验使用抗生素。

此外，还需强调重视生活调摄。主张低脂饮食，少食多餐。间断高脂饮食，2~3日进食一次高脂饮食，增加胆汁分泌，增加胆囊内压力，促进胆汁排泄，有利于排石。

（马素平）

八、胆囊息肉（胆胀　肝郁气滞）

患者：李某，男，67 岁，工人。2016 年 11 月 9 日初诊。

主诉：间断右胁不适 1 月余。

现病史：1 月前无明显诱因出现右胁不适，口服栀康胶囊，效不明显，特来就诊。

现在症：间断右胁不适，伴胃脘疼痛，腰疼，纳眠可，二便调。舌质暗红，尖有点刺，苔薄白，舌下静脉迂曲，脉沉细。

辅助检查：2016 年 11 月 1 日腹部超声：胆囊息肉（7mm×8mm），胆囊壁毛糙。

中医诊断：胆胀（肝郁气滞）。

西医诊断：胆囊息肉。

治法：疏肝利胆，化瘀透络。

处方：柴胡疏肝散加减。柴胡 6g，炒白芍 15g，枳壳 10g，川芎 15g，醋香附 10g，党参 15g，法半夏 15g，皂角刺 15g，郁金 15g，牡蛎 30g，鸡内金 15g，乌梅 6g，土鳖虫 10g，炒麦芽 20g。7 剂，水煎服，日 1 剂。

二诊：2016 年 11 月 21 日。诉服药后症状减轻，纳眠可，二便调，近日咽痒，微咳。舌质淡红，体大，苔白腻，舌下静脉显露，脉沉细。中药守方加蝉衣 6g，7 剂，水煎服，日 1 剂。

三诊：2016 年 12 月 7 日。诉服药后症状减轻，无明显不适，纳眠可，二便调。舌质暗，舌体大，苔少，中央有裂纹，舌下静脉增粗，脉沉细，中药上方去蝉衣，14 剂，水煎服，日 1 剂。

四诊：2016 年 12 月 30 日。右胁不适消失，纳眠可，二便调，舌质红，苔黄腻，舌下静脉显露，脉沉细。中药守上方，14 剂，水煎服，日 1 剂。

守方加减调服 3 月。2017 年 2 月 25 日复查彩超：①胆囊息肉（3mm×2mm）；②胆囊壁毛糙。

按语：胆囊息肉是指一类向胆囊腔内突出或隆起性的胆囊壁内病变。多数为胆囊良性占位性病变，少数有恶变风险，是胆囊癌的诱发因素之一。赵师在临床中发现，许多超声诊断胆囊息肉的患者，尤其直径 <0.5mm 者，实为胆泥附壁，或者炎性增生，使用中药治疗有效。而对于直径 >10mm 息肉者，在中药治疗的同时，要注重超声复查，症状改善，而息肉持续增大者，需防癌变，必要时外科切除胆囊，不可为贪一时之功，而误了患者病情。胆囊息肉症状与慢性胆囊炎相似，主要表现为右上腹部轻度不适，伴有结石时可出现胆绞痛。中医学无胆囊息肉病名，《灵枢·水胀》言："寒气客于肠外，与卫气相搏，气不得荣，因有所系，癖而内著，恶气乃起，瘜肉乃生。""瘜肉"即息肉。赵师认为，可将胆囊息肉归于"胁痛""胆胀""积证"范畴，病位在少阳胆经，涉及肝脾，故以柴胡疏肝散加减，以疏肝利胆、疏肝理气，佐以皂角刺、牡蛎、土鳖虫等理气化痰、活血消积之品，以祛邪透络，消除瘜肉。

（刘君颖）

九、胆囊息肉（胆胀　肝郁气滞　湿热蕴结）

患者：何某，男，40 岁，农民。2016 年 5 月 30 日初诊。

主诉：发现胆囊结石 3 年，胆囊息肉 1 年。

现病史：3 年前体检发现胆囊结石，未予药物治疗，1 年前发现胆囊息肉，口服中药及清胆颗粒治疗，效不明显。

现在症：右胁隐有不适，纳可，夜眠易醒，二便调。舌质红，舌体大，苔黄腻，舌下静脉显露，脉沉细。

辅助检查：2016 年 5 月 30 日本院腹部超声：胆囊息肉（囊壁可见 5mm×3.7mm、4mm×3mm 略强回声，不伴声影），胆囊泥沙样结石，胆囊收缩功能存在。

中医诊断：胆胀（肝郁气滞兼湿热）。

西医诊断：胆囊息肉；胆囊结石。

治法：疏肝理气，利胆消积。

处方：四逆散合四金汤加减。柴胡 6g，炒山药 15g，枳实 10g，甘草 6g，黄芩 15g，茵陈 15g，鸡骨草 15g，金钱草 15g，郁金 15g，海金沙 15g，鸡内金 15g，厚朴 10g，炒白芍 15g，乌梅 6g，槟榔 10g。10 剂，水煎服，日 1 剂。

二诊：2016 年 6 月 17 日。纳可，眠一般，二便调，舌质暗红，苔薄黄腻，舌下静脉增粗，脉沉细。复查彩超：①慢性胆囊炎合并胆囊息肉（3.5mm×2.5mm）；②胆囊泥沙样结石（19mm×15mm）。中药守上方 20 剂。

三诊：2016 年 7 月 20 日。诉无特殊不适，纳可，眠差，易醒，二便调，舌质暗红，苔薄黄，舌下静脉显露，脉沉细。彩超：①慢性胆囊炎（大小 68mm×25mm，壁厚 3.2mm）；②胆囊息肉（体下段后壁见 2.9mm×2.9mm 略强回声）。方药：牡丹皮 15g，炒栀子 6g，炒当归 6g，白芍 15g，柴胡 6g，金钱草 15g，海金沙 15g，郁金 15g，鸡内金 15g，茵陈 15g，鸡骨草 15g，赤芍 10g，厚朴 10g，延胡索 10g，乌梅 6g。20 剂，水煎服，日 1 剂。

随访 3 月，复查彩超胆囊息肉消失。

按语：赵师认为，临床中许多胆囊息肉患者无右胁不适或疼痛等典型症状，仅在超声检查时发现本病，本案即使如此，患者平素无明显不适，因此在治疗时，需详细询问患者四诊情况，抽丝剥茧，舍症从脉，挖掘辨证依据。此外，可根据息肉发病病机，选方用药。赵师认为胆囊息肉病因与情志郁结、饮食所伤、体质肥胖、胆石等有关，常合而发病，尤其多与胆囊结石同时发病，临床常将息肉误诊为结石，也有将结石误诊为息肉者，二者区别在于，结石乃胆汁积聚而成，息肉乃气血瘀滞而成，治疗上结石重在利胆消石，息肉则须活血通络消积兼以利胆。胆液为肝之阴精生化聚成，生理功能以通行下降为顺，胆汁的储藏排泄为肝的疏泄功能加以调节，肝的疏泄功能亦包括胆的疏通畅泄。若肝的疏泄功能失常，就会影响胆汁的分泌和排泄，而胆汁排泄不畅亦会影响肝的疏泄，所以本病病位在胆，病源在肝，胆病应从肝论治，采用疏肝理气，利胆消积之法。

（刘君颖）

十、胆囊息肉（胆胀　肝胆湿热）

患者：陈某，女，50 岁，公务员。2015 年 7 月 17 日初诊。

主诉：间断右胁不适 2 年，再发 1 月。

现病史：2 年前进食油腻食物后出现右胁不适，伴有恶心、嘈杂，当地医院查胃镜提示慢性浅表性胃炎，超声提示胆囊息肉，临床诊断为慢性胃炎，给予奥美拉唑对症治疗，近 1 月来，右胁不适加重，自服奥美拉唑，效差，特来我院就诊。

现在症：右胁不适，偶有隐痛，纳可，眠差，眠短易醒，大便干，有解不尽感，小便烧灼感。舌质红，边有齿痕，苔黄厚腻，脉弦数。

既往史：心动过速病史 15 年，颈椎病病史 10 余年，3 年前绝经。

辅助检查：彩超：胆囊息肉样变（大小 3mm×3mm）。胃镜：慢性浅表性胃炎。

中医诊断：胆胀（肝胆湿热）。

西医诊断：①胆囊息肉；②慢性浅表性胃炎。

治法：清肝利胆。

处方：龙胆泻肝汤加减。龙胆草 10g，炒栀子 10g，黄芩 10g，醋柴胡 6g，生地黄 10g，泽泻 15g，海螵蛸 30g，煅瓦楞子 15g，延胡索 15g，川楝子 10g，茵陈 15g，白及 15g，三七粉 3g，滑石 15g，淡竹叶 15g，山药 10g，川芎 15g，焦三仙各 15g。7 剂，水煎服，日 1 剂。

二诊：2015 年 7 月 24 日。诉烧心，胃脘隐痛，余无明显不适。纳少，进食后易腹胀，眠较前改善。大便先干后稀，伴慢性腹痛，日 1~2 次，小便烧灼感，舌质淡红，边齿痕，苔白厚腻，脉沉细。柴胡 6g，炒山药 15g，枳壳 15g，黄芩 10g，党参 15g，法半夏 15g，木香 15g，砂仁 10g，海螵蛸 30g，煅瓦楞子 30g，金钱草 15g，郁金 15g，海金沙 15g，鸡内金 15g，炒白术 15g，陈皮 15g，焦三仙各 15g，茯苓 15g。14 剂，水煎服，日 1 剂。

三诊：2015 年 8 月 10 日。诉小腹胀，纳可，眠差，入睡困难，易醒，右胁不适，小便灼痛，大便黏腻，1~2 天 1 次。舌质淡红，苔薄白腻，边齿痕，脉沉细。方药：生黄芪 10g，太子参 15g，炒当归 15g，炙甘草 15g，远志 6g，炒枣仁 30g，木香 15g，龙眼肉 10g，丹参 15g，砂仁 6g，炒白术 15g，厚朴 10g，大腹皮 15g，川断 15g，枳实 10g，焦三仙 15g。15 剂，水煎服。

按语：赵师认为，胆囊息肉一病，临床可无症状或症状较轻，易被当成胃病治疗，且仍可收效。此患者按胃病治疗 2 年，仍间断发作，可谓治标未治本也。究其缘由，盖肝脾在生理病理上是相互联系、密不可分的，肝主藏血、主疏泄，寄相火，主升主动；脾居中州，主运化水谷，有生血统血之能。肝对脾运化功能的正常与否起着极为重要的作用，同时与脾的升清有密切关系。正如张锡纯所云："盖肝之系下连气海，兼有相火寄生其中……为其寄生相火也，可借火生土，脾胃之饮食更赖之熟腐。肝脾者相助为理之脏也。"中焦脾胃为气机之枢，但脾胃的升降运动亦有赖于肝胆之气的疏泄，脾无肝胆不能升清，胃无肝胆不能降浊。因此脾胃有病可以影响肝胆，肝胆功能失调亦可以影响到脾胃，所以临床上胆囊息肉的病人常出现食少、腹胀，这都是影响了脾的运化功能，脾失健运所引起的。本案初诊患者以右胁不适为主，辨证肝胆湿热，故以龙胆泻肝汤主之。二诊右胁不适消失，以烧心、胃脘不适症见，知肝胆湿热以祛，当以疏肝健脾立法，并佐以金钱草、郁金、海金沙、鸡内金等消石化积。三诊子病及母，心脾两虚，故以安神定志之法。本案既体现出胆囊息肉一病，病机变化快，胆胃相互影响的特点，又体现出赵师诊病善抓病机，治病求本，不拘一方，辨病辨证相结合的思想。

（刘君颖）

十一、原发性硬化性胆管炎（黄疸　气阴两虚　湿热）

患者：孙某，女，63 岁。2014 年 4 月 20 日初诊。

主诉：间断乏力、纳差 2 年，再发伴身目黄染 3 个月。

现病史：近 2 年间断乏力身困，纳差，右胁不适，化验肝功能异常，具体不详，未治疗。3 个月前生气后上症再发，伴身目黄染，小便色黄，5 天前化验肝功能异常，故来诊。

现在症：神疲乏力，腰膝酸软，视物模糊，口干欲饮，胃纳稍差；身黄目黄，大便色黄稍干，1～2 日 1 行，尿色黄、尿量正常。舌暗红质干、苔薄腻，脉细。

辅助检查：2014 年 3 月 25 日于外院查肝功能：总胆红素 72μmol/L，直接胆红素 14μmol/L，谷丙转氨酶 62U/L，谷草转氨酶 68U/L，谷氨酰转肽酶 247U/L，碱性磷酸酶 271U/L，球蛋白 39g/L，白蛋白 36g/L；抗核抗体阳性。胰胆管水成像示：胆管"串珠样"改变

中医诊断：黄疸（气阴两虚）。

西医诊断：原发性硬化性胆管炎。

治法：益气养阴，利湿退黄。

处方：黄芪 15g，白术 15g，北沙参 15g，石斛 30g，当归 15g，枸杞子 15g，白花蛇舌草 30g，蛇六谷（先煎）15g，茵陈 30g，郁金 12g，仙鹤草 30g，制鳖甲 12g，生牡蛎 30g，鸡内金 9g。10 剂，水煎服，日 1 剂，早晚分服。

另嘱患者加服熊去氧胆酸胶囊，250mg/次，3 次/天。

二诊：2014 年 4 月 30 日。药后乏力改善，口干减轻，仍身目黄染，大便稍干；舌质暗红、苔薄腻，脉细。上方加制大黄

10g，虎杖 15g。15 剂，水煎服，日 1 剂，早晚分服。

三诊：2014 年 5 月 15 日。药后乏力明显改善，身目黄染较前明显好转，口干稍作，然大便 2～3 次/天，质烂如泥。复查肝功能总胆红素 32μmol/L，直接胆红素 20μmol/L，谷丙转氨酶 37U/L，谷氨酰转肽酶 202U/L，碱性磷酸酶 226U/L，球蛋白 39g/L，白蛋白40g/L，上方减白术，加土鳖虫 6g。

至 2015 年 6 月 20 日复查肝功能：总胆红素 23μmol/L，直接胆红素 16μmol/L，谷丙转氨酶 19U/L，谷草转氨酶 22U/L，谷氨酰转肽酶 72U/L，碱性磷酸酶 60U/L，球蛋白 33g/L，白蛋白 39g/L；抗核抗体弱阳性；B 超示肝内仅见光点增粗。

其后基本治法不变，加减服药 1 年余，患者临床症状消失，复查肝功能各项指标基本恢复正常。随访期间，以基础方加减间断治疗约 5 年，患者无明显不适。

按语： 本案患者辨证属气阴两虚，兼湿热蕴结。气虚则见乏力，肝肾阴虚则腰膝腿软，阴虚无以濡养双目则视物模糊，津液上承不足则口干，肠道不濡则便干；脾运失司，湿邪内蕴，久则生热，湿热熏蒸肝胆，胆汁外溢，则身黄、目黄；病久入络，血行瘀滞，阻于胁下，发为本病。初诊方中黄芪甘温益气，《医门别录》载其"补丈夫虚损，五劳羸弱……益气"；白术补气健脾燥湿，北沙参、石斛养阴生津，枸杞子补肾气、养肾阴。白花蛇舌草、蛇六谷可入肝经，清肝胆湿热、解体内热毒；茵陈利湿退黄，郁金行气活血、利胆退黄，仙鹤草凉血败毒，制鳖甲、生牡蛎软坚散结，鸡内金运脾消食，有利于药物及营养吸收。全方共奏益气养阴、清热利湿、软坚散结之功。

该患者口干、身目黄染、舌苔腻，反映其存在阴虚、又有湿邪困脾，一般认为会存在治法上的矛盾之处，因利湿则阴津更伤而湿邪难除，养阴则湿邪愈盛而真阴不生。赵师指出此时可依据湿邪的多寡，酌情选用甘淡渗湿之茯苓、猪苓，或燥湿健脾之白术、厚朴，养阴而不滋腻之石斛、北沙参治之，并称此法为"双通道"。

二诊患者大便干结、黄疸消退不明显时，赵师强调要给邪以出路。最佳方法即通利二便，故加制大黄、虎杖，泻下通便、清热利湿。但亦强调药量需斟酌而定，使患者药后不可泻下如水，而便烂如泥则刚好，每日排便 2～3 次最佳。

三诊时患者诸症改善，肝功能好转。此时减白术，加土鳖虫，因其可归肝经，有活血逐瘀通络之效，且性较缓和，可适当久服。正如叶天士所言："起病气结在经，久病血淤入络"。此病临症必借此类通络之品，小量久服，方可见功。另外，赵师指出本病病程较久、又易反复，取效后应长服巩固，还应密切定期随访，或进行必要的实验室检查，根据病情需要调整处方，或可中西结合，务使病情稳定，阻断其演变为肝硬化。

（刘晓彦）

第二章

脾胃疾病

第一节　上消化道疾病

一、口腔溃疡（口疮　脾虚湿热）

患者：宋某，男，43岁，职员，2013年4月13日初诊。

主诉：口腔多发溃疡1周。

现病史：1周前因饮食不慎后出现口腔多发溃疡，伴咽喉疼痛不适，偶有白黏痰，不易咳出，口干喜冷饮，偶有胃脘不适，饱食后加重，未予重视及治疗。

现在症：舌下、舌体两边多处溃疡，溃疡面大者如豆，小者如粟，言语饮食均感困难，伴咽喉疼痛不适，偶有白黏痰，不易咳出，胃脘不适，饱食后加重，伴腹胀，平素情绪急躁易怒，纳食少，眠可，大便黏滞，日1次，小便可。舌质红，舌体胖大，边有齿痕，苔黄腻，脉濡弦。

中医诊断：口疮（脾虚湿热）。

西医诊断：口腔溃疡。

治法：疏肝健脾，清热利湿。

处方：加味柴胡四逆汤加减。醋柴胡6g，炒白芍15g，党参10g，清半夏30g，黄芩10g，黄连6g，连翘15g，蒲公英12g，枳实10g，厚朴10g，紫苏梗10g，薏苡仁15g，莱菔子15g，浙贝母10g，冬凌草15g，甘草3g。7剂，水煎服，每日1剂。另给予青黛3g另包，敷于溃疡处，日2次；嘱其饮食清淡，忌食辛辣油腻、坚硬、热烫食物，忌烟酒。

二诊：患者自诉舌疮热痛已明显减轻，饮食仍欠佳，舌质红，舌边齿痕，舌苔微黄，脉弦细。上方加陈皮6g，焦三仙各30g，继服7剂增强运脾消食之效。并嘱其饮食清淡，勿暴饮暴食，以免损伤脾胃。保持心情舒畅，避免精神刺激，以防气机郁滞。

三诊：舌面溃疡已基本愈合，仍时有急躁易怒，舌质红，苔薄稍黄，边有齿痕，脉弦细。在上方基础上加佛手12g，甘松12g，以增疏肝之功，7剂，水煎服，日1剂。

按语： 口腔溃疡隶属于中医"口疮"范畴，口疮是一种以口腔黏膜红肿、溃烂和疼痛为主要特征的疾患。中医认为阴虚火旺，热毒燔灼，内夹湿热，上蒸于口以及情志不遂而损及心脾，导致口疮发生。本例因食油腻助生湿热，日久湿热弥散，循经上扰，心脾蕴热，脾开窍于口，舌为心之苗窍，热毒上攻而致口糜，心脾受损，心神不安，故平素心情烦躁；脾胃失和，纳运失常，故见胃脘不适，大便黏滞不爽；本病以辛开苦降立法，健脾和胃，清热化湿，行气消疮。用药加味柴胡四逆汤加减。在辛开苦降的基础上，合四逆散疏利肝气，助脾升胃降，共奏良效。半夏泻心汤辛开苦降，赵师认为本病发病或加重常与饮食、情志、起居、冷暖等诱因有关。故使用半夏泻心汤常常合用柴胡四逆之剂以疏理气机。本方以柴胡疏肝，白芍养阴柔肝，黄芩入肝经以清热，黄连、黄芩清热燥湿，半夏醒脾燥湿，党参健脾益气，连翘、蒲公英以清热解毒，枳实、厚朴行气，苏梗、浙贝母、冬凌草、莱菔子以化痰清热，薏苡仁健脾祛湿，甘草调和诸药，全方以疏肝健脾、清热利湿为法，终获疗效。并且药物治疗同时，还需要注意口腔卫生，保持心情愉快，避免过度劳累，多喝开水，多吃新鲜蔬菜、水果，饮食宜清淡，易消化，不要食用辛辣、刺激性食物。

（石雪娅）

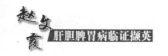
二、口腔溃疡（口疮 心脾积热）

患者：董某，男，65岁，退休，2014年6月17日初诊。

主诉：间断口腔溃疡1年余。

现病史：1年余前无明显诱因出现口腔多发溃疡，在当地医院服药或输液治疗（具体不详）可缓解，后反复发作，间断治疗。

现在症：舌麻，口腔溃疡，口腔黏膜水泡突出，黄豆粒大小，伴烧灼样疼痛，口干口苦，烦渴多饮，胃中嘈杂，纳食少，眠差，小便黄，大便干。舌质红，苔黄腻，脉弦数。

中医诊断：口疮（心脾积热）。

西医诊断：复发性口腔溃疡。

治法：清热泻火。

方药：清中汤合导赤散加减。黄连6g，栀子12g，清半夏30g，陈皮15g，茯苓15g，黄芩10g，连翘12g，厚朴10g，淡竹叶15g，焦三仙各15g，鸡内金10g，炒枣仁30g，炙甘草3g。7剂，水煎服，每日1剂。

二诊：2014年6月24日。口腔溃疡较前明显缓解，胃中嘈杂减轻，舌麻、口干口苦基本消失，纳食量增加，睡眠改善，二便正常，舌质淡红，苔薄黄，脉沉弦。守上方7剂，水煎服，每日1剂。

三诊：口腔溃疡愈合，舌麻、口干口苦基本消失，纳眠可，舌质淡红，苔薄白，脉沉弦。守上方加党参15g，白术15g，茯苓15g，14剂，水煎服，每日1剂。

按语：口疮是一种反复发作的口腔黏膜疾病，它的特点是反复发作，中医认为口疮是因为七情内伤，素体虚弱，外感六淫之邪，致使肝郁气滞，郁热化火，心火炽盛，脾火上攻，熏蒸于口而发病。《诸病源候论》曰："手少阴，心之经也，心气通于舌，足太阴，脾之经也，脾气通于口，腑脏热盛，热乘心脾，气冲于口与舌，故令口舌生疮也"；《素问·至真要大论》曰："诸痛痒疮，皆属于心"，都说明口疮的形成主要与心脾热盛有关。本案由于心脾积热，故出现口腔溃疡、口干口苦，小便黄、大便干，舌质红、苔黄、脉弦数，皆为热盛之象。方中黄芩、黄连、清半夏清胃热降逆，栀子清心火，厚朴行气，海金沙、金钱草清热利湿，淡竹叶生津利尿、清热除烦，与车前子同用引热下行，焦三仙、鸡内金健运脾胃，枣仁养心安神。诸药配伍，起到泻火除烦、清胃中湿热的作用。本案辨证要点：①心开窍于舌，脾气通于口，本例口腔溃疡属于心脾积热所致；②治疗上以黄连、黄芩、栀子、连翘等药物清热泻火解毒，加上生津清热之药，取得了良好的疗效；③慢性复发性疾病，其本为虚，发作期祛邪为主，缓解期需注意益气扶正，以防复发。

（石雪娅）

三、慢性咽炎（梅核气　痰阻气逆）

患者：魏某，女，36岁，职员，2014年3月26日初诊。

主诉：咽部堵塞感半年，加重3天。

现病史：半年前因与家人生气出现咽部堵塞感，伴咽痛，时轻时重，未予重视及治疗，3天前咽痛加重遂来我院就诊。

现在症：形体消瘦，情绪低落，咽部如有异物堵塞，咯之不出，咽之不下，时有口苦，反酸，烧心，纳眠差，小便可，大便干，数日1行。咽腔潮红，舌质红，舌边有齿痕，苔薄黄，有白涎，脉沉细。

中医诊断：梅核气（痰阻气逆）。

西医诊断：慢性咽炎。

治法：降气化痰，散结利咽。

方药：旋复代赭汤加减。旋覆花（包煎）9g，代赭石15g，清半夏30g，厚朴10g，紫苏梗10g，冬凌草15g，木蝴蝶15g，海螵蛸30g，煅瓦楞30g，鸡内金10g，荔枝核15g，浙贝母10g，甘松 15g，生白术 30g，皂角刺 15g，火麻仁 30g，炙甘草 3g。7剂，水煎服，日 1 剂。

二诊：2014 年 4 月 2 日。咽部堵塞感减轻，偶感咽喉疼痛，咽干，情绪郁闷好转，睡眠差，舌红苔黄，脉弦细。药用柴胡 6g，白芍 15g，枳壳 10g，黄芩 10g，党参 15g，半夏 15g，厚朴 10g，紫苏梗 10g，海螵蛸 30g，煅瓦楞 30g，浙贝母 10g，郁金 15g，焦三仙各 15g，鸡内金 10g，炒白术 30g，香附 15g，合欢皮 30g，炒枣仁 30g，夜交藤 15g。10 剂，水煎服，每日 1 剂。

三诊：2014 年 4 月 12 日。诸症基本消失，饮食睡眠好，二便基本正常，舌淡红，苔白略腻，脉弦细。药用：党参 15g，黄芪 15g，炒白术 30g，陈皮 15g，清半夏 30g，当归 10g，茯苓 15g，远志 10g，炒枣仁 30g，木香 10g，龙眼肉 15g，炒山药 15g，焦三仙各 15g，鸡内金 10g，生姜 3 片，大枣 5 枚。7 剂，水煎服，每日 1 剂。

嘱注意调畅情志，保持精神舒畅。

按语：本病属中医学"梅核气"的范畴，指因情志不遂，肝气瘀滞，痰气互结，停聚于咽所致，以咽中似有梅核阻塞，咯之不出、咽之不下、时发时止为主要表现的疾病，多系七情郁结，气郁痰凝所致，常见于中年女性，病情易反复。本患者病发于生气之后，药物治疗、情志调节并重，疗效满意。医家多以半夏厚朴汤治疗此病，赵师治疗本病，则不拘于一病一方，常配合旋覆代赭汤以虚实并调，镇降逆气，每获良效。《伤寒论·辨太阳病脉证并治》："伤寒发汗，若吐若下，解后心下痞硬，噫气不除者，旋覆代赭汤主之。"诸药配伍，共成降逆化痰，散结利咽之功效，使痰涎得消，逆气得平。此外心理疗法很重要，解除患者思想顾虑，保持心情舒畅，使患者移情易性，常可取得很好效果。

（石雪娅）

四、慢性咽炎（喉痹 痰热互结）

患者：王某，女，64 岁，2017 年 6 月 12 日初诊。

主诉：咽痛不适3月余。

现病史：3月前患者无明显诱因出现咽痛不适，咽喉处烧灼感，舌体疼，偶有咳嗽咳痰，白黏痰，易咳出，自行口服药物治疗（具体药物不详），症状时轻时重，故来我院求治。

现在症：咽痛不适，咽部如有异物堵塞，偶有咳嗽咳痰，有白痰，易咳出，食后嗳气，纳食减少，眠差易醒，小便可，大便干，数日1行。咽腔潮红，咽后壁处有滤泡增生，舌质暗红，苔薄稍黄腻，舌下静脉显露，脉弦滑。

中医诊断：喉痹（痰热互结）。

西医诊断：慢性咽炎。

治法：清热化痰，宣肺利咽。

处方：清金化痰汤加减。黄芩10g，鱼腥草15g，桑白皮15g，牛蒡子10g，款冬花12g，杏仁12g，桔梗10g，浙贝母10g，玄参10g，沙参12g，麦冬12g，桑叶12g，百部15g，射干15g，紫菀15g，枳壳10g，炒麦芽15g，甘草3g。7剂，水煎服，日1剂。

二诊：2017年6月19日。咽喉疼痛及烧灼感明显减轻，咽干，纳食可，眠差多梦，咽腔无充血，咽后壁滤泡消失，舌质暗红，苔薄稍黄，舌下静脉显露，脉弦。中药守上方加合欢皮15g，炒枣仁30g，夜交藤15g。7剂，水煎服，日1剂。

三诊：2017年6月26日。诸症基本消失，饮食、睡眠好，二便正常，舌淡红，苔薄白，脉弦。7剂水煎服以巩固治疗，注意调畅情志，保持精神舒畅。

按语：慢性咽炎是以咽部红肿疼痛，或干燥、异物感，咽痒不适等为主要表现的咽部疾病。中医归属于"喉痹"范畴，《素问·阴阳别论》曰："一阴一阳结谓之喉痹"。《丹溪心法》认为喉痹大概多是痰热，本病的病因与感受外邪，或热病之后致阴液耗损，咽失去濡养有关，中医病机上多因素体肺肾阴虚，或风热喉痹反复发作，余邪留滞不清，耗伤津液，使阴液亏损，咽喉失于濡养，从而导致本病的发生。本方以黄芩、桑白皮、鱼腥草泄肺热，桑叶、牛蒡子宣通肺气；杏仁、百部、射干、款冬花、紫菀化痰止咳；浙贝母清热化痰；痰热津伤则加玄参、沙参、麦冬养阴生津；桔梗利咽宣肺，载药上行直达病所；炒麦芽消食和胃，甘草调和诸药。全方共奏清肺化痰、宣肺止咳之功，使邪热得去、痰浊得化、肺气宣通。现代药理研究证实，桔梗具有化痰止咳、利咽开音、宣畅肺气、排脓消痈的功效；鱼腥草具有止咳并有增强机体免疫功能、抗炎的作用。

（石雪娅）

五、膈肌痉挛（呃逆　肝气犯胃）

患者：金某，女，43 岁，2015 年 1 月 14 日初诊。

主诉：阵发性呃逆 2 月，加重 3 天。

现病史：2 月前因劳累、空腹过久骤然饱食后出现呃逆，伴食管烧灼感，偶感疼痛，腹胀，无腹痛，在郑州某医院查胃镜提示：①慢性非萎缩性胃炎；②反流性食管炎，给予口服"奥美拉唑"等药物后缓解，其间症状反复发作。3 天前患者上述症状加重，服"奥美拉唑"无效，遂来我院就诊。

现在症：呃逆，食后或精神紧张后加重，胸骨后烧灼感，偶有反酸，偶感疼痛，伴腹胀，口干口苦，纳差，多梦，时有太息，大便不成形，无脓无黏液，日 1 次，小便调，月经调。舌质红，苔薄白，脉弦细。

既往史：抑郁症病史 3 年。

过敏史：阿莫西林过敏。

辅助检查：胃镜：①慢性非萎缩性胃炎；②反流性食管炎。胸部及上腹部 CT 未见明显异常。

中医诊断：呃逆（肝气犯胃）。

西医诊断：①膈肌痉挛；②反流性食管炎；③慢性非萎缩性胃炎；④抑郁症。

治法：疏肝和胃，降逆止呃。

处方：四逆散合旋覆代赭汤加减。醋柴胡 10g，白芍 10g，赤芍 10g，麸炒枳壳 10g，厚朴 10g，党参 12g，黄芩 12g，陈皮 10g，清半夏 12g，苏梗 10g，海螵蛸 30g，煅瓦楞 30g，代赭石 15g，旋覆花 9g，炒麦芽 15g，鸡内金 10g，生姜 3 片，甘草 3g。7 剂，水煎服，日 1 剂，分次温服。

二诊：2015 年 1 月 21 日。呃逆减轻，晨起仍偶发作，无烧心反酸，纳可，夜眠改善，大便不畅，日 2～3 次，小便可，舌质红，苔薄白腻，脉弦细。上方减海螵蛸 15g，煅瓦楞 15g，加炒山药 15g，炒薏苡仁 30g 以增健脾祛湿之功。7 剂，水煎服，日 1 剂，分两次温服。

三诊：2015 年 1 月 28 日。呃逆基本消失，大便通畅，情志欠佳，舌质红，苔薄白，脉弦细。继续 7 剂以巩固疗效。患者抑郁症病史，加服解郁丸以疏肝解郁。

四诊：2015 年 2 月 4 日。呃逆消失，但饮食不慎仍有胃部不适，舌质红，苔薄白，脉弦细。给予口服胃胀舒合剂以和胃消胀。

按语：呃逆是指胃气上逆动膈，气逆上冲，出于喉间，呃呃连声，声短而频，不能自制的一种病证。病变脏腑为胃，并与肝、脾有关，主要由饮食不当、情志不遂、脾胃虚弱等原因引起，主要病机为胃气上逆动膈。本病患者以呃逆、泛酸、烧心、腹胀、大便不成形为主要辨证要点，胃失和降、气逆动膈是呃逆的主要病机，患者有抑郁症病史，太息频作，因此本案病机应为肝郁乘脾，脾虚气滞，胃气上逆，逆气动膈所致。故以四逆散合旋覆代赭汤加减以疏肝和胃降逆，方中醋柴胡疏肝理气，麸炒枳壳、厚朴行气消胀，赤白芍联用既能养血柔肝，又可清血分热；旋覆花、代赭石降逆止呃；党参健脾益气以恢复中焦脾气，苏梗、陈皮、清半夏宽中理气，降逆化痰，和胃止逆；黄芩苦降胃气，降逆止呃；海螵蛸、煅瓦楞制酸止痛，炒麦芽、鸡内金消食和胃；生姜、甘草温中和胃，降逆止呃；全方消补兼施，使本虚得固，浊邪得消，则中焦健运。

赵师认为呃逆一病在疏肝和胃同时，更应调脾。脾胃同属中焦，一脏一腑，一升一降，互为表里，关系密切。《脾胃论》曰："胃既病，则脾无所禀受，脾为死阴，不主时也，故亦从而病焉，脾既病，则其胃不能独行津液，故亦从而病焉。"故以疏肝健脾理气，标本同治，屡获良效。

（石雪娅）

六、反流性食管炎（吞酸　肝郁脾虚）

患者：李某，男，61岁，2016年1月16日初诊。

主诉：食管烧灼感1余年，加重1月。

现病史：1年前因压力大出现食管烧灼感，饮食不慎及受凉后则胃脘疼痛，伴嗳气，于郑州某医院查^{13}C呼气试验阴性，查胃镜示慢性浅表性胃炎伴胆汁反流，慢性食管炎，予药物治疗（具体不详），效果欠佳。

现在症：食管烧灼感，间断胃脘疼痛，饮食不慎及受凉后明显，纳可，早醒，二便调。舌质淡暗，胖大，苔薄白腻，脉沉细。

既往史：慢性胃炎史10年。

辅助检查：当地医院查胃镜提示：反流性食管炎，慢性浅表性胃炎伴胆汁反流。

中医诊断：吞酸（肝郁脾虚）。

西医诊断：①反流性食管炎；②胆汁反流性胃炎。

治法：疏肝健脾，理气解郁。

处方：四逆散合小柴胡汤加减。醋柴胡6g，炒白芍15g，枳壳10g，黄芩6g，党参15g，炒白术15g，陈皮15g，清半夏15g，高良姜9g，香附15g，白及15g，郁金15g，炒麦芽15g，鸡内金10g，厚朴6g，合欢皮30g。7剂，水煎服，每日1剂。

二诊：2016 年 1 月 23 日。食管烧灼感及胃脘痛较前减轻，纳眠可，二便调。舌脉同前。效不更方，守方 7 剂。

三诊：2016 年 1 月 30 日。食管烧灼感明显减轻，胃脘痛基本消失，自觉胃纳欠佳，大便黏滞，日 1 次，小便调。舌质淡红，苔白腻，脉沉细。中药在上方基础上加砂仁 10g，7 剂，水煎服。日 1 剂，分次温服。并嘱其畅情志，调饮食。

按语：四逆散是赵师临床治疗肝气不疏病症常用方剂，本方由四逆散、小柴胡汤组合而成。四逆散出自《伤寒论》，方由柴胡，白芍，枳实，炙甘草四味药组成，功能透邪解郁，疏肝理脾，其所治诸症多为或然，四逆，咳，悸，小便不利，泻利下重，貌似互不相关，然细审病机，均由肝郁所致；小柴胡汤为《伤寒论》名方，其所治诸症，均为邪郁少阳，经气不利所致。第96条："胸胁苦满，嘿嘿不欲饮食，心烦喜呕，或心中烦而不呕，或渴，或腹中痛，或胁下痞硬……小柴胡汤主之"；第263条曰："少阳之为病，口苦，咽干，目眩也"；均做了很好解读。本案痛在胃，病在肝，故疏肝健脾，理气解郁是标本兼顾之法。肝郁不疏，多见变症，故本案融理气活血、温中和胃、消食化积等诸法于一方，貌似庞杂，实则条理分明，主次有序，故收显效。

另治疗上不仅要辨清表里、寒热、虚实，更应该帮助患者调理饮食起居和心理状态，才能真正做到治病治本，嘱患者平素调饮食，畅情志，劳逸适度。

（石雪娅）

七、霉菌性食管炎（梅核气　肝气犯胃）

患者：刘某，男，43 岁，2015 年 2 月 26 日初诊。

主诉：咽喉部及食管不适半年。

现病史：半年前生气后吞咽唾沫时感胸骨后不适，食欲差，进食固体食物无影响，当地医院胃镜：①霉菌性食管炎；②充血渗出性胃炎；③十二指肠球部炎症，给予兰索拉唑、胶体果胶铋、养胃宁、制霉菌素片及中药治疗，效果不佳。

现在症：咽喉部异物感，咽唾沫时食管不适，咽干，反酸，失眠，大便不成形，1～2次/日，小便可。舌质淡红，苔薄白，脉细。

辅助检查：2014年12月19日于当地医院查胃镜：①霉菌性食管炎；②充血渗出性胃炎；③十二指肠球部炎症。

中医诊断：梅核气（肝气犯胃）。

西医诊断：①霉菌性食管炎；②充血渗出性胃炎；③十二指肠球炎。

治法：疏肝理气，和胃降逆。

处方：旋复代赭汤合半夏厚朴汤、四逆散加减。旋覆花9g，代赭石10g，厚朴10g，桔梗15g，清半夏30g，党参15g，冬凌草15g，木蝴蝶15g，醋柴胡6g，炒白芍15g，炒枳壳6g，浙贝母10g，荔枝核15g，皂角刺10g，炒枣仁30g，佛手15g，甘松15g，焦三仙各15g，射干10g，马勃15g。7剂，水煎服，日1剂。

二诊：2015年3月5日。咽干消失，咽喉部异物感、食管不适感减轻，睡眠较前改善，反酸，二便调。舌质淡红，苔薄白，脉细滑。守上方加苏梗10g。7剂，水煎服，日1剂。

三诊：2015年3月12日。咽部及食管不适消失，反酸减轻，纳眠可，二便调。舌质淡红，苔薄白，脉细滑。药用旋覆花9g，代赭石10g，厚朴10g，桔梗15g，苏梗10g，清半夏30g，党参15g，柴胡6g，炒白芍15g，炒枳壳6g，炒枣仁30g，佛手15g，甘松15g，焦三仙各15g，甘草3g。7剂，水煎服，日1剂。

按语：患者以"咽喉部及食管不适半年"为辨证要点，中医认为食管属于胃的范畴，食管是胃腑受纳饮食之关。因此食管疾病之病位在食管，而病理机制在脾胃。患者病因明确，病为生气后所得，情志不畅，导致肝失疏泄、横逆犯胃、胃气上逆，故出现咽喉不适、咽干、反酸等症，治疗以旋复代赭汤和胃降逆为主方，合半夏厚朴汤、四逆散以疏肝理气，并加用冬凌草、木蝴蝶、射干、马勃、桔梗等利咽之品，佛手、甘松、荔枝核疏理脾胃气机，炒枣仁以安神。二诊时诸症减轻，仍有咽唾时不适感、偶有反酸，故加用苏梗以理气宽中，三诊诸症基本消失，故减用冬凌草、木蝴蝶、射干、马勃、桔梗，仍以理气和胃为治则以善后。运用旋覆代赭汤主要抓住肝气上逆这一病机，用以镇逆降气，如朱丹溪所说："上升之气都从肝出"，旋覆花、代赭石能镇逆平肝，药性和平而不伤正，虚证实证都宜用，如由情志所伤，肝失条达而致的肝气上逆，用逍遥丸、四逆散等效果不显著，可用旋覆代赭汤加减施治，每获良效。

（石雪娅）

八、霉菌性食管炎（痞满　肝郁气滞）

患者：张某，女，51 岁，2017 年 3 月 21 日初诊。

主诉：食管堵塞感 1 年余，加重 1 周。

现病史：1 年前患者因情志不遂出现食管堵塞感，连及后背，偶有后背疼痛，嗳气或矢气得舒，口服药物治疗（具体不详）可缓解，症状反复发作。1 周上述症状再发加重，自行口服药物无改善，遂至我院门诊求治。

现在症：食管堵塞感，连及后背，偶有后背疼痛，嗳气或矢气得舒，咽干，口干口苦，纳食差，不欲饮食，眠尚可，二便调。舌质淡红，苔薄白，脉弦细。

辅助检查：我院查胃镜提示：①霉菌性食管炎；②慢性非萎缩性胃炎。

中医诊断：痞满（肝郁气滞）。

西医诊断：①霉菌性食管炎；②慢性非萎缩性胃炎。

治法：疏肝和胃，理气解郁。

处方：四逆散加减。柴胡 6g，炒白芍 15g，炒枳壳 6g，厚朴

10g，桔梗15g，清半夏30g，党参15g，陈皮15g，茯苓15g，佛手15g，甘松15g，焦三仙各15g，炙甘草6g。7剂，水煎服，每日1剂。

二诊：2017年3月28日。食管堵塞感明显改善，后背疼痛基本消失，饮食不慎后偶有反酸，纳眠可，二便调。舌质淡红，苔薄白，脉弦细。守上方加海螵蛸30g，浙贝母10g，7剂，水煎服，日1剂。

此后，守方调服1月，诸症消失。随访1年，未复发。

按语： 霉菌性食管炎其病在食管，与肝脾密切相关，肝胆属木、脾胃属土，常人肝升胆降、脾升胃降，或肝强，或脾弱，或二者皆有之，以木乘土，即肝胆横逆犯及脾胃，为霉菌性食管炎的病机所在。《金匮要略·水气病脉证治》曰："阴阳相得，其气乃行，大气一转，其气乃散。"赵师认为阴阳失调，多为中焦气机升降失序，气机阻滞于中焦，此患者情志不遂后出现肝气郁结，挟胆横逆上行，故见食管堵塞不适；胆火挟胃气上逆，故见口干口苦；肝气郁滞，气机壅滞中焦，故嗳气或矢气得舒。舌质淡红，苔薄白，脉弦细为肝郁气滞之象。方中柴胡疏肝行气为君，炒白芍养阴柔肝止痛，陈皮、清半夏、茯苓、枳壳、厚朴行气燥湿，共为臣药；佛手、甘松疏肝行气解郁，焦三仙健脾和胃消食，炙甘草调和诸药。全方共奏疏肝健脾、理气解郁之功效。

（石雪娅）

九、食管癌放疗术后（噎膈　肝郁脾虚）

患者： 张某，男，74岁，2015年11月28日初诊。

主诉： 进食哽噎2月。

现病史： 2个月前患者无明显诱因出现脘膈痞满，进硬食哽噎，进食量较前明显减少，于当地医院查胃镜：①食管癌；②慢性食管炎；③十二指肠球部溃疡。病理检查：（食管距门齿31cm～34cm处）鳞状细胞癌。予以放疗术后，可进半流质饮食。今来我院求治。

现在症：进食哽噎感，脘膈痞闷不适，进固体食物困难，嗳气反酸，善太息，眠差，大便干，日1次，小便可。舌暗淡，舌体胖大，苔薄白腻，脉沉细。

既往史：慢性胃炎病史。

过敏史：否认药物过敏史。

辅助检查：当地医院查胃镜：①食管癌；②慢性食管炎；③十二指肠球部溃疡；病理检查：（食管距门齿31cm－34cm处）鳞状细胞癌。

中医诊断：噎膈（肝郁脾虚）。

西医诊断：①食管癌放疗术后；②慢性食管炎；③十二指肠球部溃疡。

治法：疏肝和胃，益气健脾。

处方：加味柴胡四逆汤加减。柴胡6g，炒白芍15g，麸炒枳壳10g，黄芩10g，茯苓15g，党参15g，白及6g，三七粉（冲服）3g，海螵蛸30g，壁虎10g，蜂房15g，郁金15g，浙贝母10g，皂角刺15g，焦三仙15g，炙甘草6g。7剂，水煎服，日1剂。另加服豆根管食通口服液10mL，日3次，及康复新液10mL，日3次。

二诊：2015年12月5日。服药后食管梗阻感稍减，进硬食仍困难，纳食较前增加，夜眠易醒，二便调。上方加旋覆花（包煎）9g，苏梗10g，炒酸枣仁30g，14剂，水煎服，每日1剂。并嘱其保持心情舒畅，避免精神刺激。

门诊间断治疗，守方加减。随访3年，患者可进软食，生活自理。胃镜示食管癌放疗术后，未见转移。

按语：中医上对癌病的病因病机多认为是由于阴阳失调，七情郁结，脏腑受损等原因。本病患者因情志不畅或饮食不慎，肝失疏泄，肝气犯胃，肝主疏泄而喜条达，情志不疏，易致肝气郁结不得疏泄，横逆犯胃，肝胃失和而致病；治法当以疏肝和胃、

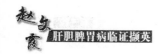

益气健脾为主，故以加味柴胡四逆汤梳理肝胆，泻心汤和胃降浊，柴胡疏肝为君药，炒白芍养肝柔肝，枳壳行气消痞，黄芩泄肝经之热，茯苓、党参健脾益气，海螵蛸燥湿制酸，白及、浙贝母修复黏膜，三七、郁金理气和血，壁虎、蜂房散结解毒，浙贝母、皂角刺化痰，焦三仙健脾消食，炙甘草调和诸药；全方共奏疏肝和胃、益气健脾之功效，病情虽然复杂，然法随证转，紧扣病机，终获良效。现代医学认为癌病是一种难治性疾病，是一种全身性疾病的局部表现，难以彻底治愈，而中医药治疗癌病以扶正祛邪为指导思想，以提高生存质量，延长生存期为目的。

（石雪娅）

十、食管癌（噎膈　津亏热结）

患者：王某，男，65 岁，2016 年 11 月 28 日初诊。

主诉：吞咽噎膈感伴胸脘痞塞 3 月。

现病史：3 月前患者无明显诱因出现胸脘堵塞感，吞咽固体食物噎膈感，2 日前于当地医院查胃镜：①食管占位；②慢性非萎缩性胃炎伴反流。病理检查：（食管距门齿 32cm～36cm 处）符合鳞状细胞癌。今来我院求治。

现在症：吞咽噎膈感，进食固体食物明显，胸脘痞塞，胃脘不适，稍进食则饱，无食欲，口干不欲饮，眠差，夜间易醒，心烦潮热，盗汗，体偏瘦，精神不振，性格急躁，小便黄，大便干，2～3 日一次。舌质红，苔少，脉沉细数。

既往史：慢性胃炎病史。

过敏史：否认药物过敏史。

辅助检查：当地医院查胃镜：①食管占位；②慢性非萎缩性胃炎伴反流。病理检查：（食管距门齿 32cm～36cm 处）符合鳞状细胞癌。

中医诊断：噎膈（津亏热结）。

西医诊断：①食管癌；②慢性非萎缩性胃炎伴反流。

治法：滋阴养血，生津益胃。

处方：益胃汤加减。生地黄15g，北沙参15g，玉竹15g，麦冬15g，炒山药15g，牡丹皮10g，茯苓15g，五味子15g，炒白芍15g，蒲公英15g，蜂房15g，半边莲15g，半枝莲15g，炒枣仁30g，合欢皮30g，炙甘草3g。7剂，水煎服，每日1剂。完善检查，了解有无转移，能否手术治疗。

二诊：2016年12月6日。服药后吞咽梗阻感稍减，心烦、急躁、盗汗情况有好转，仍纳差，食欲不振，舌质红，苔少，脉沉细数。守上方加焦三仙15g，7剂，水煎服，每日1剂。并嘱其保持心情舒畅，避免精神刺激。

三诊：2016年12月16日。患者吞咽梗阻感明显改善，纳食增加，眠较前改善。检查结果回示，未见转移灶，近日拟行手术治疗。

按语：《医学入门·噎膈》："噎者，乃噎塞不通，心胸不利，饮食不下也，各随其证而治之"；《内经》曰："三阳结谓之膈，膈塞闭绝，上下不通，暴忧之病也"；《景岳全书》："噎膈一证，必须以忧愁思虑积郁而成"；《诸病源候论》："忧患则气结，气结则不宣流，使噎"，平素饮酒过多或食辛香燥热之品，亦可致积热伤阴，津伤血燥，日久痰热停留，阻于食道成噎膈；《医学统旨》："酒肉炙博粘涩难化之物，滞于中宫，损伤肠胃，渐成痞满吞酸，甚至噎膈反胃。"本病饮食不节或嗜酒及肥甘厚腻，化火伤津，伤阴耗液而致病，结合患者舌脉，为津亏热结之证，生地黄、沙参、麦冬、玉竹以滋阴养血，蒲公英、蜂房、半边莲、半枝莲清热解毒散结，气能化阴，以山药补益脾胃，生化气血，山茱萸补养肝肾，茯苓渗湿健脾，既助山药补气健脾益肾，又使山药固脾不恋湿，酸枣仁、合欢皮安神，炙甘草调和诸药。全方共奏滋阴养血、生津益胃之功效。

（石雪娅）

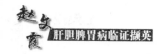

十一、贲门炎（胃痛 肝胃虚寒）

患者： 肖某，男，31 岁，2016 年 6 月 19 日初诊。

主诉： 间断胃脘隐痛 3 月余。

现病史： 3 月前进食生冷后出现间断胃脘隐痛，进食后明显，嗳气，当地医院查胃镜：①食管正常；②胆汁反流性胃炎；③胃底贲门糜烂。病理：胃黏膜组织急慢性炎，间质充血水肿，固有膜间少量淋巴细胞、浆细胞中性粒细胞浸润；^{13}C 呼气试验阴性。间断治疗效欠佳，来诊。

现在症： 胃脘隐痛，伴胀满，喜温喜按，反酸、嗳气，偶有两胁闷胀，纳眠可，二便调。舌质淡红，舌体胖大，边齿痕，有瘀斑，舌下脉迂曲，苔薄白，脉弦细。

辅助检查： 见现病史。

中医诊断： 胃痛（肝胃虚寒）。

西医诊断： ①贲门炎；②胆汁反流性胃炎。

治法： 散寒止痛，疏肝和胃。

方药： 良附丸合柴胡疏肝散加减。良姜 6g，香附 10g，醋柴胡 6g，炒白芍 15g，川芎 15g，陈皮 15g，枳壳 10g，党参 15g，清半夏 15g，白及 6g，三七粉 3g，白术 15g，佛手 15g，甘松 15g，钩藤 3g，厚朴 10g，柿蒂 15g，刀豆 15g，海螵蛸 15g，瓦楞子 15g，焦三仙各 15g。14 剂，水煎服，每日 1 剂。

二诊： 2016 年 7 月 4 日。胃脘隐痛、两胁闷胀减轻，仍有反酸、嗳气。上方加大柿蒂、刀豆、海螵蛸、瓦楞子用量至 30g，加用桂枝 3g，14 剂，水煎服，每日 1 剂。

三诊： 2016 年 7 月 27 日。诸症均减，唯有口黏、纳呆，但见舌质淡红，苔白腻，加用草果 10g，藿香 10g，佩兰 10g，14 剂，水煎服，每日 1 剂。

按语： 患者初诊症见胃脘隐痛，伴胀满，喜温喜按，反酸、嗳气，偶有两胁闷胀，虽值夏日，但自诉病因贪食生冷而起，结合舌脉，分析为寒凉伤及脾胃之气，失于温养则痛。中焦为一身之气机枢纽，斡旋失常，日久肝气不舒，两胁闷胀，肝胃不和，可见反酸等胆汁反流性胃炎典型症状，故治疗在散寒止痛同时亦应疏肝解郁。赵师以良附丸散寒止痛，柴胡疏肝散疏肝和胃，胃镜下见胃底贲门糜烂，给予三七粉、白及以消肿生肌；海螵蛸、瓦楞子制酸止痛；厚朴、柿蒂、刀豆降逆消胀。二诊时患者胃脘隐痛及两胁闷胀减轻，但反酸、嗳气仍作，缓解欠佳，加大消胀降逆、制酸止痛力度，同时亦加少量桂枝以加强温养之功。三诊诸症均减，但见口黏、纳呆，苔白腻，时值长夏，素体脾胃虚弱，更易为湿困，加用少量草果、藿香、佩兰以醒脾化湿。病机关键在于肝胃气滞寒凝，在疏肝和胃基础上加用温养之剂，散寒行气，故见肝胃和而气机条畅。

（崔健娇）

十二、贲门炎（胃痞　胃阴不足）

患者： 赵某，女，62 岁，职员，2016 年 8 月 8 日初诊。

主诉： 间断胃脘部胀满不适 3 月余。

现病史： 3 月前无明显诱因出现胃脘部胀满不适，食后加重，反酸，自服奥美拉唑肠溶胶囊、莫沙必利片稍改善，但停药后易反复，来诊。

现在症： 胃脘痞满，偶伴胃痛，进食后明显，嗳气，偶反酸烧心，口干苦，情绪急躁，纳少，大便不成形，日 2 次。舌质红，少苔，舌根苔白腻，舌下静脉可见，脉弦细数。既往体健。

辅助检查： 2016 年 8 月 8 日于本院查胃镜：Hp 阴性，①慢性食管炎；②贲门炎；③慢性浅表性胃炎；④胃窦平滑肌瘤？（建议超声内镜）。

中医诊断： 胃痞（胃阴不足）。

西医诊断： ①贲门炎；②慢性食管炎；③慢性浅表性胃炎；④胃窦平滑肌瘤。

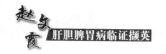

中医治则：益气养阴，疏肝和胃。

方药：太子参 15g，陈皮 12g，玉竹 15g，石斛 15g，炒白术 12g，炒山药 12g，海螵蛸 30g，白及 6g，三七粉 3g，姜竹茹 15g，佛手 15g，甘松 15g，柿蒂 10g，刀豆子 30g，郁金 12g，炒麦芽 10g，钩藤 3g，7 剂，水煎服，每日 1 剂。

二诊：服药后嗳气减轻，进食后胃胀缓解欠佳，舌质淡红，尖少苔，脉沉细。上方去柿蒂、刀豆子，加厚朴 10g，枳壳 15g，14 剂，水煎服，每日 1 剂。

三诊：诸症均减。守方巩固治疗 1 周，停药。

按语：赵师认为，本案以胃阴不足、津液内耗、胃失和降为辨证要点，治疗以滋养胃阴为原则，太子参、玉竹、石斛益气养阴，炒白术、炒山药、姜竹茹、陈皮益气健脾，预防养阴药助生痰湿。同时赵师根据胃气以通为和、以降为顺的特点，结合肝与胃之间的关系，在益气养阴基础上，疏肝和胃，实乃标本兼顾之举，故加佛手、甘松、郁金以疏肝行气，稍佐钩藤平肝而收全功，加白及、三七粉理气化瘀之品，气血兼顾，初诊获效。二诊，胃胀缓解欠佳，加理气之品，如厚朴、枳壳等，酸甘化阴，辛甘发散，使补而不滞，而免补阴而滋腻滞胃。

（崔健娇）

十三、贲门失迟缓症（噎膈　肝气郁滞）

患者：宋某，男，52 岁，2015 年 6 月 10 日就诊。

主诉：吞咽不顺 3 月余，加重 2 天。

现病史：患者 3 个月前亲属过世后自觉吞咽不顺，时有胸骨后烧灼疼痛不适，于当地诊所求治，给予多潘立酮片、西咪替丁片等口服，症状未见明显缓解。2 天前无明显诱因自觉上症加重，伴有呕吐，进食量明显下降，至我院就诊。

现在症：吞咽不顺，时有胸骨后烧灼疼痛不适、呕吐，进食量明显下降，乏力，嗳气，大便干，眠差。舌质红，苔薄白腻，脉弦。

既往史：高血压病史3年，现口服苯磺酸氨氯地平片（5mg日一次），血压控制可。

辅助检查：2015年6月10日于我院胃镜检查见：食管内残留食物，食管黏膜欠光滑，食管体部稍有扩张，贲门狭窄，不排除贲门失迟缓症。余未见异常。2015年6月12日于我院行上消化道钡餐造影：食管扩张，食管蠕动减弱，末端狭窄呈鸟嘴状，考虑贲门失迟缓症。

中医诊断：噎膈（肝气郁滞）。

西医诊断：①贲门失迟缓症；②高血压病。

治法：疏肝解郁，化痰降气。

方药：柴胡疏肝散加减。醋柴胡10g，枳壳12g，炒白芍15g，香附15g，川芎15g，郁金15g，桔梗12g，百合15g，旋覆花15g，代赭石15g，沙参15g，浙贝母12g，山豆根10g，神曲15g，鸡内金20g，炒麦芽15g。3剂，水煎服，日1剂，早晚饭后温服。

配合中医电针以疏肝解郁。

二诊：2015年6月13日。呕吐消失，胸部稍觉舒畅，大便偏干燥，泛吐痰涎。舌质红，苔薄腻，脉弦滑。上方基础上加生大黄6g，枳实12g，厚朴15g，陈皮12g。7剂，水煎服，日1剂，分2次饭后温服。

三诊：2015年6月20日。吞咽不顺、胸骨后烧灼疼痛不适减轻，可进食半流质食物，大便仍偏干，舌质红，苔薄腻，脉弦滑。守上方，去百合、沙参、浙贝母，加郁李仁15g，火麻仁15g。7剂，日1剂，分2次饭后温服。

四诊：2015年6月27日。患者觉症状明显缓解，能进食馒头及面条等食物，乏力，大便1~2日一次。前方基础上去山豆根、代赭石，加炒白术20g，生山药30g。14剂，巩固治疗。

按语：该患者以吞咽不顺、厌食难下为主症，当属于中医

"噎膈"范畴。该病病因多端，但主要病因有情志内伤、饮食不节等，导致痰、气、瘀互结食道，阻塞不通，表现为饮食难下、吞咽梗阻。本病初期属标实，症见痰气交阻，瘀血内停，火郁热结，久则以本虚为主，见阴亏、气虚、阳虚等。治疗方面应根据具体病情立法遣方，初期重在治标，宜理气、化痰、消瘀、降火为主；后期重在治本，宜滋阴润燥，或补气温阳。

赵师认为该患者本次发病是因家属过世，患者悲伤过度所致，患者嗳气、大便干、眠差等症，结合舌质红，苔薄白腻，脉弦，四诊合参，诊断当为噎膈，辨证属于肝气郁滞证。治疗以疏肝解郁、化痰降气为主。方中柴胡疏肝解郁，用以为君药；香附疏肝理气止痛，川芎活血行气，为臣药；陈皮、枳壳理气导滞，芍药养血柔肝，缓急止痛，为佐药。患者虽以肝郁气滞为主，但合并痰凝之象，故方中加用沙参、浙贝母、桔梗化痰润肺，旋覆花、代赭石降逆之品。诸药合用，共奏疏肝解郁、化痰降气之效。而病程日久，患者久则出现乏力、困倦等气虚之象，加用炒白术、生山药等健脾益气之品。

（梁浩卫）

十四、贲门失迟缓症（噎膈　津亏热结）

患者：张某，女，55 岁，2016 年 6 月 2 日就诊。

主诉：吞咽不顺半年余，加重 1 周。

现病史：患者半年前无明显诱因出现吞咽不顺，咽下困难，于当地中心医院就诊，经胃镜及上消化道钡餐造影诊断为贲门失迟缓症，给予奥美拉唑胶囊、木香顺气丸等治疗效果差。近 1 周来上症反复发作，今日至我院就诊。

现在症：吞咽不顺，咽下困难，伴有胸骨后烧灼感，进食流食，乏力，心烦口干，形体消瘦，大便干结，小便短赤。舌质红，苔薄少，少津，脉细数。

既往史：糖尿病 6 年余，现口服二甲双胍片，空腹血糖

5.7mmol/L。

辅助检查：2016 年 1 月于当地中心医院行上消化道钡餐造影，诊断为贲门失迟缓症。

中医诊断：噎膈（津亏热结）。

西医诊断：①贲门失迟缓症；② 2 型糖尿病。

治法：滋阴养血，润燥生津。

方药：沙参麦冬汤加减。北沙参 15g，麦冬 15g，天花粉 12g，玉竹 15g，桑叶 6g，甘草 9g，姜竹茹 15g，生姜 9g，射干 12g，瓜蒌 12g，火麻仁 20g，郁李仁 20g。4 剂，水煎服，日 1 剂，分 2 次饭后温服。

二诊：2016 年 6 月 6 日。患者进食量稍有增加，但仍觉吞咽困难，泛吐痰涎，心烦，大便干结。舌质红，苔薄少，少津，脉细数。上方基础上加枳实 12g，厚朴 15g，陈皮 12g，半夏 9g。5 剂，水煎服，日 1 剂，分 2 次饭后温服。

三诊：2016 年 6 月 11 日。心烦口干症状基本缓解，吞咽困难症状减轻，可进食面条食物，仍不能进食馒头等食物，大便 2～3 天一次，质稍干。舌质红，苔薄少，脉细数。继予原方口服。7 剂，水煎服，日 1 剂，分 2 次饭后温服。

四诊：2015 年 6 月 18 日。患者自觉吞咽困难症状明显减轻，心烦口干症状缓解，可进食少量馒头及蔬菜，大便 1～2 天一次，成形。舌质红，苔薄白，脉沉细。原方基础上去火麻仁、郁李仁、厚朴、瓜蒌、射干、桑叶，加生白术 30g，生山药 30g，党参 20g，神曲 15g，鸡内金 15g，炒麦芽 20g。10 剂，巩固治疗。嘱其禁食辛辣刺激食物。

按语：贲门失迟缓症是由于食管贲门部的神经肌肉功能障碍所致的食管功能障碍引起的食管下端括约肌弛缓不全，食物无法顺利通过而滞留，从而逐渐使食管张力、蠕动减低及食管扩张的一种疾病。主要特征是食管缺乏蠕动、食管下端括约肌（LES）高压和对吞咽动作的松弛反应减弱。临床主要以吞咽困难、胸骨烧灼疼痛、食物反流等为主要临床表现。食管钡餐造影可见食管扩张，食管蠕动减弱，食管末端狭窄呈鸟嘴状。西医主要以服用镇静解痉药物，严重者可行经口内镜下肌切开术（POEM），或外科手术治疗。

本病属于中医"噎膈"范畴，辨证属于津亏热结证。主要病机为气郁化火，阴津枯竭，虚火上逆，胃失润降。治疗以采用滋阴养血，润燥生津之品。赵师认为本病的治疗，必须注意固护胃气。疾病初期，阴津未必不损，故治疗当顾护津液，辛散香燥之品不可多用，以免生变。后期津液枯槁，阴性亏损，法当滋阴补血。但滋腻之品不可过用，当顾护胃气，防滋腻太过有碍脾胃，胃气一绝，则诸药罔效。所以赵师认为养阴之品可选用沙参、麦冬、天花粉、玉竹等，不能用熟地黄之品，以防腻胃碍气，并配合白术、山药等健脾益气之品。选用沙参麦冬汤加减，故临床上每获良效。

（梁浩卫）

十五、慢性浅表性胃炎（胃痞 脾气虚弱）

患者：赵某，女，45岁，2014年10月13日初诊。

主诉：胃脘痞满1年。

现病史：1年前因工作劳累、饮食无节制出现胃脘痞满，饭后或多食尤为明显，间断发作，晨起口苦，口干，自服多潘立酮、莫沙比利、罗红霉素等，症状无缓解。

现在症：胃脘胀满，进食后加重，喜按，乏力，纳一般，眠浅易醒，大便偏干，4~5日1行，舌质淡暗，舌下脉络显露，苔薄白，脉沉细。

辅助检查：2013年8月12日于当地医院行胃镜：慢性浅表性胃炎伴糜烂。

中医诊断：痞满（脾气虚弱）。

西医诊断：慢性浅表性胃炎。

治法：健脾益气。

方药：补中益气汤加减。黄芪 10g，党参 15g，生白术 10g，炒枳壳 10g，升麻 3g，柴胡 3g，当归 10g，丹参 15g，砂仁 10g，檀香 3g，火麻仁 15g，郁李仁 15g，焦三仙各 15g。7 剂，水煎服，每日 1 剂。

二诊：2014 年 10 月 20 日。口干苦基本消失，胃脘胀满、乏力程度明显减轻，仍觉饭后胃胀，纳可，睡眠无改善，二便调。舌质淡红，舌薄白，脉沉细。上方去火麻仁、郁李仁，加炒枣仁 12g，10 剂，水煎服，每日 1 剂。

三诊：2014 年 10 月 31 日。胃脘胀满、乏力基本消失，口中和，纳眠可，二便调。舌质淡红，舌薄白，脉沉细。守上方，继服 7 剂，水煎服，每日 1 剂。

按语：痞满是由表邪内陷、饮食不节、痰湿阻滞、情志失调、脾胃虚弱等导致脾胃功能失调，升降失司，胃气壅塞而成的以胸脘痞塞满闷不舒、按之柔软、压之不痛、视之无胀大之形为主要临床特征的一种脾胃病证。胃痞的病机有虚实之分，实即实邪内阻，虚即中虚不运，责之脾胃虚弱。实邪之所以内阻，多与中虚不运，升降无力有关；反之，中焦转运无力，最易招致实邪的侵扰，故临证需注意各种病邪之间、各种病机之间，可互相影响，相互转化。

本案患者因劳累、饮食失节而发病，病程日久，脾胃虚弱，健运失常，胃气壅塞，而生痞满，而饭后尤甚，乏力，是以脾胃本已虚弱，多食或是进食后，脾胃壅塞更重，导致气机阻滞，腹胀加重，故治疗以补中益气汤加减以健脾益气，升清降浊，行气和胃，塞因塞用治法灵活运用，佐以火麻仁、郁李仁、润肠通便，加焦三仙以增健运脾胃之功效。气虚推动无力，则血脉郁滞，故见舌下脉络显露、内镜下见糜烂，加丹参饮以行气活血。二诊加炒枣仁养心安神，诸药合用，使脾气健旺，胃中合，气机畅通，而痞满消除。

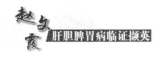

（崔健娇）

十六、慢性浅表性胃炎（胃痛　气滞痰阻）

患者：刘某，女，55 岁，职员，2014 年 5 月 2 日初诊。

主诉：胃脘隐痛不适 4 月余。

现病史：4 个月前生气后出现胃脘隐痛不适，服用胃康灵可缓解，但症状易反复，来诊。

现在症：胃脘隐痛不适，伴嗳气频频，善太息，烧心、咽疼，多涎液，纳眠可，大便可，每日 2 次，小便调。舌淡红，边有齿痕，舌体胖大，苔白腻，有白涎，脉弦滑。

既往史：哮喘病史 10 年。

辅助检查：我院胃镜检查：Hp 阳性，①食管正常；②慢性浅表性胃炎伴糜烂。头颅 CT 未见明显异常。

中医诊断：胃痛（气滞痰阻）。

西医诊断：慢性浅表性胃炎。

治法：降逆化痰，行气和胃。

方药：旋覆代赭汤加减。旋覆花（包煎）9g，代赭石 10g，清半夏 30g，生姜 3 片，大枣 5 枚，党参 15g，紫苏梗 10g，厚朴 10g，苍术 10g，白术 10g，枳实 3g，焦三仙各 15g，柿蒂 30g，刀豆 30g，鸡内金 10g，海螵蛸 30g，煅瓦楞 30g，黄连 6g，吴茱萸 1g，茯苓 15g，陈皮 15g。4 剂，水煎服，每日 1 剂。

二诊：2014 年 5 月 6 日。胃痛、嗳气稍减，仍反酸，咽痛，颈部强紧，时有烧心，纳眠可，大便可，每日 2 次，口角流涎。舌质红，边有齿痕，苔白厚腻，脉弦滑。中药守上方加茯苓 30g，冬凌草 15g，葛根 6g，佩兰 10g，炒白术 15g，姜竹茹 15g。7 剂，水煎服，每日 1 剂。

三诊：2014 年 5 月 13 日。恶心、吐涎沫缓解。仍有嗳气，项紧，纳眠可，大便日 2～3 次，质可，小便调。舌质淡红，舌体胖大，边有齿痕，苔薄白，脉弦。予以加味柴胡四逆汤加减，醋柴胡 6g，炒白芍 15g，枳壳 10g，黄芩 10g，党参 15g，清半夏 15g，姜竹茹 15g，海螵蛸 30g，煅瓦楞 15g，柿蒂 30g，刀豆 30g，丹参 15g，蒲黄 15g，五灵脂 15g，焦三仙各 15g，鸡内金 10g。7 剂，水煎服。

随访，患者诸症消失。

按语：脾胃的受纳运化，中焦气机的升降，有赖于肝之疏泄，即《素问·宝命全形论篇》所说的"土得木而达"，忧思恼怒，情志不遂，肝失疏泄，肝郁气滞，横逆犯胃，以致胃气失和，胃气阻滞，即可发为胃痛。该病案患者生气后气机不畅，不通则痛而胃痛，伴嗳气、咽痛、反酸等，气机不畅影响脾运化津液，形成痰湿，故吐涎，噫气不除，舌苔白腻，脉弦滑，痰气交阻，胃气不降。赵师治疗本案主要分为两个阶段，第一步，患者主要表现为气滞痰阻，故所选用药物之旋覆代赭汤、半夏厚朴汤等主要方向以下行为主，因胃气以降为顺、以通为和，但其为"急则治标"之法；第二步，痰消后气滞为主，以加味柴胡四逆汤为主随证加减，则可知本病的根本在于肝胃不和，故疏肝和胃乃治本之法。临证当注意本证型患者易出现郁久生痰、生瘀及化火等变化，及时调整用药。

（崔健娇）

十七、糜烂性胃炎（吐酸　胃火炽盛）

患者：陈某，男，28 岁，职员，2014 年 7 月 14 日初诊。

主诉：间断反酸、胃脘烧灼感 1 余年，加重 1 月。

现病史：1 年多来反复大量饮酒，间断出现反酸、胃脘烧灼感，反复口腔溃疡。1 个月前因饮酒及高脂饮食上症加重，当地医院胃镜：Hp 阴性，食管未见明显异常，糜烂性胃炎。服药治疗（具体不详）效果不佳，故来诊。

现在症：反酸，胃脘烧灼，舌底、右颊黏膜多发溃疡，乏力，烦躁，纳差，眠差易醒，大便干，1~2 日 1 行，小便如常。

舌质红，舌体胖大，边有齿痕，苔薄黄，脉弦数。

辅助检查：血常规、血沉正常。

中医诊断：吐酸（胃火炽盛）。

西医诊断：慢性糜烂性胃炎。

治法：清胃泻火。

方药：玉女煎加减。生石膏 15g，麦冬 15g，生地黄 15g，五味子 10g，知母 10g，黄柏 10g，川牛膝 15g，玉竹 15g，石斛 15g，太子参 10g，煅牡蛎 30g，白及 15g，三七粉（冲）3g，生蒲黄 15g，五灵脂 15g，炒麦芽 15g，厚朴 10g。5 剂，水煎服，每日 1 剂。

二诊：2014 年 9 月 19 日。反酸较前明显减轻，口腔溃疡消失，饮食增加，夜眠仍差，舌质红，有齿痕，苔薄白，脉弦。守上方加连翘 15g，酸枣仁 30g，7 剂，水煎服，每日 1 剂。

三诊：2014 年 9 月 26 日。反酸减轻，仍感胃中灼热，口腔溃疡又见，纳食一般，睡眠仍差，大便黏滞不爽，每日 2 次，小便可，舌暗红，边有齿痕，苔薄白，脉弦细。中药守初诊方，改生石膏为 30g，加黄连 3g，7 剂，水煎服，每日 1 剂。

四诊：烧心、泛酸、口腔溃疡消失，纳食可，睡眠改善，大便可，日 1~2 次，小便调，舌暗红，边有齿痕，苔薄黄，脉沉细。中药守上方 7 剂继服。

随访 1 年，未复发。

按语： 本患主症为反酸、胃脘烧灼，《素问·至真要大论》曰："诸呕吐酸，暴注下迫，皆属于热"，指出本病多属热证，此案患者由于胃中郁热难消，故出现胃脘烧灼、口腔多发溃疡，胃火炽盛故反酸，火盛津亏致大便干、舌苔黄、脉数，故胃火炽盛病机明显。初诊以玉女煎加味，直折胃火。又因患者慢性胃病，病程久，考虑"胃病久发，必有聚瘀"，加入三七粉、生蒲黄、五灵脂活血散瘀药。本案关键在于以清泻为主，佐以滋阴降火、活血化瘀之法，临证辨证相互配合方奏良效。二诊兼顾胃热炽盛，心神被扰，故加连翘、枣仁清心泻火，养心安神。三诊时口腔溃疡又作，睡眠仍差，考虑为胃热仍盛，上扰心神所致，故加重生石膏用量，并加黄连以清胃泻火，养心安神。四诊时胃热基本平复，口腔溃疡已愈，胃气和降功能尚差，故守方调理善后。

（崔健娇）

十八、糜烂性胃炎（嘈杂　肝胃不和）

患者：许某，男，39 岁，职员，2014 年 6 月 2 日初诊。

主诉：胃脘嘈杂不适半年余。

现病史：半年前因饮食不规律出现胃脘嘈杂不适，于我院门诊胃镜检查：①食管正常；②胃多发息肉；③慢性浅表性胃炎伴糜烂。病理：（胃体下部小弯侧）黏膜慢性炎。间断服药治疗，效果一般，来赵师门诊求治。

现在症：胃脘嘈杂不适，中午饭后明显，进食生冷加重，时伴烧心，两胁胀满，纳少，眠一般，二便调。舌红，边有齿痕，苔薄黄，舌下静脉增宽，脉弦。

辅助检查：^{13}C 呼气试验阳性。

中医诊断：嘈杂（肝胃不和）。

西医诊断：①糜烂性胃炎；②胃息肉；③Hp 感染。

治法：疏肝和胃。

方药：加味柴胡四逆汤加减。醋柴胡 10g，炒枳壳 10g，炒白芍 15g，黄芩 10g，太子参 15g，清半夏 15g，黄连 3g，良姜 9g，香附 15g，皂刺 15g，海螵蛸 30g，煅瓦楞 15g，浙贝母 10g，焦三仙各 15g，鸡内金 10g，白及 15g，三七粉（冲服）3g，10 剂，水煎服，每日 1 剂。

二诊：2014 年 6 月 13 日。服药后胃脘嘈杂不适稍有减轻，饮酒及进食辛辣刺激食物后上症反复，时有反酸，无烧心，纳一般，眠可，易醒，二便调。舌质淡红，苔薄白腻，边有齿痕，舌下络脉迂曲，脉弦滑。守上方，去香附、枳壳，减良姜为 3g，加蒲黄 10g，五灵脂 10g，炒白术 15g，枳实 3g，厚朴 10g，炒枣仁 30g，夜交藤 15g。7 剂，水煎服，每日 1 剂。

三诊：2014 年 6 月 20 日。烧心反酸基本消失，进凉食及硬食觉胃中嘈杂不适，纳可，乱梦纷纭，说梦话，大便不成形，每日 1~2 次，伴肠鸣，小便调。舌质暗红，边有齿痕，苔薄少，舌下静脉迂曲，有血泡，脉沉细。新方：生黄芪 10g，太子参 10g，炒白术 15g，炒当归 6g，茯神 10g，远志 6g，炒枣仁 30g，龙眼肉 10g，海螵蛸 30g，瓦楞子 15g，黄连 3g，吴茱萸 6g，白及 15g，三七粉（冲服）3g，焦三仙各 15g，生姜 3 片，大枣 5 枚。7 剂，水煎服，每日 1 剂。

四诊：2014 年 6 月 27 日。嘈杂不安消失，饮食不慎时易出现胃脘痞满，大便成形，1~2 天一行，纳食少，多梦，舌质淡红，苔薄白，脉沉细。上方去海螵蛸、瓦楞子，加煅龙骨 30g，煅牡蛎 30g，10 剂，水煎服，每日 1 剂，另嘱常服归脾丸善后。

按语：本患者以胃脘嘈杂，烧心，两胁胀满，舌红为诊断要点，辨证为肝胃不和，故以加味柴胡四逆汤疏理肝胆，嘈杂者，寒热错杂也，泻心汤寒热并用、和胃降浊，海螵蛸、瓦楞子制酸，白及、三七、良姜、香附理气和血，又因胃镜见息肉，加用皂刺、贝母化痰散结。二诊因进食辛辣而发作，故减温阳药物用量，初病在气，久病入络，加失笑散理气活血，土壅易致木郁，故加重理气和胃降逆药物，枣仁、夜交藤为养心安神而设。三诊、四诊时胃气已和，病情主要矛盾为脾虚失运，故转以归脾汤加减，健脾安神，个别药物乃针对具体病情而增减，病情虽然复杂，然法随证转，紧扣病机，终获良效。

（崔健娇）

十九、慢性萎缩性胃炎（胃痛　胃阴亏虚）

患者：江某，女，56 岁，职员，2014 年 2 月 26 日初诊。

主诉：胃脘隐痛 5 年。

现病史：胃脘隐痛 5 年，在当地医院检查胃镜及病理示慢性萎缩性胃炎，间断服用中药治疗，效果不明显。来诊。

现在症：胃脘部隐隐作痛，无食欲，稍食则饱，时有嗳气，夜眠易醒，心烦燥热，盗汗，口干不欲饮，腰膝酸痛，小便黄，大便干，2 ~ 3 日一次，形体偏瘦，精神不振。舌质红，苔少，脉沉细数。

既往史：因子宫肌瘤、右侧卵巢囊肿行子宫及右侧卵巢切除术。

辅助检查：^{13}C 呼气试验阳性。

中医诊断：胃痛（胃阴亏虚）。

西医诊断：①慢性萎缩性胃炎；②Hp 感染。

治法：养阴益胃，和中止痛。

方药：六味地黄汤加减。生地黄 15g，熟地黄 15g，炒山药 15g，山茱萸 10g，牡丹皮 10g，茯苓 15g，泽泻 15g，麦冬 15g，五味子 15g，炒白芍 15g，炒枣仁 30g，合欢皮 30g。10 剂，水煎服，每日 1 剂。

二诊：2014 年 3 月 8 日。胃脘隐痛减轻，心烦急躁、盗汗情况有好转，仍纳差，食欲不振，舌质红，苔少，脉沉细数。守上方，10 剂，水煎服，每日 1 剂。

三诊：2014 年 3 月 18 日。症状明显好转，因去外地出差，嘱以六味地黄丸每日两次，每次 8g，口服。

二月余后复诊，诉胃痛消失。门诊加减治疗半年，复查胃镜：萎缩性胃炎，镜下表现较前好转。

按语：本案患者胃脘隐痛，心烦燥热，盗汗，口干不欲饮，小便黄，大便干，舌质红，苔少，脉沉细数，辨病属于"胃脘痛"，证属胃阴亏虚，源于肾阴亏虚，胃阴失濡。胃热火郁，灼伤胃阴，或热病伤阴，或久服香燥理气之品，耗伤胃阴，胃失濡养，均可引起胃痛。患者年近六旬，肾精亏虚，卵巢手术，更伤

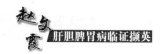
根本。肾阴乃人身阴精之根本，脾胃之阴，全赖肾阴之滋养，源乏则流枯，若肾阴亏虚，肾水不能上济胃阴，可致胃阴虚，而成胃肾阴虚，胃失濡养之胃痛，治病求本，故治以六味地黄丸滋肾益阴，资其源而裕其流；加酸枣仁、五味子宁心神，麦冬养胃阴。取效后以六味地黄丸长期口服以图缓功。对于胃痛反复病人，要重视生活调摄，尤其是饮食与精神方面的调摄，饮食以少食多餐，清淡易消化为原则，不宜饮酒及过食生冷、辛辣食物，切忌粗硬饮食，暴饮暴食，或饥饱无常；应保持精神愉快，避免忧思恼怒及情绪紧张。

（崔健娇）

二十、慢性萎缩性胃炎（胃痛　气滞血瘀）

患者：邢某，男，60 岁，职员，2015 年 4 月 3 日初诊。

主诉：间断胃脘部疼痛、胀满 1 年，加重 1 月。

现病史：平素饮食不规律，1 年来间断出现胃脘疼痛、胀满，食量减少，2014 年 11 月 30 日于郑州某三甲医院行胃镜示慢性萎缩性胃炎。病理：慢性萎缩性胃窦炎伴轻度肠上皮化生。间断口服胃复春，症状时轻时重。近 1 月来进食辛辣后胃脘部疼痛、胀满加重，来诊。

现在症：胃脘部疼痛、胀满，嗳气后胃脘胀满减轻，伴见烧心，反酸，饭后明显，纳眠可，大小便正常。舌质淡暗，有瘀点，舌体胖大，苔薄白，有白涎，脉弦涩。

辅助检查：我院^{13}C 呼气试验阳性。

中医诊断：胃痛（气滞血瘀）。

西医诊断：慢性萎缩性胃炎伴肠上皮化生。

治法：活血化瘀，理气止痛。

方药：加味柴胡四逆汤合失笑散加减。柴胡 10g，炒白芍 15g，炒枳壳 10g，黄芩 10g，党参 10g，清半夏 30g，煅牡蛎 30g，海螵蛸 30g，蒲黄 15g，五灵脂 30g，柿蒂 15g，刀豆 15g，丹参 15g，黄连 3g，干姜 6g，吴茱萸 6g，白及 15g，三七粉（冲服）3g，厚朴 10g。7 剂，水煎服，每日 1 剂。

二诊：2015 年 4 月 10 日。胃脘部疼痛减轻，仍有胃部胀满不适，嗳气、反酸较前减少，纳可，二便调，舌质淡红，舌体胖大，有瘀点，苔薄白，脉弦涩。守上方，去三七粉、柿蒂、刀豆，7 剂，水煎服，日 1 剂。

三诊：2015 年 4 月 17 日。胃脘部疼痛、反酸基本消失，胀满较前缓解，纳眠可，二便调，舌质淡红，苔薄白，脉涩。守上方，去白及，7 剂，水煎服，日 1 剂。

门诊间断治疗，随访半年，胃镜病理示肠上皮化生消失。

按语："胃脘疼痛、胀满"为本案辨证要点，胃气郁滞、胃失和降、不通则痛是主要病机，正如叶天士所言："通字须究气血阴阳"，本案患者胃脘胀满不适，嗳气后胀满减轻，气机郁滞明显，舌有瘀点提示瘀停胃络，故选方以加味柴胡四逆汤疏肝理气，健脾和胃，并加用左金丸以降逆制酸止痛，半夏泻心汤辛开苦降之意。腺体萎缩及肠上皮化生提示病程日久，胃络脉瘀阻，需加活血之法，正如《临证指南医案·胃脘痛》言："初病在经，久痛入络，以经主气，络主血，则可知其治血之当然也，凡气既久阻，血也因病，循行之脉络自痹，而辛香理气，辛柔和血之法，实为对待必然之理"，故加用失笑散，理气化瘀共用，即所谓"通"，通则不痛，因此临证之时应活用通法。

（崔健娇）

二十一、胃息肉（胃痛　肝郁脾虚）

患者：商某，男，34 岁，职员，2016 年 7 月 12 日初诊。

主诉：间断胃脘部疼痛 10 月余。

现病史：10 个月前因生气后出现胃脘部疼痛，在当地医院查肝功能未见异常，胃镜示胃底息肉，并行内镜下切除术；术后仍间断胃脘疼痛，为求进一步诊治，来诊。

现在症：胃脘疼痛，进食后多发，伴反酸，烧心，嗳气，偶头痛，纳少，眠可，小便调，大便溏结不调，舌质淡暗，胖大，苔薄黄腻，脉弦细。

辅助检查：2016 年 7 月 12 日于本院：^{13}C 呼气试验阴性。彩超示肝胆胰脾未见异常。胃镜示胃底多发息肉，病理示腺息肉。

中医诊断：胃痛（肝郁脾虚）。

西医诊断：胃底腺息肉。

治法：疏肝健脾，活血散结。

方药：加味柴胡四逆散加减。醋柴胡 10g，炒白芍 10g，炒白术 15g，陈皮 10g，防风 15g，党参 15g，枳壳 10g，厚朴 10g，金钱草 10g，郁金 10g，浙贝母 10g，皂刺 10g，莪术 10g，海螵蛸 30g，瓦楞子 30g，半夏 15g，炒麦芽 10g，鸡内金 10g，钩藤 3g。7 剂，水煎服，每日 1 剂。予以内镜下息肉切除术。

二诊：2016 年 7 月 19 日。胃脘部疼痛明显缓解，饮食不慎及受凉后反复，反酸、烧心减轻，大便质软，日 1 行。加高良姜 9g，香附 15g，去钩藤，7 剂，水煎服，每日 1 剂。

三诊：2016 年 7 月 25 日。胃脘痛、反酸烧心减轻，效不更方，守方 7 剂。

此后间断门诊治疗，随访 1 年，复查胃镜，未再复发。

按语：加味柴胡四逆散是赵师临床治疗肝气不疏病证常用方剂，本案痛在胃，病在肝，故疏肝健脾，理气解郁是标本兼顾之法。肝郁不疏，肝气乘脾，多见变症，故本案融理气活血、和胃止痛、消食化积等诸法于一方，貌似庞杂，实则条理分明，主次有序，故收显效。赵师认为胃息肉属于中医"癥瘕""积聚"范畴，胃镜为中医望诊的延伸，息肉的发生，多因情志失调，饮食所伤，寒邪内犯，及它病之后肝脾受损，脏腑失和，气机阻滞，瘀血内结为主要病机，病因包括寒邪、痰浊、食滞等，在疏肝行气辨证基础上，加皂刺、莪术破瘀散结，海螵蛸、瓦楞子制酸和胃，浙贝母、半夏化痰散结，炒麦芽、鸡内金消食化积，分别从化瘀、制酸、化痰、消积四个角度治疗并预防胃息肉。

（崔健娇）

二十二、胃下垂（痞满　中气下陷）

患者：赵某，男，42 岁，职员，2014 年 4 月 7 日初诊。

主诉：间断胃脘痞满不适 7 年。

现病史：间断胃脘痞满不适 7 年，中西医治疗，症状时轻时重。

现在症：胃脘痞满不适，时有嗳气，胃纳不振，食后脘胀，反酸，乏力，大便稀不成形，每日 1～2 次，无腹痛，小便可，入睡困难。面色少华，形体消瘦，腹呈舟状，无压痛，无包块。舌质淡红，边有齿痕，苔薄腻，脉沉无力。

辅助检查：上消化道造影示胃下垂。

中医诊断：痞满（中气下陷）。

西医诊断：胃下垂。

治法：补中益气，健脾升阳。

方药：补中益气汤加减。党参 15g，黄芪 10g，炒白术 15g，柴胡 6g，升麻 6g，茯苓 15g，陈皮 10g，干姜 6g，黄连 3g，诃子肉 10g，炒枣仁 30g，夜交藤 15g，合欢皮 15g，海螵蛸 30g，浙贝母 15g，7 剂，水煎服，每日 1 剂。并嘱其饮食清淡，少食多餐，进食后勿剧烈运动，每日坚持膝胸俯卧位 30 分钟，同时加强腹部肌肉张力锻炼，保持心情舒畅，避免精神刺激。

二诊：2014 年 4 月 15 日。胃脘痞满、嗳气，反酸等症明显减轻，仍食后腹胀，睡眠欠佳，多梦，二便调。舌质淡红，舌薄白，脉沉细。上方加枳壳 6g，14 剂，水煎服，每日 1 剂。

三诊：2014 年 4 月 30 日。胃脘痞满好转，偶有反酸，嗳气，睡眠改善，小便调，大便成形，日 1 次，舌质淡红，边有齿痕，舌苔薄白，舌下静脉显露，脉沉细。上方去诃子肉，继服 10 剂，

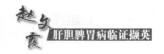

水煎服，每日1剂。

四诊：诸症均明显好转，原方加减共服药3月余，诸症消失，体重增长3kg。半年后复查上消化道钡餐示胃下垂好转。

按语： 胃下垂是由于膈肌悬吊力不足，支撑内脏器官的韧带松弛，或腹内压降低，腹肌松弛，导致站立时胃大弯抵达盆腔，胃小弯弧线最低点降到髂嵴连线以下，多见瘦长体型。气陷一般是指中焦脾虚气陷，故临床往往称中气下陷证或脾虚气陷证。气虚无力升举，清阳之气不升而反下陷，内脏位置不能维固而下垂表现的虚弱证候。以内脏下垂、久泻久痢与气虚之象并见为辨证依据。本案病程日久，脾胃虚弱，运化失司，中气下陷，不能升提，故胃体下垂，证见胃脘部不适，食欲不振，食后脘胀；土虚木乘，肝气横犯脾胃，则见嗳气、反酸。故治疗以补中益气汤加减以补中益气，健脾升阳，佐以干姜、黄连辛开苦降，诃子肉以涩肠止泻，乌贼骨（海螵蛸）、浙贝母即乌贝散制酸止痛，加夜交藤、炒枣仁、合欢皮以改善睡眠。二诊加枳壳加强行气宽中之力，使气机欲升先降，寓降于升。诸药合用，使脾胃强健，中气充足，升提有力。同时赵师强调胃下垂治疗应注意生活调护及中医特色治疗等。此方案可应用到直肠脱垂、结肠冗长等多种疾病等，且取得较好疗效。

（崔健娇）

二十三、胃溃疡（胃痛　肝郁脾虚）

患者： 赵某，女，64岁，农民，2014年5月6日初诊。

主诉： 间断节律性胃脘胀满疼痛3年，再发2月余。

现病史： 3年前因饮食不规律、工作紧张，出现胃脘胀满疼痛，空腹及夜间明显，进食后减轻。当地查胃镜提示胃溃疡（A1期），^{14}C呼气试验阳性，予以抗Hp三联疗法治疗2周，及奥美拉唑胶囊治疗1月余，症状消失。此后每因饮食不慎上症再发，间断泮托拉唑等治疗。2个月前因情志欠佳症状再发，自行口服奥美拉唑等药物治疗，效欠佳，来诊。

现在症：胃脘疼痛、胀满不适，空腹及夜间加重，进食后减轻，伴两胁作胀，时有反酸，情志不畅，纳食一般，眠差易醒，醒后难以入睡，大便稀溏，日3～4次。舌质淡红，苔薄白腻，脉沉细。

辅助检查：我院胃镜提示：①胃溃疡（A2期）；②慢性浅表性胃炎。

中医诊断：胃痞（肝郁脾虚）。

西医诊断：①胃溃疡（A2期）；②慢性浅表性胃炎。

治法：疏肝健脾，和胃止痛。

处方：加味柴胡四逆汤加减。醋柴胡6g，炒白芍15g，枳壳10g，炒白术15g，陈皮15g，半夏10g，茯苓15g，党参15g，海螵蛸30g，煅瓦楞30g，木香10g，延胡索15g，川楝子10g，焦三仙各15g，芡实15g，炒山药15g，鸡内金10g，夜交藤15g，合欢皮15g。7剂，水煎服，每日1剂。

二诊：2014年5月13日。胃脘疼痛、胀满症状好转，大便基本正常，睡眠改善，舌质红，苔白，脉弦。守上方，去芡实，7剂，水煎服，每日1剂。

三诊：2014年5月20日。空腹胃脘疼痛消失，仍有食后胃脘胀满、夜间胃脘疼痛感，纳可，嗳气，睡眠好转。舌质红，苔薄白，脉沉细。上方加生蒲黄15g，五灵脂15g，厚朴10g，7剂，水煎服，每日1剂。

四诊：诸症减轻，食后胃脘部隐痛，仍有嗳气，睡眠可，二便基本正常，舌质淡红，苔薄白脉沉细。上方去夜交藤、合欢皮，7剂继服。

五诊：诸症皆消失。舌淡红，苔薄白脉沉细。门诊守上方调服1月。嘱调畅情志，饮食宜少食多餐，避免生冷辛辣。三月后复查胃镜，胃溃疡愈合。

按语： 胃溃疡是临床上常见病、多发病，中医上归属于"胃痞""胃痛"等范畴，本证对因情志不遂、郁怒伤肝、肝失条达、横乘脾土，或饮食不节、劳倦太过，损伤脾气，脾失健运，肝失疏泄而成。本患者以胃脘胀满为主诉，食后加重，伴腹胀，两胁作胀，泄泻，辨证为肝郁脾虚证，病在脾胃，而核心在肝，治疗宜疏肝健脾，理气和胃。方以加味柴胡四逆汤疏肝解郁，健脾和胃，初诊获效，随症加木香、延胡索、川楝子以理气止痛，加炒山药、芡实以健脾涩肠止泻，枣仁、夜交藤、合欢皮养心安神，海螵蛸、煅瓦楞制酸止痛，久病入络，加生蒲黄、五灵脂活血化瘀，散结止痛。肝郁不疏，乘脾犯胃，致胃气上逆，脾运失健。

此外患者应避免精神刺激、过度劳累、生活无规律、吸烟和酗酒等不良生活习惯，预防复发。宜食富有营养易消化的食物，少食多餐，细嚼慢咽，定时饮食，不宜过饱食，忌食生冷粗硬、冷饮沸汤、辛辣酸甜之品，避免咖啡、浓茶等刺激性饮料。

（石雪娅）

二十四、胃溃疡（胃痛　肝胃郁热）

患者：吴某，男，41岁，职员，2015年3月31日初诊。

主诉：间断性胃脘胀痛3月余。

现病史：3个月前患者无饮食不慎后出现胃脘胀满疼痛，食后加重，间断口服奥美拉唑、铋剂、四磨汤等药物治疗后症状缓解，后症状反复，遂至我院就诊。

现在症：胃脘胀痛，空腹及夜间加重，食后胃脘痞满，肠鸣，按压腹部后有矢气，口干苦，口腔溃疡，口唇干裂，纳少，嗳气，眠可，二便调。舌质红，苔黄稍腻，舌边有白涎，脉沉细。

既往史：慢性胃炎病史。

辅助检查：我院查^{13}C呼气试验阴性；胃镜提示：胃溃疡

（H2 期）；慢性浅表性胃炎。

中医诊断：①胃痛（肝胃郁热）；②口疮。

西医诊断：①胃溃疡；②慢性非萎缩性胃炎；③口腔溃疡。

治法：疏肝健脾，清热燥湿。

处方：小柴胡汤合甘草泻心汤加减。柴胡 10g，炒白芍 15g，枳壳 12g，甘草 15g，黄芩 10g，黄连 6g，党参 15g，清半夏 15g，白及 15g，三七粉（冲）3g，海螵蛸 30g，煅瓦楞 30g，蒲黄 15g，五灵脂 15g，柿蒂 30g，刀豆子 30g，钩藤 3g，焦三仙各 15g。7 剂，水煎服，每日 1 剂。

二诊：服药后胃脘疼痛、腹胀较前减轻，仍肠鸣活跃，口苦，口干，口臭，口腔溃疡，纳增，眠可，二便调，舌质红，苔黄腻，脉沉细。守上方加连翘 15g，防风 10g，7 剂，水煎服，日 1 剂。

三诊：胃脘疼痛消失，口腔溃疡愈合，胃脘痞满好转，口中和，纳食增加，眠可，二便调，舌质淡红，苔白腻，脉细滑。上方去柿蒂、刀豆子，7 剂，水煎服，日，1 剂。

3 月后复查胃镜，胃溃疡消失。随访 3 年，未复发。

按语：胃溃疡中医归属于胃脘痛、心口痛等范畴，本病由胃黏膜受过当之刺激而引起，如过食辛辣刺激之物、暴饮暴食、过食生冷刺激之品，及情志不畅等，而致使胃中血行障碍，则本病生焉。《脾胃论》提出："大肠小肠五脏皆属于胃"，根据患者症状表现，结合《伤寒论》："伤寒五六日中风，往来寒热，胸胁苦满，嘿嘿不欲饮食，心烦喜呕……小柴胡汤主之"；"伤寒中风，医反下之，其人下利日数十行，谷不化，腹中雷鸣，心下痞硬而满，干呕，心烦不得安，医见心下痞，谓病不尽，复下之，其痞益甚。此非结热，但以胃中虚，客气上逆，故使硬也，甘草泻心汤主之"。赵师认为，本病系少阳枢机不利，故而出现纳差、口苦、胃脘痞满等症，脾气不健、湿热内阻而出现腹胀、口干、口臭、口腔溃疡，故以小柴胡汤合甘草泻心汤和解少阳、清热燥

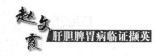

湿，加用失笑散活血化瘀、散结止痛，随症加海螵蛸、煅瓦楞以制酸，柿蒂、刀豆子、佛手、甘松以理气和胃，诸药配伍，共奏疏肝健脾、清热燥湿、理气和胃之功效。同时注意治疗和调护相结合，平素劳逸结合，调饮食，畅情志。

（石雪娅）

二十五、胃中分化腺癌（癌病 胃阴亏虚）

患者：杨某，女，77岁，农民，2016年7月7日初诊。

主诉：纳差、消瘦伴胃痛1月。

现病史：1个月前患者无明显诱因出现纳差，进食量较前减少一半，体重下降5kg，伴胃痛，进食后加重，我院查胃镜提示：①胃癌；②慢性非萎缩性胃炎伴胆汁反流。病理检查：胃小弯中分化腺癌，侵及胃壁全层，淋巴结转移。CT示肺部、胸骨、纵隔淋巴结转移。拒绝化疗，今来我院求治。

现在症：纳差，纳食较前减少一半，消瘦，胃脘部疼痛，进食后加重，偶有恶心呕吐，口干，乏力，眠可，大便干，日1次，小便可。舌质红，中央有裂纹，苔薄少，脉弦。

既往史：慢性胃炎病史。

辅助检查：见现病史。

中医诊断：癌病（胃阴亏虚）。

西医诊断：①胃小弯中分化腺癌并多发转移；②胆汁反流性胃炎。

治法：养阴益胃，消癥散结。

处方：益胃汤加减。生地黄15g，玉竹15g，沙参15g，麦冬15g，白及6g，三七粉（冲服）3g，太子参15g，陈皮15g，生白术30g，海螵蛸15g，煅瓦楞15g，蜂房15g，荜茇15g，半边莲15g，半枝莲15g，焦三仙各15g，鸡内金10g，钩藤3g。7剂，水煎服，每日1剂。

二诊：2016年7月14日。纳差改善，饮食量较前增加，胸骨后不适及乏力缓解，胃痛减轻，自觉胃脘痞满，大便仍干，上方加枳实 10g，厚朴 10g，延胡索 15g，丹参 15g，砂仁（后下）6g，檀香（后下）3g，14 剂，水煎服，每日 1 剂。并嘱其保持心情舒畅，饮食清淡。

门诊间断治疗，生存 2 年。

按语：胃癌是最常见的肿瘤之一，在中医学上属于癌病、噎膈、胃脘痛等范畴，《素问·通评虚实论》曰："隔塞闭绝，上下不通。"目前癌病病因尚未完全明了，认为本病的发生与正气虚损和邪毒入侵有关，主要与饮食不节、情志失调、正气内虚等病因有关。本病发病一般较缓，患者早期可无任何症状，或以纳差乏力、胃脘不适为主，病位在胃，但与肝、脾密切相关，胃与脾相表里，脾为胃行其津液，胃气以降为顺，以通为用，其和降有赖于肝气之条达，肝失条达则胃失和降，气机阻滞；或疾病日久，胃失去濡养，胃阴不足而致病。本病患者以纳差为主诉就诊，胃失濡养，不能受纳腐熟水谷，故见纳差，结合舌脉均为阴虚之象，故辨证为胃阴亏虚证。初诊给予益胃汤加大量健脾益气中药，以养阴益胃；二诊见自觉胃脘痞满，为胃脘阴虚日久，中焦之气痞塞，因虚至实，虚实夹杂，而需在益气养阴之药基础上加用少量行气药物以升清降浊消痞；《临证指南医案·胃脘痛》谓："初病在经，久痛入络，以经主气，络主血，则可知其治血之当然也，凡气既久阻，血也因病，循行之脉络自痹，而辛香理气，辛柔和血之法，实为对待必然之理。"故而加用丹参饮以活血化瘀，行气止痛。中医治疗癌病主要是扶正祛邪，从而达到改善临床症状、提高生活质量、延长生存期的目的。

（石雪娅）

二十六、贲门癌术后吻合口炎（癌病　气血亏虚）

患者：王某，女，73 岁，退休，2017 年 2 月 14 日初诊。

主诉：贲门胃体癌术后 10 月，胃脘不适 2 月余。

现病史：患者 10 个月前因贲门癌行贲门及部分胃切除术，病理：贲门胃中 - 低分化腺癌，肿瘤大小约 2.2cm×2cm×0.6cm，浸润至胃壁浅肌层，食管下切缘未见恶变，小弯侧淋巴结见癌转移。术后定期复查，未见复发；2 月余前进食不慎出现呕吐咖啡色胃内容物，至当地县人民医院查胃镜：①部分胃切除术后；②食道炎；③吻合口炎；④残胃炎。上消化道造影：①食道可见反流；②胃癌术后改变。诊断为残胃炎，吻合口炎，住院好转后出院。此后间断胃脘不适，来诊。

现在症：胃脘不适，反酸烧心，纳呆食少，神疲乏力，面色少华，少气懒言，眠浅，二便调。舌质淡红，苔薄白，舌边有齿痕，舌下静脉显露，脉沉细无力。

辅助检查：我院 ^{13}C 呼气试验阳性。

中医诊断：癌病（气血亏虚）。

西医诊断：①贲门胃中 - 低分化腺癌（贲门、部分胃切除术后）；②吻合口炎；③残胃炎。

治法：益气养血，健脾和胃。

处方：四君子汤合当归补血汤加味。党参 15g，炒白术 15g，茯苓 15g，陈皮 12g，清半夏 15g，黄芪 30g，当归 6g，海螵蛸 30g，煅瓦楞 30g，白及 6g，三七粉（冲）3g，麸炒枳壳 10g，厚朴 10g，焦三仙各 15g，鸡内金 15g，炙甘草 6g，生姜 3 片，大枣 5 枚。7 剂，水煎服，日 1 剂。

二诊：2017 年 2 月 21 日。服药后胃脘不适症状改善，稍有反酸，纳食较前增加，咽喉不适，偶有痰，眠可，二便调。舌质淡红，苔薄白，舌边有齿痕，舌下静脉显露，脉沉细无力。守上方减海螵蛸 15g，煅瓦楞 15g，加浙贝母 10g，皂角刺 15g，荔枝核 15g，14 剂，水煎服，日 1 剂，并嘱患者调畅情志，调节饮食。

此后间断门诊治疗，随访 1 年，诸症较前明显改善。

按语：中医典籍中没有"胃癌"的病名记载，胃癌属中医学"反胃""噎膈""积聚""胃脘痛"等范畴。癌病术后，气血双亏，脾胃不足，手术虽祛除瘤体，但邪毒未清，而放化疗又损伤气阴。脾胃虚损、失于健运是胃癌术后最基本的病机，治疗上当以益气养血、健脾和胃为主，给予补气扶正之中药，提高患者免疫力，改善患者症状。经曰：壮者气行则愈，怯者着而为病。四君子汤气分之总方也，党参致冲和之气，白术培中宫，茯苓清治节，甘草调五脏，胃气既治，病安从来。当归补血汤益气养血。酌加陈皮、半夏和胃理气，白及、三七粉收敛止血。诸药配伍，共奏益气养血、健脾和胃之功效。

（石雪娅）

二十七、十二指肠球部溃疡（痞满　肝胃郁热）

患者：李某，男，32岁，职员，2015年7月14日初诊。

主诉：间断胃脘痞满、烧心、反酸半年余。

现病史：半年前因饮食不慎出现胃脘痞满、烧灼感，伴反酸，嗳气频发，自行服药治疗（具体不详）效果不佳，故来我院门诊求治，我院查胃镜：十二指肠球部溃疡，慢性浅表性胃炎。^{13}C呼气试验阴性。

现在症：胃脘痞满，伴反酸、烧心，空腹重，嗳气频作，纳食一般，形体肥胖，急躁，眠差易醒，大便干，1~2日1行，小便如常。舌质红，苔中部黄厚，脉弦。

既往史：长期大量饮酒史。

辅助检查：胃镜：①十二指肠球部溃疡；②慢性浅表性胃炎。

中医诊断：胃痞（肝胃郁热）。

西医诊断：①十二指肠球部溃疡；②慢性浅表性胃炎。

治法：疏肝和胃，清泻郁热。

处方：四逆散合清中汤加减。柴胡6g，赤芍12g，黄芩10g，麸炒枳壳10g，夏枯草10g，蒲公英10g，连翘15g，炒栀子10g，海螵蛸 30g，煅瓦楞 30g，浙贝母 10g，延胡索 12g，生地黄 15g，炒麦芽 15g，厚朴 10g，甘草 3g。7 剂，水煎服，每日 1 剂。

二诊：2015 年 7 月 21 日。反酸较前减轻，夜眠仍差，饮食增加，舌质红，苔薄黄，脉弦。守上方加黄连 6g，7 剂，水煎服，每日 1 剂。

三诊：2015 年 7 月 28 日。烧心、反酸减轻，感口干，舌质红，苔薄黄糙，脉弦细。加玉竹 15g，石斛 15g，7 剂，水煎服，每日 1 剂。

四诊：2015 年 8 月 4 日。烧心、反酸消失，偶有饮食不慎后胃脘部不适，纳眠可，二便调，舌质淡红，苔薄白，脉弦细。嘱其调饮食，畅情志。

3 月后复查胃镜，溃疡消失。随访 3 年，未复发。

按语：本患胃脘痞满为主症，伴有反酸、烧心，当属中医"胃痞"范畴，《素问·至真要大论》曰："诸呕吐酸，暴注下迫，皆属于热"，指出本病多属热证，此案患者平素嗜食肥甘厚味，又缺乏运动，中焦运化不及，湿浊之邪内生，气机郁滞，胃腑失于通降，故见胃脘痞满、嗳气、形体肥胖之症；湿郁化热，故出现反酸烧心；情志不遂，肝失疏泄，肝郁日久，化火生热，邪热犯胃，亦可导致反酸烧心，眠差，便干。病位在胃，涉及肝。治疗上当以清泻郁热、制酸和胃为主，本方柴胡疏肝、赤芍、黄芩泻肝经之热，蒲公英、夏枯草甘寒平和，清热而不伤胃，连翘为疮家圣药，栀子清三焦之火，海螵蛸、煅瓦楞、浙贝母制酸和胃，延胡索理气止痛而消痞，生地黄养阴清热，枳壳、厚朴行气消胀，炒麦芽消食和胃，甘草调和诸药，诸药共成疏肝和胃，清泻郁热之剂。二诊仍有眠差，分析为热扰心神，故加黄连清心、胃郁热。三诊时口干，苔黄燥，有热久伤阴之象，加玉竹、石斛以养胃阴；四诊时症状基本消失，胃气和降功能尚差，故守方调理善后。同时嘱患者宜进食清淡、易于消化的食物，饮食规律，劳逸适度，避免情志过极，忌食辛辣刺激、油腻之品，戒烟戒酒。

（石雪娅）

二十八、十二指肠球部溃疡（胃痛　脾胃虚弱　湿热中阻）

患者：张某，女，52 岁，农民，2015 年 7 月 9 日初诊。

主诉：间断胃脘疼痛半年余。

现病史：半年前进食生冷后出现间断胃脘疼痛，伴嗳气、反酸，食欲欠佳，于当地医院查胃镜：①食管正常；②十二指肠球部溃疡；③慢性非萎缩性胃炎。间断口服药物治疗，症状反复发作。

现在症：胃脘疼痛，伴腹胀，反酸、嗳气，口干苦欲饮，纳食欠佳，眠尚可，大便溏，日 1~2 次，小便调。舌质淡红，舌体胖大，边有齿痕，苔黄厚腻，脉弦细。

辅助检查：于当地医院查胃镜：①食管正常；②十二指肠球部溃疡；③慢性浅表性胃炎。我院查 ^{13}C 呼气试验阴性。

中医诊断：胃痛（脾胃虚弱，湿热中阻）。

西医诊断：①十二指肠球部溃疡；②慢性浅表性胃炎。

治疗：益气健脾，清热燥湿。

处方：四君子汤合清中汤加减。党参 15g，白术 15g，茯苓 15g，黄连 6g，炒栀子 6g，陈皮 15g，清半夏 15g，枳壳 10g，厚朴 10g，黄芩 10g，木香 10g，砂仁 6g，白及 6g，海螵蛸 30g，煅瓦楞 30g，连翘 15g，焦三仙各 15g，干姜 3g，甘草 3g。7 剂，水煎服，每日 1 剂。

二诊：2015 年 7 月 16 日。胃脘胀痛减轻，反酸、嗳气、口干苦改善，纳食较前明显增加，仍夜间疼痛，舌质淡红，舌体胖大，边有齿痕，苔稍黄厚，舌下脉络迂曲，脉弦细。去焦三仙，减海螵蛸、煅瓦楞至 15g，加用蒲黄 10g，五灵脂 10g，7 剂，水煎服，每日 1 剂。

三诊：2015 年 7 月 23 日。诸症均较前明显减轻，舌质淡红，

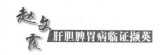
舌体胖大，边有齿痕，苔薄白，脉弦细。守上方 7 剂继服，水煎服，每日 1 剂。

后间断口服香砂六君子丸 2 月，以益气健脾巩固疗效。嘱其调情志，畅饮食。半年后复查胃镜，十二指肠溃疡愈合。随访 2 年余，未复发。

按语： 患者初诊症见胃脘疼痛，伴胀满，反酸、嗳气，当属"胃脘痛"范畴。该患者因饮食不慎，损伤脾胃，食积不化，中焦气机阻滞，升降失常而见胃脘胀痛，胃失和降，其气上递，故见反酸、嗳气之症；胃病日久导致脾胃虚弱，运化失司，水湿内蕴，湿热蕴结于胃，下注于肠，故见大便溏；脾运失职，运化功能受损，胃失受纳，故见食欲欠佳；结合舌脉为脾虚湿热之证。赵师辨治本案，注意四点：1. 脾胃虚弱是本病根本。长期饮食不节，损伤脾胃，食积不化，中焦气机阻滞，升降失常，脾胃虚弱，运化失司。2. 湿热蕴结是本病外在表现。脾虚生湿，如《兰室秘藏·中满腹胀》中云："脾湿有余，腹满食不化"，湿郁久而化热，湿热蕴结于胃。3. 瘀血阻络是本病重要病机之一。脾虚运化无力，气虚血瘀；湿热灼津，加重血瘀。4. 本虚标实，治当标本兼顾、法随证变。初诊诸药合用，共奏益气健脾、清热燥湿之功效；二诊夜间痛，舌下脉络显露，均为血瘀征象，故加失笑散活血化瘀、行气止痛；三诊标实之象已去，本虚逐渐显露，治宜益气健脾、行气止痛。病症、病机、治法、方药，丝丝入扣，故获良效。

（石雪娅）

二十九、功能性消化不良（痞满　脾胃虚弱）

患者：蔡某，男，52 岁，职员，2013 年 6 月 24 日初诊。

主诉：胃脘不适 5 年余。

现病史：5 年前出现胃脘不适，伴嗳气，纳差，口中异味，某职工医院胃镜未见明显异常，间断口服奥美拉唑胶囊、莫沙必利等治疗，效果不明显。

现症见：胃脘痞塞不适，伴嗳气，纳食量少，口中异味，遇生冷易腹泻，大便每日 2～3 次，小便频，眠差，多梦易醒。舌质淡红，苔白腻，根部厚，舌下静脉显露，脉沉细。

辅助检查：^{13}C 呼气试验阴性。

中医诊断：胃痞（脾胃虚弱）。

西医诊断：功能性消化不良。

治法：益气健脾，和胃消痞。

方药：香砂六君子汤加减。党参 15g，陈皮 15g，清半夏30g，茯苓 15g，木香 10g，砂仁 6g，焦三仙各 15g，鸡内金 10g，柿蒂 30g，刀豆 30g，黄连 3g，黄芩 6g，炮姜 6g，桂枝 3g，薏苡仁 15g，苍术 10g，白术 10g，夜交藤 15g。14 剂，水煎服，每日1 剂。嘱忌生冷。

二诊：2013 年 7 月 8 日。胃脘不适减轻，嗳气基本消失，大便每日 1～2 次，多梦易醒。舌质淡红，苔白腻，舌下静脉显露，脉沉细。守上方，改薏苡仁为炒薏苡仁 30g，加丹参 15g，14 剂，水煎服，日 1 剂。

三诊：2013 年 7 月 26 日。诸症好转，嘱以香砂六君子丸善后调理 1 月，诸症消失。

按语：胃痞的病机有虚实之分，实即实邪内阻，包括外邪入里，饮食停滞，痰湿阻滞，肝郁气滞等；虚即中虚不运，责之脾胃虚弱。而脾胃虚弱所致虚痞最为常见，症状以痞塞为主，胀满不甚。本症患者平素体质较弱，病程较长，稍有饮食不慎或劳累即可使病情反复。治疗应注意缓图以功，切不可急于求成，往往欲速则不达。《景岳全书·痞满》对本病的虚实辨证指出："痞者，痞塞不开之谓；满者，胀满不行之谓。盖满则近胀，而痞则不必胀也。所以痞满一证，大有疑辨，则在虚实二字，凡有邪有滞而痞者，实痞也；无物无滞而痞者，虚痞也。有胀有痛而满者，实满也；无胀无痛而满者，虚满也。实痞、实满者可散可消；虚痞、虚满者，非大加温补不可。"本证患者日常应注意饮食调理，戒除饮酒，少食辛辣肥腻及生冷之食物，必要时可结合药膳进行调养，不仅可使脾胃功能强健，亦可促进病情恢复。本病病久缠绵，脾胃已伤，久病多虚多痰饮，痰饮为阴邪，又阻滞脾胃气机，脾胃不和，变生诸证。治宜健脾益气和胃为本，故以香砂六君子汤为主加味治疗，后以香砂六君子丸调理。

（崔健娇）

三十、功能性消化不良（痞满　肝郁气滞）

患者：赵某，男，69岁，职员，2013年1月18日初诊。

主诉：间断胃脘胀闷2年余，加重10天。

现病史：间断胃脘胀闷2年余，加重10天，多为情绪不稳定诱发，失眠多梦，先后在多家医院门诊服中西药治疗（具体不详），效不佳。

现在症：胃脘胀闷，偶觉胃脘灼热、嗳气，嗳气后胀闷减轻，纳食量可，时有肠鸣，情绪波动时即排大便，大便质稀，带泡沫，眠差，小便调。舌质红，舌体胖大，有齿痕，苔薄白，舌下静脉迂曲，脉弦。

辅助检查：我院胃镜未见明显异常，^{13}C呼气试验阳性。

中医诊断：胃痞（肝郁气滞）。

西医诊断：功能性消化不良。

治法：疏肝解郁，理气消痞。

方药：加味柴胡四逆散加减。柴胡6g，炒白芍15g，炒白术15g，陈皮10g，清半夏10g，黄芩10g，赤石脂15g，补骨脂15g，柿蒂20g，刀豆子30g，佛手15g，甘松15g，苏梗10g，枳壳10g，佩兰10g。7剂，水煎服，每日1剂。

二诊：2013年1月25日。胃脘痞满、嗳气症状减轻明显，偶有胃脘部胀闷隐痛，有食物不下行感，舌暗红，边齿痕，苔薄黄，舌下脉络迂曲，脉沉细。上方去赤石脂，柿蒂，加三七粉

（冲服）3g，白及15g以理气化瘀、通络止痛，7剂，水煎服，每日1剂。

三诊：2013年2月2日。胃脘胀闷不适缓解，饮食不慎时有气上冲感，纳眠可，大便日1~2次，小便可。舌质淡红，边有齿痕，苔薄白腻，舌下静脉迂曲，脉沉细。中药守上方，加黄连3g，生姜9g，石菖蒲15g，胆南星15g，茯苓15g，薏苡仁30g，7剂，水煎服，每日1剂。嘱其畅情志。

按语： 该患者以胀闷为主症，情绪变化时症状明显，结合兼症及舌脉，辨病辨证为胃痞之肝气郁结证。胃痞的病位在胃，与肝脾有密切关系，情志失调，多思则气结，暴怒则气逆，悲忧则气郁，惊恐则气乱等等，造成气机逆乱，升降失职，形成痞满。其中尤以肝郁气滞，横犯脾胃，致胃气阻滞而成之痞满为多见，即如《景岳全书·痞满》所谓："怒气暴伤，肝气未平而痞。"此患者辨证要点除胃脘胀闷、嗳气后减轻外，情绪激动时肠鸣明显，即欲排便是另一辨证要点，准确抓住情志刺激易发，伴有腹泻这两点，辨为肝郁气滞证，且已横犯脾胃，以下选方用药水到渠成，确立加味柴胡四逆散为治疗主方，因腹胀腹泻同在，故理气降逆，温肾固涩同用，三诊时加用黄连、生姜以寒热平调；石菖蒲、茯苓等化湿去浊。对于本证型患者，尤其注意精神方面调摄，嘱其应保持精神愉快，避免忧思恼怒及情绪紧张。本病案病名诊断并无异议，辨证要点简单明了，且选方用药思路清晰，切中病机，故收良效。

（崔健娇）

第二节　下消化道疾病

一、溃疡性结肠炎（肠澼　脾胃虚弱　湿热壅滞）

患者：庞某，女，36岁，2014年4月29日初诊。

主诉：间断脓血便2年，加重2周。

现病史：患者 2 年前无明显诱因出现黏液脓血便，血色鲜红，每日 4~9 次，伴里急后重感、肛门坠胀，至当地医院就诊，给予止泻药物后症状好转，停药后病情反复。1 年前于我院查肠镜及病理诊断为溃疡性结肠炎，予美沙拉嗪颗粒及中药等治疗，症状缓解，后未系统用药，症状时有反复。2 周前患者进食辛辣食物后上症再发加重，出现脓血便，日 5~6 次，肛门部下坠疼痛感，伴腹痛、乏力、纳差，今来我院求治。

现在症：脓血便，日 5~6 次，肛门部下坠疼痛感，腹痛，乏力，纳差，小便可。舌质淡，舌体胖大，边有齿痕，苔薄黄腻，脉细数。腹软，左下腹压痛阳性，肠鸣音 7~9 次/分。

辅助检查：2013 年 3 月 15 日于我院行肠镜检查：溃疡性结肠炎（降结肠、乙状结肠、直肠部位）？病理：直肠黏膜可见中性粒细胞浸润，淋巴细胞及浆细胞较多，可见隐窝脓肿形成，考虑溃疡性结肠炎。血常规：白细胞 13.4×10^9/L，红细胞 3.12×10^{12}/L，血红蛋白 89g/L，血小板 356×10^9/L，中性粒细胞百分比 81%。C 反应蛋白 86mg/L。大便常规：脓血便，潜血强阳性。

中医诊断：肠澼（脾胃虚弱，湿热壅滞）。

西医诊断：溃疡性结肠炎（慢性复发型，中度，活动期，左半结肠）。

治法：健脾益气，清热化湿。

方药：补中益气汤加减。黄芪 15g，白术（炒）15g，陈皮 15g，升麻 6g，柴胡 6g，党参 15g，枳壳（炒）3g，炒白芍 15g，黄连（炒）6g，黄芩 10g，清半夏 30g，芡实（炒）10g，槐花炭 15g，地榆炭 15g，延胡索 15g。10 剂，水煎服，日 1 剂。

西医治疗给予美沙拉嗪口服日 4g，并给予对症支持治疗。嘱患者低渣饮食，避风寒，慎起居，保持精神放松，心情舒畅。

二诊：2014 年 5 月 8 日。患者大便不成形，日 3 次，无便血，肛门部下坠感，腹痛症状减轻，乏力、纳差，眠差，小便正常。舌质红，苔薄白，脉沉细。原方基础上去黄芩、芡实、半夏，继予 10 剂，水煎服，日 1 剂。

三诊：2014 年 5 月 18 日。患者大便不成形，无脓血，有少量黏液，日 2~3 次，肛门部下坠感、腹痛症状基本缓解，眠差。舌质淡红，苔薄白，脉沉细。香砂六君子汤合连理汤加减。方药：陈皮 15g，党参 15g，茯苓 15g，炒白术 15g，半夏 10g，木香 15g，砂仁 9g，黄连 6g，甘草 6g，芡实 15g，首乌藤 15g，神曲 15g，7 剂，水煎服，日 1 剂。

四诊：2014 年 5 月 24 日。患者精神可，腹痛、肛门下坠感消失，大便日 1~2 次，无黏液脓血，小便正常。患者病情明显好转，继续原方巩固治疗。三月后复查结肠镜，结肠黏膜溃疡点消失，仍有点状糜烂，继续门诊间断治疗。随访 4 年，未复发。

按语： 该患者诊断为溃疡性结肠炎，属于中医"肠癖""大瘕泻"范畴，主要因饮食不节，或先天禀赋不足，导致湿热之邪壅滞肠道，妨碍传导，肠道脂膜血络受伤，腐败化为脓血而成。肠司传导之职，传送糟粕，又主津液的进一步吸收，湿、热、毒等病邪积滞于大肠，以致肠腑气机阻滞，津液再吸收障碍，肠道不能正常传导糟粕，因而产生腹痛、大便失常之症。所谓"盖伤其脏腑之脂膏，动其肠胃之脉络，故或寒或热，皆有脓血"。

赵师认为，本病早期以邪实为主，病久则易致脾胃气虚，而成虚实夹杂之证，后期则可出现正虚邪恋。初期以祛邪导滞、调和气血为主，顺畅肠腑凝滞之气血，祛除腐败之脂脓，恢复肠道传送功能，促进损伤之脂膜血络尽早修复，以改善腹痛、里急后重、下痢脓血等临床症状。正如刘河间所说："调气则后重自除，行血则便脓自愈。"常采用理气行滞、凉血止血、活血化瘀、去腐生肌等治法。中后期则应虚实兼顾，中焦气虚，阳气不振者，应温养阳气；阴液亏虚者，应养阴清肠；久痢滑脱者，可佐固脱治疗。人以胃气为本，治疗过程中应始终注意此点。

此病案病机复杂，赵师认为该患者病机为脾胃虚弱，中气不升兼有湿热内停，肝脾不调。其中脾胃虚弱，中气不足是病机关

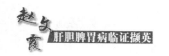

键，故以补中益气汤恢复脾升胃降之枢机功能，以半夏泻心汤荡涤胃肠之湿热，加延胡索、白芍以疏肝柔肝。三诊以后患者湿热之症尽除，治疗主要以健脾益气为主，给予香砂六君子汤合连理汤加减，三、四诊之药物均围绕此中心展开，总不离益气健脾，恢复胃肠之升降功能为大法，故能最终获效。

（梁浩卫）

二、溃疡性结肠炎（肠癖　肠道湿热）

患者：刘某，男，33 岁，2013 年 11 月 1 日初诊。

主诉：间断脓血便 4 年，加重伴腹痛 10 天。

现病史：患者 4 年前进食火锅后出现黏液脓血便，每日 4 ~ 5 次，伴里急后重感，至我院查结肠镜及病理诊断为溃疡性结肠炎，予美沙拉嗪及中药等治疗，症状缓解，1 年前患者自行停药。10 天前患者进食生冷食物后再次出现腹泻，每日 7 ~ 8 次，便前腹痛，便后痛减，伴黏液及脓血，排便不畅，有下坠感，患者自行控制饮食，每日少量进食，症状无缓解。今日来我院门诊求治。

现在症：腹泻，日 7 ~ 8 次，黏液及脓血便为主，便前腹痛，便后痛减，口苦，脘腹痞满，厌食油腻，小便黄。舌质红，苔黄腻，脉滑数。体温 38.4℃。贫血貌，面部多发痤疮，腹软，脐周压痛，无反跳痛，听诊肠鸣音 5 ~ 6 次/分。

辅助检查：我院 2013 年 11 月 1 日血常规：白细胞 11.19×10^9/L，红细胞 5.86×10^{12}/L，血红蛋白 73g/L，血小板 63×10^9/L，中性粒细胞百分比 80%。C 反应蛋白 111.93mg/L。肝功能：总胆红素 8.0μmol/L，总蛋白 52.3g/L，白蛋白 27.9g/L，胆碱脂酶 2.7kU/L，前白蛋白 51.6mg/L。

中医诊断：肠癖（肠道湿热）。

西医诊断：①溃疡性结肠炎（慢性复发型，重度，活动期，全结肠）；②肠道感染；③失血性贫血（中度）。

治法：清肠利湿，健脾止泻。

方药：葛根芩连汤加减。葛根 15g，炒黄芩 12g，炒黄连 6g，党参 15g，炒白术 15g，茯苓 15g，木香 10g，炒芡实 10g，炒补骨脂 15g，煅赤石脂 15g，五倍子 10g，桔梗 10g，三七粉（冲）3g，煅牡蛎 30g，瓦楞子 30g，炒麦芽 15g，甘草 6g。7 剂，水煎服，日 1 剂。

西医予美沙拉嗪颗粒 1g，日 4 次，口服，并予以对症支持治疗。

嘱患者清淡饮食，禁止异体蛋白、粗纤维饮食摄入。同时注意预防其他严重并发症的发生，如中毒性巨结肠甚或结肠穿孔等。

二诊：2013 年 11 月 8 日。患者大便日 3 次，黏液及脓血较前明显减少，体温正常，纳食欠佳，舌质红，苔黄腻，脉滑数。复查血常规：白细胞 4.89×10^9/L，红细胞 4.8×10^{12}/L，血红蛋白 85g/L，血小板 85×10^9/L，中性粒细胞百分比 80.4%。中药于原方基础上去补骨脂、赤石脂、五倍子，加陈皮、半夏、砂仁，7 剂，水煎服，日 1 剂。

三诊：2013 年 11 月 15 日。患者大便日 2 次，已成形，黏液脓血消失，纳食、夜眠均改善，小便正常，舌质红，苔薄白，脉沉细。予香砂六君子汤加减治疗，药物如下：党参 15g，炒白术 15g，茯苓 15g，陈皮 15g，半夏 10g，砂仁 6g，木香 10g，黄连 6g，连翘 15g，桔梗 10g，三七粉 3g，炒麦芽 15g，甘草 6g，炒神曲 15g，14 剂，水煎服，日 1 剂。

此后门诊间断治疗，随访 3 年，未复发。

按语： 赵师初辨此病，认为患者以黏液脓血便为主，属于中医"肠澼"，此时该患者伴有口苦、脘腹痞满、厌食油腻、小便黄，视诊可见面部多发痤疮，舌质红，苔黄腻，切脉滑数，赵师认为为肠道湿热。

患者为厨师，平时运动锻炼较少，饮食不规律且以油腻食物为主。赵师认为该患者发生此病在于患者平素饮食不节，嗜食肥甘厚味，损伤脾胃，脾胃运化功能失常，酿生湿热，导致肠中气机壅阻，气滞血瘀，与肠中腐浊相搏结，化为脓血。

该病多发于夏秋之交，这个季节暑、湿、热三气交蒸，互结而侵袭人体，加之饮食不节和不洁，邪从口入，滞于脾胃，积于肠腑。《医碥·痢》曰："不论何脏腑之湿热，皆得入肠胃，以胃为中土，主容受而传之肠也。"该病病机主要是湿、热等积滞于肠间，壅滞气血，妨碍传导，肠道脂膜血络受伤，腐败化为脓血而成痢。肠腑传导失司，由于气机阻滞而不利，肠中有滞而不通，不通则痛，腹痛而欲大便则里急，大便次数增加，便又不爽则后重，这些都是由于大肠通降不利，传导功能失调之故。

此类疾病，赵师治疗多以清热利湿为主，兼顾脾胃之本，多选用葛根芩连汤加减。葛根芩连汤出《伤寒论》，具有解表清里、升清止泻之效，常用于肠胃湿热，表邪未解者。方中葛根解肌清热，又能升发脾胃清阳之气而治下利；黄芩、黄连苦寒清热燥湿，厚肠止利；甘草甘缓和中。诸药合用，外疏内清，表里同治，使表解里和，热利自愈。

赵师认为肠癖患者多因饮食伤及脾胃而成，而脾胃为后天之本，具有运化腐熟水谷之效，若长时间应用清下之药，恐进一步损伤脾胃，故治痢应注意顾护脾胃之气，并贯穿于始终。应用党参、白术、茯苓、木香以加强益气健脾之力度。后期该患者湿热之象尽除，而仍有脾胃虚弱之象，给予香砂六君子汤以巩固疗效。本病为痼疾，需长期治疗，防治复发。

（梁浩卫）

三、克罗恩病（肠癖　脾气虚弱　湿热内蕴）

患者：杨某，女，26岁，2018年4月23日初诊。

主诉：间断腹泻、腹痛、便血2月，加重半月。

现病史：2个月前患者无明显原因出现大便不成形，色黄质稀，日3~6次，便前腹痛，便后痛减，以右下腹疼痛为主，呈阵发性隐痛，偶有暗红色血便，低热，体温37.7℃左右，至当地某市级医院就诊，查结肠镜及病理，考虑诊断为克罗恩病，给予对症治疗，效果欠佳；后至某省级医院就诊，给予美沙拉嗪颗粒口服及美沙拉嗪栓纳肛治疗，服药一周后症状仍缓解不明显。半月前开始出现黏液脓血便。为求进一步诊疗遂至我院。

现在症：黏液脓血便，日3~4次，阵发性右下腹隐痛，便前加重，便后痛减，纳差，恶心，脘腹痞满，周身乏力，发热，体温波动在37.6℃左右，消瘦，近期体重下降10kg，小便可。舌质淡，苔薄黄，脉弦数。体温37.8℃，贫血貌，腹软，腹部压痛阳性，无反跳痛，肠鸣音5~6次/分，双下肢无水肿。

辅助检查：2018年4月24日于我院查无痛肠镜提示：回盲部、升结肠、横结肠皱襞消失，黏膜粗糙不平，呈铺路石样隆起，黏膜质脆，敷脓苔，内镜触易出血，脾区处黏膜粗糙不平，可见狭窄。组织病理学检查：（降结肠36cm）黏膜慢性炎伴活动性炎表现及糜烂，局部可见炎性渗出，间质内可见上皮样细胞，考虑克罗恩病。血常规：血红蛋白102g/L，红细胞压积32.0%，红细胞平均体积80.2fL，平均血红蛋白量25.5pg；C反应蛋白83.28mg/L；血沉82mm/h；大便隐血试验阳性。

中医诊断：肠癖（脾气虚弱，湿热内蕴）。

西医诊断：①克罗恩病（初发型，全结肠型，中度，活动期）；②贫血。

治法：健脾益气，清热利湿。

方药：参苓白术散合白头翁汤加减。人参12g，茯苓20g，麸炒白术20g，炒白扁豆20g，陈皮15g，麸炒山药20g，砂仁15g，麸炒薏苡仁20g，白头翁15g，秦皮15g，黄连12g，黄柏12g，白芍15g，白及10g，地榆炭15g，槐花炭15g，甘草6g。7剂，水煎服，日1剂。

中药直肠滴入。地榆炭15g，槐花炭15g，秦皮12g，黄连

12g, 棕榈炭 15g, 茜草炭 15g, 侧柏炭 15g, 浓煎为 50mL, 加康复新液 50mL, 直肠滴入, 日 1 次。

西医继续美沙拉嗪肠溶片 1g、日 4 次、口服, 对症支持治疗。

二诊: 2018 年 5 月 2 日。患者大便日 3 ~ 4 次, 半成形便, 脓血消失, 腹痛减轻, 体温正常, 乏力, 舌质淡, 苔薄黄, 脉弦数。中药于原方基础上去地榆炭、槐花炭、麸炒薏苡仁, 加黄芪 30g 以加强健脾益气之效, 7 剂, 水煎服, 日 1 剂。

三诊: 2018 年 5 月 6 日。患者腹痛缓解, 大便日 2 次, 已成形, 无黏液脓血, 小便正常, 乏力减轻, 纳眠可, 舌质红, 苔薄白, 脉弦细。中药于原方基础上去秦皮、黄连、黄柏、白芍、白及, 7 剂, 水煎服, 日 1 剂。嘱患者继续口服中药 14 剂。

此后间断门诊中药治疗, 美沙拉嗪颗粒改为维持量 0.5g, 日 3 次, 口服。

按语: 该患者以腹痛、腹泻、便下赤白脓血为主症, 结合结肠镜及病理结果, 该病诊断为克罗恩病。该病是一种原因不十分明确的胃肠道慢性炎性肉芽肿性疾病, 病变多见于末段回肠及邻近结肠, 呈阶段性或跳跃式分布。临床以腹痛、腹泻、腹部包块、体重下降、瘘管形成及肠梗阻为主要表现, 可伴有发热、关节、皮肤等肠外损害。本病有终生复发倾向, 严重者迁延不愈, 预后不良。本病属于中医"大瘕泻"范畴。多是由于外感时邪或平素饮食不节, 导致邪蕴肠腑, 气血壅滞, 传导失司, 脂络受伤而成。

赵师认为该患者平素饮食不节, 嗜食肥甘厚味, 损伤脾胃, 酿生湿热, 肠中气机壅阻, 气滞血瘀, 与肠中腐浊相搏结, 化为脓血, 发为本病, 证属脾虚兼湿热。本病当分阶段治疗。发病期以祛邪为主, 或扶正祛邪并用; 稳定期以扶正为主, 兼顾祛邪; 恢复期当扶正, 防止复发。该患者初诊以健脾益气、清热利湿为主, 给予参苓白术散合白头翁汤加减。方中人参、白术、茯苓健脾益气渗湿为君，配伍山药助君药健脾益气，并用白豆蔻、薏苡仁助白术、茯苓健脾渗湿，均为臣药。白头翁、秦皮、黄连、黄柏等清肠腑湿热，凉血止血。诸药合用共奏补中气、渗湿浊、行气滞、清湿热、活瘀血，则诸症自除。二诊、三诊脓血便逐渐消除，腹痛改善，逐步减去祛邪之品，增加扶正固本之药。

（梁浩卫）

四、慢性阑尾炎（腹痛　瘀血阻络）

患者：张某，男，42 岁。2016 年 8 月 6 日就诊。

主诉：间断右下腹痛 1 年余，再发 3 天。

现病史：患者 1 年前因进食不洁食物后出现腹痛，以右下腹为主，间断性，伴发热、腹泻，于私人诊所给予左氧氟沙星针、奥美拉唑针治疗 3 天，症状无缓解，后至当地市人民医院就诊，查彩超提示急性阑尾炎，因患者拒绝手术给予抗感染等治疗后症状缓解出院。1 年来疼痛反复发作。3 天前患者进食烧烤食物腹痛再发，右下腹为主，疼痛较剧，呈针刺样疼痛，痛处固定，伴食欲下降，大便稀。今至我院门诊求治。

现在症：腹痛，右下腹为主，疼痛较剧，呈针刺样疼痛，痛处固定，伴食欲下降，眠差，大便稀，日 3～4 次，小便可。腹部柔软，未触及包块，右下腹麦氏点压痛阳性，无反跳痛。舌质暗红，舌下络脉迂曲，苔薄少，脉细涩。

辅助检查：2016 年 8 月 6 日我院彩超：阑尾体积增大，管壁略增厚。血常规：白细胞 $10.19 \times 10^9/L$，红细胞 $5.86 \times 10^{12}/L$，中性粒细胞百分比 75%。C 反应蛋白 12.3mg/L。大便常规：棕黄色，软便，隐血试验阴性。

中医诊断：腹痛（瘀血阻络）。

西医诊断：慢性阑尾炎。

治法：活血化瘀，通络止痛。

方药：少腹逐瘀汤加减。川芎 15g，当归 15g，蒲黄 12g，五灵脂 12g，桂枝 9g，延胡索 30g，赤芍 12g，丹参 15g，党参 15g，郁金 15g，炒白术 15g。3 剂，水煎服，日 1 剂，分 2 次饭后温服。

配合中医活血止痛方阑尾区封包，配合电子生物反馈治疗，日 1 次。活血止痛方组成：红花 15g，黄芩 15g，山慈姑 10g，醋延胡索 30g，薏苡仁 30g，大黄 15g，黄连炭 10g，金钱草 30g，醋乳香 10g，威灵仙 30g，醋郁金 15g，皂角刺 30g，临方粉碎，封包用。

二诊：2016 年 8 月 9 日。腹痛明显减轻，食欲欠佳，乏力，舌质暗红，苔薄少，脉细涩。上方基础上去桂枝，加山药 30g，神曲 15g，山楂 15g。5 剂，水煎服，日 1 剂，分 2 次饭后温服。

三诊：2016 年 8 月 14 日。腹痛症状消失，乏力症状改善，食欲增加，饮食量增加，大便成形，小便可。舌质暗淡，苔薄白，脉细涩。给予香砂六君子汤 7 剂，水煎服。嘱其饮食规律，禁食辛辣寒凉刺激食物。

按语： 该患者间断性右下腹疼痛为主症，查体右下腹压痛阳性，血常规示白细胞、中性粒细胞百分比轻度升高，彩超检查示阑尾体积增大，结合既往急性阑尾炎病史，诊断慢性阑尾炎成立。

慢性阑尾炎是指急性阑尾炎症消退后遗留的阑尾慢性炎症病变，如阑尾体积增大，管壁增厚或管腔狭窄等。该病症状发展缓慢，间断发作，病程持续时间较长，几个月到几年。临床表现以右下腹部疼痛为主，腹痛特点是间断性隐痛，时轻时重，部位比较固定。多数病人于饱餐、劳累后诱发。可伴有轻重不等的消化道症状，如消化不良、食欲不振，病程较长者可出现体重下降。体格检查可触及右下腹压痛，无反跳痛。对于该病的诊断需结合病史、临床症状、体征、影像检查等共同诊断。临床需排除其他可引起右下腹疼痛的疾病。

赵师认为，本病中医诊断属"腹痛"范畴，治疗多采用

"通"字立法，根据辨证给予相应治法，正所谓六腑以通为用，通则不痛。在临床上应根据患者不通证候，分辨寒热的轻重，虚实的多少，气血的深浅，以"通"为治则，实则攻之，虚则补之，热者寒之，寒者热之，滞者通之，随病机兼夹变化，灵活遣方用药。

赵师治疗本病成功之处在于辨证准确，抓住患者腹痛呈针刺样疼痛，痛处固定，拒按的特点，准确地辨证该患者腹痛当属于瘀血痛，同时结合患者舌下络脉迂曲这一特点，更加印证了瘀血所致腹痛这一病机，治疗以活血化瘀，通络止痛立方，给予少腹逐瘀汤加减。辨证准确、治法恰当、选方合理，故能收效。

（梁浩卫）

五、慢性阑尾炎（腹痛　中虚脏寒）

患者：叶某，男，36 岁，2015 年 12 月 11 日就诊。

主诉：间断右下腹痛 6 月余，再发 1 周。

现病史：患者 6 个月前贪食凉食及饮啤酒等食物后出现右下腹疼痛，呈胀痛，伴发热、食欲下降，曾于当地县医院就诊，查彩超提示阑尾体积增大，建议患者手术切除，患者及家属拒绝，给予对症保守治疗后腹痛缓解。此后反复因进食不慎后腹痛再发，时轻时重，于当地医院给予对症治疗，症状可缓解。1 周前患者再次因进食油腻食物后右下腹痛再发，伴乏力、食欲下降等，为求中西医结合治疗，至我院门诊求治。

现在症：右下腹隐痛，时轻时重，喜温喜按，伴神疲乏力，气短懒言，食欲下降，夜眠可，大便稀，日 2~3 次，小便调。右下腹麦氏点压痛阳性，无反跳痛，舌质淡，苔薄白，脉沉迟。

辅助检查：2015 年 12 月 11 日我院彩超：肝胆脾胰未见异常。阑尾体积增大，管壁略增厚。血常规未见异常。

中医诊断：腹痛（中虚脏寒）。

西医诊断：慢性阑尾炎。

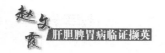

治法：温中补虚，缓急止痛。

方药：小建中汤加减。饴糖（烊化）20g，桂枝6g，白芍15g，甘草9g，延胡索30g，党参15g，炒白术15g，麸炒枳壳15g，川芎15g，香附10g，大枣5枚，生姜3片，干姜9g。3剂，水煎服，日1剂，分2次早晚饭后温服。

配合中医活血止痛方阑尾区封包，配合电子生物反馈治疗。

二诊：2015年12月15日。右下腹疼痛减轻，食欲欠佳，脘闷不适，乏力，舌质淡，苔白腻，脉沉细。上方基础上加陈皮12g，藿香6g，5剂，水煎服，日1剂，分2次饭后温服。

三诊：2015年12月20日。右下腹痛消失，乏力改善，食欲、食量均增加，大便成形，小便可。右下腹压痛消失，舌质淡，苔薄腻，脉沉细。调整方药：党参15g，炒白术15g，陈皮12g，半夏9g，砂仁5g，佩兰10g，炒白芍15g，延胡索20g，炙甘草6g。7剂，水煎服，日1剂，分2次饭后温服。嘱其避免不良刺激，禁食辛辣寒凉刺激食物。

按语：该患者间断性右下腹疼痛为主症，当属于中医"腹痛"范畴，该病多为寒凝、气滞、血瘀、食积等病理因素导致脏腑气机阻滞，气血运行不畅，经脉痹阻，或脏腑经脉失养所致，正所谓不通则痛，不荣则痛。

赵师认为治疗本病需首先辨明腹痛性质，如腹痛骤发，遇冷加剧，得热痛减者多因寒凝所致；腹痛得凉痛减多为热痛；腹痛痛处不固定，伴嗳气则舒，多因气滞所致；痛处固定，拒按，多为血瘀所致。腹痛痛势绵绵，喜按，多为虚证。该患者腹痛日久，疼痛时轻时重，喜温喜按，应为虚证、寒证为主。根据患者伴发神疲乏力、气短懒言、食欲下降，舌质淡，苔薄白，脉沉迟，四诊合参，当辨证为中虚脏寒之证。患者平素调养失宜，嗜食寒凉之品，导致虚寒中生，渐致气血生化不足，气虚血瘀，脾阳虚弱而不能温养，出现腹痛。病久肾阳不足，相火失于温煦，脏腑虚寒，腹痛日久不愈。故治疗以温中补虚，缓急止痛立法，给予小建中汤加减。方中重用甘温质润之饴糖为君药，温补中焦。臣以桂枝、干姜温阳化气，祛寒邪；白芍酸甘敛阴，缓急止痛。佐以生姜温胃散寒，大枣补脾益气。炙甘草益气和中，调和诸药。其中饴糖配桂枝，辛甘化阳，温中焦而补脾虚。芍药配甘草，酸甘化阴，缓肝急而止痛。并加用党参、炒白术以健脾益气，保护胃气，加枳壳、川芎、香附行气活血、温经止痛。诸药合用，共奏温中补虚，缓急止痛之效。

同时，选用活血止痛方封包、电子生物反馈治疗，增强局部温经活血止痛之力。

赵师治疗本病成功之处首先在于辨证准确，抓住患者腹痛喜温喜按的特点，准确的辨证该患者腹痛当属于虚证、寒证，这就抓住了本病的本质，灵活理解、运用"不通则痛"，以温中补虚止痛立法，没有一味见痛止痛。其次内治外治相结合，提高疗效。

（梁浩卫）

六、不完全性肠梗阻（呕吐　饮食停滞）

患者：刘某，男，70岁，2013年10月4日初诊。

主诉：阵发性呕吐1天。

现病史：患者1天前进食柿子后出现恶心呕吐，呕吐为胃内容物，腹部疼痛，疼痛以脐周为主，呈阵发性，至省某医院急诊查腹平片：腹部肠管多发短小气液平面。血常规：白细胞8.7×10^9/L，中性粒细胞百分比85.6%，给予胃肠减压、灌肠、补液及对症处理，仍未自主排气排便，为求中西医结合治疗，至我院门诊求治。

现在症：恶心呕吐，呕吐为胃内容物，腹部疼痛，疼痛以脐周为主，呈阵发性，腹胀，未进食，眠差，小便可。腹平坦，自耻骨联合至脐可见长约15cm疤痕，腹软，脐下压痛阳性，无反跳痛，肠鸣音6~7次/分，可闻及高调肠鸣音。舌质红，苔白

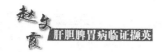

腻，脉滑。

辅助检查：2013 年 10 月 3 日于省某三甲医院行腹平片：腹部肠管多发短小气液平面。2013 年 10 月 4 日我院 CT：①腹部肠管轻度积气；②肝右后叶小囊肿。心电图：肢体导联低电压。血常规、血糖、肾功、肿瘤标志物未见异常。

既往史：患者 2010 年 5 月于河南省肿瘤医院诊断为乙状结肠管状乳头状腺癌，并行直肠部分乙状结肠癌根治术。

中医诊断：呕吐（饮食停滞）。

西医诊断：①不完全性肠梗阻；②乙状结肠管状乳头状腺癌根治术后。

治法：消食化滞，和胃降逆。

方药：保和丸合小承气汤加减。姜半夏 10g，陈皮 15g，茯苓 15g，炒莱菔子 15g，神曲 15g，山楂 15g，连翘 10g，鸡内金 15g，大黄 10g，枳实 10g，厚朴 10g。3 剂，水煎服，日 1 剂，少量频服。

西医治疗以胃肠减压、补液、纠正水电解质紊乱及预防感染、营养支持等措施为主。

嘱患者暂禁食水。

二诊：2013 年 10 月 7 日。患者无呕吐，腹胀较前减轻，自主排气，今日大便晨起一次，量少，小便基本正常。舌质红，苔薄白腻，脉细。查体：腹平坦，质软，无压痛，无反跳痛，肠鸣音 5~6 次/分，未闻及高调肠鸣音。患者病情改善，原方基础上去大黄，3 剂，水煎服，日 1 剂。嘱患者进流质饮食。

三诊：2013 年 10 月 10 日。患者纳眠可，自主排气，大便日 2~3 次，量少，质可，小便正常。舌质红，苔薄白，脉细。查体：腹平坦，质软，无压痛，无反跳痛，肠鸣音 4~5 次/分。中药在原方案基础上加党参 15g，生白术 30g，7 剂，水煎服，日 1 剂。嘱患者调节饮食，调畅情志，保持精神放松，心情舒畅，不适随诊。

按语：患者以阵发性腹痛、呕吐为主症，入院经腹部平片等检查提示腹部肠管多发短小气液平面，西医当诊断为不完全性肠梗阻，结合患者既往行直肠、部分乙状结肠切除术，考虑为术后肠道粘连所致。患者于我院治疗前已于某医院行胃肠减压、灌肠、补液等对症处理，症状仍未缓解，故来我院寻求中医中药治疗。

赵师不拘泥于患者所属的西医疾病，而完全依据中医辨证思维来诊治本病。赵师认为该患者以呕吐为主症，当属于中医呕吐病范畴。该患者平素饮食所伤，脾胃运化失常，水谷不能化生精微，反成痰饮，停积胃中，当饮邪随胃气上逆之时，发为呕吐。辨证当为饮食停滞证。

一般来说，本病初病多实，日久损伤脾胃，中气不足，可由实转虚；脾胃素虚，复为饮食所伤，或成痰生饮，则因虚致实，出现虚实并见的复杂病机。但无论邪气犯胃，或脾胃虚弱，发生呕吐的基本病机都在于胃失和降，胃气上逆。《济生方·呕吐》云："若脾胃无所伤，则无呕吐之患。"《温病条辨·中焦篇》也谓："胃阳不伤不吐。"

根据呕吐胃失和降、胃气上逆的基本病机，其治疗原则为和胃降逆止呕。辨证论治应分虚实，实者重在祛邪，分别施以解表、消食、化痰、理气之法，辅以和胃降逆之品以求邪去胃安呕止之效；虚者重在扶正，分别施以益气、温阳、养阴之法，辅以降逆止呕之药，以求正复胃和呕止之功；虚实并见者，则予攻补兼施。

赵师治疗本病成功之处在于辨明该患者病性属本虚标实，祛邪的同时注意扶正，方中予保和丸消食化滞，小承气汤通腑泄浊，酌加和胃降逆、益气健脾之品。腑气已通，积滞渐消，加党参、白术以增强健脾扶正之力。

（梁浩卫）

七、不完全性肠梗阻（腹痛　湿热壅滞）

患者：李某，女，58岁，2016年9月12日初诊。

主诉：阵发性腹痛 2 天。

现病史：患者 2 天前进食油腻食物后出现腹痛，以左上腹部为主，呈阵发性，伴恶心呕吐，大便两日未排，无发热。患者于当地诊所给予开塞露灌肠等对症处理后症状仍无法缓解。至我院门诊求治。

现在症：阵发性腹痛，以左上腹部为主，拒按，伴恶心呕吐，口渴喜饮，大便两日未排，肛门无排气，小便黄。下腹部可见一长约 12cm 陈旧性手术疤痕，腹软，左上腹压痛阳性，无反跳痛，肠鸣音 7～9 次/分，可闻及高调肠鸣音。舌质红，苔黄腻，脉弦滑数。

辅助检查：腹平片：左腹可见肠腔多发气液平面；血常规、肝功能、血糖、肾功、肿瘤标志物、彩超检查未见异常。

既往史：患者于 1986 年行剖宫产术。

中医诊断：腹痛（湿热壅滞）。

西医诊断：不完全性肠梗阻。

治法：泻热通腑。

方药：大承气汤。大黄 12g，芒硝（冲服）15g，枳实 20g，厚朴 18g。3 剂，浓煎，少量频服，日 1 剂。

配合中药直肠滴入、中药封包、电针以通腑理气导滞，日 1 次。

西医治疗以补液、纠正水电解质紊乱及抗感染，营养支持等措施为主。嘱患者暂禁食水。

二诊：2016 年 9 月 15 日。就诊次日自主排气、排大便，小腹痛、腹胀较前减轻，眠可，小便基本正常。舌质红，苔黄腻，脉弦滑。改为小承气汤，于原方基础上去芒硝，加白术 30g，3 剂，水煎服，日 1 剂。余治疗同前。嘱患者可进流质软食。

三诊：2016 年 9 月 18 日。腹痛消失，无食欲，乏力，轻度腹胀，眠可，自主排气，大便日 1～3 次，量少，质稀，小便正常。舌质红，苔薄白，脉细。中药改为香砂六君子汤加减，继服

7 剂，患者纳食恢复正常。

按语：患者以阵发性腹痛、呕吐、大便不排为主症，入院查腹平片示左腹可见肠腔多发气液平面，结合患者既往剖宫产术病史，考虑粘连性肠梗阻。

患者以腹痛为主症，中医诊断归属于"腹痛"范畴，中医理论认为腹痛的基本病机为脏腑气机阻滞，气血运行不畅，经脉痹阻，不通则痛。治疗多以"通"字立法，正所谓六腑以通为用，通则不痛。但应辨别虚实寒热，确立相应治法。如《医学真传》记载："夫通则不痛，理也，但通之之法，各有不同。理气以和血，调血以和气，通也；下逆者使之上行，中结者使之旁达，亦通也。虚者，助之使通，寒者，温之使通，无非通之之法也。"

赵师结合该患者症状及舌脉，认为辨证属于湿热壅滞证，治疗采取泄热通腑之法，给予大承气汤口服，同时配合中药直肠滴入、封包、电针以通腑理气导滞。大黄苦寒通降，泻热通便，荡涤胃肠实热积滞，为君药。芒硝泄热通便，软坚润燥，为臣药。硝黄为用，泻下热结之功益峻。佐以厚朴下气除满、枳实行气消痞。四药合用，共奏峻下热结之功。疾病向愈，给予香砂六君子汤口服以顾护脾胃，以防应用苦寒泻下之大承气汤所致脾胃受伤。

（梁浩卫）

八、结肠冗长（便秘　中气下陷）

患者：林某，女，68 岁，2015 年 7 月 11 日初诊。

主诉：便秘伴脘腹胀满 1 余年。

现病史：患者 1 余年前过度劳累后出现便秘，4～6 天一次，肛门下坠感，伴脘腹胀满，先后于多家医院就诊，查胃肠镜未见明显异常，均给予乳果糖溶液及中药大黄、芒硝等对症治疗，症状时轻时重。为求进一步治疗，至我院就诊。

现在症：大便 4～6 天一次，头干后软，肛门下坠感，大便时临厕努挣，或叩击尾骨始排，乏力懒言，腹部胀满，喜按，嗳气，反酸，餐后加重。舌质淡红，苔薄白，脉沉细。

辅助检查：2014 年 5 月于郑州某三甲医院行胃肠镜未见明显异常。2015 年 7 月 11 日本院查 X 线钡灌肠及排粪造影示结肠冗长。

中医诊断：便秘（虚秘，中气下陷）。

西医诊断：结肠冗长。

治法：补气健脾，升阳举陷。

方药：补中益气汤加减。党参 15g，黄芪 20g，生白术 30g，柴胡 9g，茯苓 15g，陈皮 10g，干姜 6g，升麻 12g，枳壳 15g，油当归 15g，炙甘草 9g。7 剂，水煎服，每日 1 剂。

配合中医电针，日 1 次。肘膝位锻炼、日常排便训练。

二诊：2015 年 7 月 18 日。大便 3～5 天一次，肛门下坠感，排大便较前顺利，乏力懒言，仍食后腹胀，舌质淡红，舌薄白，脉沉细。上方加莱菔子 30g，14 剂，水煎服，每日 1 剂。

三诊：2015 年 8 月 2 日。大便 2～3 天一次，质软，肛门下坠感减轻，排大便较前顺利，乏力、腹胀改善，舌质淡红，舌薄白，脉沉细。守上方加减，门诊治疗 3 月，大便复常。

按语：该患者当属于"便秘"范畴，患者腹部喜按、肛门下坠感、临厕努争、乏力懒言，结合舌脉，辨证属于虚秘之中气下陷证。患者平素调养失宜，过度劳累，加之暴饮暴食，日久损伤脾胃，以致脾胃气虚、清阳下陷。脾胃为营卫气血生化之源，脾胃气虚则纳运乏力，故饮食减少、乏力懒言。清阳不升，浊阴下降，故可见肛门下坠感。

赵师治疗该患者成功之处有三。一是灵活运用塞因塞用之法。该患者以便秘为主症反复于各医院就诊，长期使用泻下药治疗，症状无明显缓解。赵师认为该患者便秘虽表现为肠道不通之象，却是脾气虚极之征，其便秘主要是因脾气虚弱、中气下陷所致。此时若一味以泻下之法来治疗只会加重病情，故该患者一年来病情未见缓解并有加重趋势。赵师给予补中益气汤加减，方中黄芪、党参、白术、炙甘草健脾益气，鼓舞脾胃清阳之气；升麻、柴胡协同升举清阳；当归养血和营以助脾，陈皮理气消痞。诸药合用，使脾胃强健，中气充足，升提有力。同时配合中医电针、肘膝位锻炼、日常排便训练等以健脾补中益气。二是重视调理气机，使升中有降，升降有序。在升举药物中，配枳壳、莱菔子等理气宽中、行气消滞之品。赵师常用枳壳治疗腹胀、消化不良、便秘肛门下坠等症，用量 5g～20g 不等，对于中气下陷证，多配合黄芪、升麻之品。三是中医外治及肘膝位锻炼、日常排便训练等，是提高疗效的有效措施。

（梁浩卫）

九、结肠冗长（便秘 胃阴亏虚）

患者：梁某，女，59 岁，2017 年 7 月 9 日初诊。

主诉：排便困难伴腹部胀满 2 余年，加重 1 月。

现病史：患者 2 年前因进食寒凉食物后出现大便排便困难，脘腹胀满，间断服用香丹清胶囊，症状时轻时重。1 月前进食生冷瓜果后排便困难、脘腹胀满症状再发加重，服用香丹清胶囊、吗丁啉片无明显改善，至我院就诊。

现在症：大便干结，3～4 日 1 次，排便困难，脘腹胀满，胃脘嘈杂，饥不欲食，口干咽燥，纳食欠佳，小便可。腹软，无压痛、反跳痛，舌质红，苔薄少，脉细数。

辅助检查：2017 年 7 月 9 日于我院查 X 线钡灌肠造影示结肠冗长。胃肠镜等检查未见异常。

中医诊断：便秘（虚秘，胃阴亏虚）。

西医诊断：结肠冗长。

治法：益气养阴，调中消痞。

方药：增液汤合益胃汤加减。北沙参 15g，麦冬 20g，生地黄 20g，玉竹 12g，石斛 15g，油当归 15g，生白术 60g，姜竹茹 12g，火麻仁 15g，瓜蒌仁 15g，郁李仁 15g。7 剂，水煎服，每日 1 剂。

嘱患者每晚行膝胸位锻炼 30～40 分钟，并进行日常排便训练等。

二诊：2017 年 7 月 16 日。大便较前软，2～3 天 1 次，排便时间较前缩短，腹胀减轻，仍有餐后脘腹胀满不适，食欲欠佳，中药于原方基础上加大腹皮 15g，莱菔子 20g，焦三仙各 15g，鸡内金 20g，14 剂，水煎服，日 1 剂。

三诊：2017 年 7 月 30 日。患者大便成形，1～2 日 1 次，排便顺利。脘腹胀满、胃脘嘈杂、口干咽燥症状缓解。舌质淡红，苔薄白，脉沉细。

守上方门诊加减治疗 3 月余，巩固疗效。

按语： 该患者以排便困难为主症，胃肠镜检查未见异常，X 线钡灌肠造影示结肠冗长，属于西医结肠冗长病。结肠冗长可导致腹部胀满、慢性便秘等症状。西医多无有效药物。根据其临床表现，多归属于中医"便秘""痞满"范畴。

该患者除排便困难之外，尚有胃脘胀满、嘈杂不安、饥不欲食、口干咽燥等症，舌质红，苔薄少，脉细数。辨证属于胃阴亏虚证。患者平素调养失宜，过度劳累，加之暴饮暴食，日久损伤脾胃，耗气伤阴，导致胃阴亏虚，不能濡润大肠则便秘；中焦运化无力，脾胃升降失职，而成痞满；上不能滋润口咽则口干咽燥。

赵师治疗本病成功经验有三：①辨证准确：准确抓住患者主症的同时，根据患者胃脘嘈杂，饥不欲食，口干咽燥。舌质红，苔薄少，脉细数。这些次症及舌脉，明确该患者属于胃阴亏虚证，治疗以益气养阴，调中消痞为主，给予增液汤合益胃汤加减。方中重用生地黄、麦冬养阴清热，生津润燥，为甘凉益胃之上品，为君药。配伍北沙参、玉竹为臣药，养阴生津，以加强生地黄、麦冬益胃养阴之效。全方甘凉清润，清而不寒，药简力专，共奏益胃养阴消痞之效。②增水行舟借白术。便秘一症，医书所载治方不少，然有效亦有不效者。不少医家但求一时之快，猛剂以攻之，以致洞泄不止，不但无益，反而有害。李东垣认为"治病必求其源，不可一概用牵牛、巴豆之类下之"。然而何谓源，在脾胃也。该患者脘腹胀满多以餐后加重，伴随纳食欠佳、大便秘结等脾胃气虚之症，所以赵师方中重用生白术以健脾益气，实为治本之图。赵师运用白术通便：一是生用；二是重用，常用 30～100g；三是辨证使用；四是因症适用。③生活调摄是治疗成功的重要环节。如本病中应用膝胸卧位、排便训练等。膝胸卧位时臀部处于整个身体的最高处，间接有利于结肠的升提。

（梁浩卫）

十、肠易激综合征（泄泻 肝脾不调）

患者：孟某，男，57 岁，2012 年 11 月 9 日初诊。

主诉：间断腹泻 1 年，再发 10 天。

现病史：患者 1 年前进食生冷食物出现腹泻，日 3～5 次，便前腹痛，便后缓解，伴有肠鸣，至河南省某医院查肠镜未见明显异常，给予双歧杆菌四联活菌片口服，症状缓解不明显。患者 10 天前因亲人过世，饮食不规律、过于悲伤，腹泻症状再发加重，日 4～6 次，至我院门诊求治。

现在症：大便稀溏，每日 4～6 次，多发于晨起及饭后，有泡沫，便前腹部隐痛不适，便后痛减，有肠鸣，纳可，眠差，小便调。表情抑郁，腹软，无压痛反跳痛，舌质淡红，边有齿痕，苔薄白而腻，脉弦细。

辅助检查：我院查大便常规杆球比 7∶3；肠镜：未见明显异常。血常规等其他检查无异常。

中医诊断：泄泻（肝脾不调）。

西医诊断：肠易激综合征（腹泻型）。

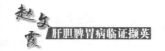

治法：疏肝解郁，健脾止泻。

方药：痛泻要方合四逆散加减。醋柴胡 6g，炒白芍 15g，炒白术 15g，陈皮 15g，防风 10g，枳壳 9g，甘草 6g，桔梗 15g，荆芥 15g，炮姜 6g，补骨脂 15g，赤石脂 15g，芡实 10g，党参 15g，黄连 6g，木香 10g。7 剂，水煎服、日 1 剂。

二诊：2012 年 11 月 16 日。服上药后，大便次数减少，每日 2~3 次，进食生冷易发，舌脉同前。肝郁已疏，脾气不健。上方基础上药去黄连、木香，加炒山药 30g，白扁豆 30g，7 剂，水煎服，日 1 剂。

三诊：2012 年 11 月 23 日。腹泻已止，大便日 1~2 次，成形软便。予以痛泻要方颗粒合健脾丸口服，巩固疗效。嘱调畅情志，忌生冷、辛辣刺激食物。随访 2 年，未复发。

按语：该患者以大便质稀、次数增多为主症，经系列检查排除器质性病变，考虑患者为腹泻型肠易激综合征。本病属中医"泄泻"范畴。该患者腹泻多伴便前腹痛，便后缓解，肠鸣，因情志变化及饮食不慎而复发加重，结合舌脉，辨证属于肝脾不调证。

患者平素调养失宜，易于忧郁恼怒，导致肝气郁结，木郁不达，横逆犯脾，致使脾失健运，气机升降失常，遂致本病。正如《景岳全书》所述："凡遇怒气便作泄泻者，必先以怒时夹食，致伤脾胃。"

赵师治疗本病特色，在于痛泻要方的基础上加用四逆散以加强疏肝之效。赵师认为痛泻要方虽为治疗肝郁脾虚型泄泻的常用方剂，但临床应用时发现其无论疏肝还是健脾之力，均有不逮。故赵师临证治疗此类疾病，多在痛泻要方基础上加四逆散以增强疏肝之力，加党参，补骨脂，炮姜等以加强健脾温肾之功，并加赤石脂、芡实收涩止泻，标本兼顾。取效之后，则加强健脾温肾之力，并注意平素调摄，以防复发，故不但疗效迅速，且疗效巩固。

本案例辨证思路清晰，诸方合用，相互协同，遣方组药，标本兼顾，故收显效。

（梁浩卫）

十一、肠易激综合征（泄泻　脾胃虚弱）

患者：张某，男，45 岁，2013 年 12 月 27 日初诊。

主诉：间断便溏 2 年余，再发 1 月。

现病史：患者 2 年前喝冰镇啤酒后出现腹泻，日 3～4 次，曾在郑州某医院诊断为肠易激综合征，服西肽普兰片等，但病情时有反复。1 月前患者进食生冷油腻食物后再次出现腹泻，为求中医治疗，故来诊。

现在症：腹泻，泻下如水，并夹有不消化食物，症状严重时每日 8～9 次，胃脘及腹部隐痛，肠鸣嗳气，食后腹胀，喜进热食，睡眠可，小便调。舌淡红，苔白腻，脉沉细。

辅助检查：2013 年 11 月于郑州某三甲医院行肠镜未见明显异常。接诊后我院查血常规未见异常，大便常规为黄色稀便，镜检未见异常；甲功三项等检查未见异常。

中医诊断：泄泻（脾胃虚弱）。

西医诊断：肠易激综合征（腹泻型）。

治法：健脾温阳，涩肠止泻。

方药：参苓白术散加减。党参 15g，茯苓 15g，炒白术 15g，炒山药 15g，炒薏苡仁 15g，桔梗 10g，炮姜 15g，补骨脂 15g，赤石脂 15g，诃子 5g，厚朴 6g，柿蒂 30g，刀豆子 30g，鸡内金 10g，半夏 15g，陈皮 15g，焦三仙各 15g。7 剂，水煎服，日 1 剂。

中药热腌包治疗，日 1 次。

二诊：2014 年 1 月 3 日。腹泻好转，大便减为每日 1～2 次，仍不成形，嗳气减轻，舌脉同前。中药汤剂守上方，去诃子，14 剂，水煎服，日 1 剂。另予神阙穴隔姜灸一次。

三诊：2014 年 1 月 13 日。大便成形，每天 1 次，唯觉手足发凉，进凉食胃脘不适。继续隔姜灸一次，予参苓白术散善后。

按语：该案属中医"泄泻"范畴。根据患者症状及舌脉等，辨证属于脾胃虚弱证。患者嗜食生冷食物，损伤脾胃，使脾运失职，升降失调，清浊不分，发生泄泻。正如《景岳全书》所述："若饮食不节，起居不时，以致脾胃受伤，则水反湿，谷反为滞，精华之气不能输化，乃致合污下降而泻痢作矣。"

对于本病，赵师治以健脾温阳，涩肠止泻，给予参苓白术散加减。参苓白术散出自《太平惠民和剂局方》，功用：益气健脾、渗湿止泻。赵师治疗本病经验主要在于：①抓住患者排泄未消化物这一症状，提示患者以脾虚为主，多为脾虚不化所致，故赵师治疗主要以参苓白术散补气健脾，渗湿止泻。②本患除脾虚诸症外，还兼食后腹胀、嗳气、喜进热食等胃失和降、脾阳虚弱症状，故赵师另加陈皮、半夏、柿蒂、刀豆子、厚朴等和胃降逆，鸡内金、焦三仙消食止泻，炮姜、补骨脂、赤石脂、诃子温肾健脾，涩肠止泻。③患者阳气不足以脾阳虚为主，而患者肾阳不足症状不明显，故未用附子等温燥之品，而代以神阙穴隔姜灸、热腌包等以温补脾肾，激发机能。取效之后，以中药丸剂常服预防复发。

（梁浩卫）

十二、肠易激综合征（便秘 血虚失润）

患者：曹某，女，53 岁，2013 年 11 月 1 日初诊。

主诉：间断便秘 2 余年。

现病史：患者 2 余年无明显诱因出现大便干结，3～5 天一行，经期加重，常自服润肠茶及通便药物，症状可改善，停药即复发。曾于当地医院检查肠镜提示结肠黑变病。为求中医治疗，故来诊。

现在症：大便干结，3～5 天一行，面色少华，夜寐差，月经量多，经期便秘加重，时有头晕心悸气短不适。舌质淡红，苔白，脉沉细。

既往史：功能性子宫出血史 3 年。

辅助检查：2012 年肠镜：结肠黑变病。

中医诊断：便秘（虚秘，血虚失润）。

西医诊断：肠易激综合征（便秘型）。

治法：益气养血，润肠通便。

方药：归脾汤加减。黄芪 10g，太子参 15g，油当归 10g，茯神 15g，生白术 100g，远志 6g，炒枣仁 30g，木香 10g，龙眼肉 10g，川芎 15g，郁李仁 10g，火麻仁 30g，枳实 30g，厚朴 10g，莱菔子 15g，草果 10g。14 剂，水煎服，每日 1 剂。

二诊：2013 年 11 月 15 日。大便 1～2 日 1 行，秘结较前明显减轻，质地稍干，面色较前改善，舌质暗淡，苔薄白，边有白涎，脉沉细。中药守上方，加钩藤 3g，14 剂，水煎服，日 1 剂。

三诊：2013 年 11 月 29 日。大便日 1 行，成形软便，此次月经量、颜色基本正常，经期头晕心悸气短等不适明显减轻。舌质淡红，苔薄白，脉沉细。守方继服 7 剂善后。

按语：该患者以大便次数减少、便质干为主症，经系列检查排除器质性病变，考虑患者为便秘型肠易激综合征。西医治疗多以通便药物为主，如硫酸镁粉、乳果糖溶液等，缓解患者一时之症尚可，但停药后多易复发。

该病属中医"便秘"范畴。根据患者症舌脉，辨证属于血虚失润证。患者经期量多，气血亏虚，气虚则大肠传送无力，血虚则津枯肠道失润，导致大便干结，便下困难。治以益气养血、润肠通便，给予归脾丸加减。

在治疗本病时赵师强调，一是要辨证准确。以夜寐差、月经量多，经期便秘加重为辨证着眼点，责之于血虚肠燥，治疗以归脾汤益气养血，佐麻子仁丸以缓下通便。不但便秘完全缓解，月经亦恢复正常，可见辨证准确之重要性。二是重用生白术。生白术味苦甘，性温，归脾胃经，具有健脾益气之功效，多用于脾虚食少、便秘、腹泻等病症，为健脾益气之要药，具有良好的通便作用。多数医家认为生白术性燥，而赵师认为白术其燥性不如苍术，只因临床所用之白术均为炒白术，炮制使其性燥。赵师治疗便秘所用白术多为生白术，不会耗伤津液。通便时用生白术，多予大剂量，每剂 30g～100g，效果显著。

（梁浩卫）

十三、肠易激综合征（便秘　阴虚肠燥）

患者：蒋某，女，84 岁，2016 年 8 月 21 日初诊。

主诉：间断便秘 10 余年。

现病史：患者 10 余年前无明显诱因开始出现大便秘结，3～6 天 1 行，如羊屎状，间断服用三黄片及番泻叶等药物治疗，服药有效，停药复发。2 年前曾于当地市人民医院检查结肠镜提示结肠黑变病。为求中医治疗，今至我院就诊。

刻下症：大便秘结，3～6 天 1 行，如羊屎状，形体消瘦，心烦失眠，腰膝酸软，时有头晕不适。舌质红，苔薄少，脉细数。

辅助检查：2014 年当地市人民医院检查结肠镜提示结肠黑变病。我院排粪造影未见明显异常。血糖正常。

中医诊断：便秘（虚秘，阴虚肠燥）。

西医诊断：肠易激综合征（便秘型）。

治法：滋阴润肠通便。

方药：增液承气汤加减。玄参 20g，麦冬 18g，生地黄 12g，油当归 20g，北沙参 15g，石斛 12g，瓜蒌仁 20g，火麻仁 20g。7 剂，水煎服，每日 1 剂。

二诊：2016 年 8 月 28 日。大便秘结较前好转，1～2 日一行，质地稍干，伴有气短乏力、困倦，食后腹胀不适，舌质红，苔薄少，脉沉细。上方加生白术 100g，生山药 15g，14 剂，水煎服，每日 1 剂。

　　三诊：2016 年 9 月 11 日。大便 1～2 日 1 次，质软，成形，气短乏力、困倦、食后腹胀症状缓解，夜眠可。舌质淡红，苔薄白，脉沉细。继服 14 剂善后。

　　按语：该患者以大便秘结为主症，结肠镜等现代医学检查方法未见明显器质性病变，西医诊断属于便秘型肠易激综合征（IBS）。肠易激综合征是一组持续或间断发作，以腹痛、腹胀、排便习惯改变为临床表现，而无胃肠道结构和生化异常的肠道功能紊乱性疾病。患者以中青年人为主，发病年龄多见于 20～50 岁，女性较男性多见。按照大便的性状将 IBS 分为腹泻型、便秘型、混合型等临床类型。目前对 IBS 的治疗西医仅限于对症处理，目的是消除患者顾虑、改善症状、提高生活质量。治疗主要包括调整饮食、通便剂、心理和行为治疗等。

　　本病隶属于中医"便秘"范畴。根据患者大便秘结、如羊屎状，心烦失眠，腰膝酸软，时有头晕不适等症状，结合舌质红，苔薄少，脉细数，辨证属于阴虚秘。患者年逾八旬，气血脏腑功能下降，气血化生失常，阴津亏虚，肠道失荣，导致大便干结，便下困难。

　　赵师治疗此类疾病，贵在辨证准确，针对病因病机从本治疗，而非采用单纯泻下通便之类药物。该患者以阴虚症状为主要表现，治疗以滋阴为主，给予增液承气汤加减，体现塞因塞用之法。同时患者大便干结如羊屎状，酌加火麻仁、瓜蒌仁以增润肠通便之效。全方共成滋阴润肠之功，使肠道阴津得以充养，恢复肠道功能，故能奏效。

　　二诊时便秘改善，气短乏力、困倦、食后腹胀等脾胃气虚之症明显，重用生白术以健脾益气，生气补阴，气阴双补。并嘱患者注意合理膳食，以清淡为主，勿食辛辣食物，每早按时登厕，养成定时排便的习惯，同时保持心情舒畅，加强身体锻炼。

（梁浩卫）

一、脐火疗法疗阴黄

患者：王某，男，35 岁，2014 年 10 月 9 日初诊。

主诉：身目黄染 2 月，乏力，便溏半月余。

现病史：2 月前患者因饮酒及劳累后出现身目黄染，黄色鲜明，乏力、恶心、口干渴，进行性加重，至郑州某三甲医院就诊，查乙肝标志物为 HBsAg、HBeAb、HBcAb 阳性，HBV – DNA 7.74E +7 IU/mL，肝功能：总胆红素 219.8μmol/L，直接胆红素 152.1μmol/L，总蛋白 56.4g/L，白蛋白 31.1g/L，谷丙转氨酶 1710U/L，谷草转氨酶 433U/L，γ – 谷氨酰转肽酶 302U/L，碱性磷酸酶 228U/L；凝血功能：凝血酶原时间 20.4 秒，国际标准化比值 1.88。彩超：肝脏弥漫性损伤，胆囊壁毛糙伴胆囊息肉。诊断为慢加急性肝功能衰竭。给予抗病毒，保肝降酶对症支持治疗及人工肝血浆置换治疗，患者症状改善，但胆红素维持在80 ~ 90μmol/L，同时伴乏力，便溏半月，为求中西医治疗，来我院就诊。

现在症：肌肤目睛黄染，黄色晦暗，脘腹胀满，肢软乏力，大便溏薄，日 3 ~ 5 次，舌体大，舌质淡红，苔白腻，脉沉。

既往史：10 年前体检发现乙肝标志物 HBsAg、HBeAg、HBcAb 阳性，肝功能正常，未治疗。

家族史：母亲为乙肝患者，肝功能正常。

辅助检查：肝功能：总胆红素 82.8μmol/L，谷丙转氨酶

154U/L，谷草转氨酶 88U/L，总蛋白 55.4g/L，白蛋白 33.1g/L；凝血酶原时间：14 秒。彩超：肝脏弥漫性损伤。

中医诊断：黄疸（阴黄，脾虚湿郁）。

西医诊断：HBeAg 阴性慢性乙型病毒性肝炎（重度）。

治法：温中健脾，祛湿退黄。

在内治的基础上，加用脐火疗法（见彩图 1），日 1 次。

二诊：2014 年 10 月 12 日。脘腹胀满改善，纳食增加，大便日 1~2 次，质软。

三诊：2014 年 10 月 16 日。患者身目黄染减轻，腹胀明显改善，进食量接近正常，体力增加，大便成形，日 1 次，舌质淡红，苔薄白，脉沉。复查总胆红素 51.5μmol/L。继续脐火疗法。

四诊：2014 年 10 月 21 日。复查总胆红素恢复至正常，停用脐火疗法，好转出院。

此后间断门诊治疗，随访 6 个月，未复发。

按语： 患者以身目黄染为主症，中医诊断属黄疸范畴。患者先天禀赋不足，感受母体疫毒之邪，劳累更伤正气，饮酒助生湿热，导致脾胃运化失职，湿热熏蒸，胆汁泛溢而发为黄疸，病初其黄色鲜明，发病急、进展快，属阳黄范畴。由于患者平素正气不足，脾虚湿盛，治疗过程中热象逐渐减轻，黄疸由阳黄向阴黄方面转化。赵师抓住病机转归的关键，以温中健脾化湿为治法，在内治的基础上联合脐火疗法加强健脾祛湿退黄力度，促使病情恢复。

脐火疗法是脐疗和火疗相结合的一种方法，具有祛湿退黄、温中健脾作用，适用于寒湿阻遏、脾虚湿郁、脾虚血亏等所致黄疸（阴黄）患者。其疗法是将温阳健脾利湿的中药制成药饼，置于神阙穴（脐部），药饼上置半径 13cm 带孔圆木板，孔心正对脐心，孔心上置蜡筒，使蜡筒直接接触药饼，点燃蜡筒使其燃烧，燃尽后用镊子取下灰烬，换第 2 根，7 根为 1 次量。

脐为神阙穴，是任脉主穴，任脉被称为"阴脉之海"，全身阴脉之气都受其调节，任脉与督脉、冲脉皆从胞宫起源，同出于会阴，督脉被称作"阳脉之海"，能够调理全身阳脉之气，冲脉被称为"十二经之海"，能够掌控全身十二经气血，同时奇经八脉纵横交错、与十二经脉相互交叉走向，起到沟通十二经脉气血的作用。因此，神阙穴为经络的枢纽，经气的汇合之处，沟通全身经脉、联络五脏六腑，从而调节全身气血，治疗全身疾病。"火为阳邪，其性炎上"，通过火的温热升腾作用，可使体内的寒湿之邪向上、向外发散以达到温化寒湿的作用。健脾祛湿中药组成的药饼，借助穴位和火的特性发挥其功能。蜡筒虹吸效应升举阳气、挥发湿浊。"脐""火""药""蜡"共同作用，其疗效较一般隔物灸（隔药饼灸）疗法作用更强。该疗法独具特色，安全有效，值得临床推广应用。

赵师特别强调，使用外治疗法一定要辨证论治，证法对应，才能起到事半功倍的效果。

（顾亚娇）

二、易医脐针医虚劳

患者：李某，男，55 岁，2018 年 5 月 20 日初诊。

主诉：间断腹部胀痛 4 年余，双下肢极度乏力 1 周。

现病史：4 年前无明显诱因间断出现上腹部胀痛，大便带血，于河南省某三甲医院查结肠镜示乙状结肠癌，病理诊断：中分化腺癌，后在全麻下行"腹腔镜下乙状结肠癌根治术"。术后化疗 4 次，因出现腹痛等化疗不良反应，不能耐受，停止化疗。1 年前复查发现肝内实性占位，给予超声引导下肝转移癌水冷微波消融治疗，术后行替吉奥联合奥沙利铂进行辅助化疗，症状好转出院。1 周前出现双下肢极度乏力，为求中医治疗，来诊。

现在症：极度乏力，尤其是两髋骨以下沉重无力，腰膝酸软，畏寒，腹部胀痛，夜间明显，纳差，大便稀溏。舌质淡嫩，舌体胖大，边有齿痕，舌苔白滑，脉沉细无力。

辅助检查：全腹部＋盆腔＋头颅 CT：①乙状结肠术后改变，吻合口未见明显异常；②结肠癌肝转移治疗后改变，肝内病灶较前片对比变化不大；③肝右后叶下段小结节状钙化；肝顶部小囊肿。

中医诊断：①虚劳；②肠癌（岩）（脾肾阳虚）。

西医诊断：①乙状结肠中分化腺癌，手术、化疗后；②肝转移瘤，微波消融术后。

治法：温补脾肾。

在内治的基础，加用易医脐针治疗（见彩图 2）。查看脐形，寻找反应点及敏感点，选用 1.5 寸毫针沿脐壁外上 1/3 处斜刺，捻转进针。脐针处方起于震位落脏于坎位，顺序为震位—离位—兑位—坎位，尤其是最后一针，对准坎位，使针至气至；同时对应于外八卦位置按天枢—中脘—天枢—关元顺序针刺。针刺过程中自觉对应坎位的小腹部酸胀感特别强烈。每日 1 次，每次 55 分钟。5 天一个小疗程，15 天一个大疗程。

二诊：2018 年 5 月 25 日。患者两髋骨下沉重无力明显减轻。效不更方，为改善患者畏寒症状，配合腹部艾灸治疗，每日 1 次，每次 55 分钟。

三诊：2018 年 5 月 30 日。患者乏力、腰膝酸软症状减轻，行走过多时仍两髋骨下沉重无力，畏寒改善，大便成形，日 1 次。

四诊：2018 年 6 月 3 日。乏力、两髋骨下沉重、腰膝酸软症状基本消失，大便成形，日 1 次，畏寒明显改善，纳食增加，腹部胀痛减轻。舌质淡红，苔薄白，患者诉可坚持打太极拳 30 分钟。

此后患者每隔 3 个月进行易医脐针治疗 1 疗程以巩固疗效，目前患者生活状态良好。

按语：肠癌的发生以正气虚损为内因，邪毒入侵为外因，两者相互影响，致邪气留恋，气、瘀、毒留滞大肠，壅蓄不散，久则积生于内，发为本病。赵师认为该患者久病，正气亏虚，且行手术、化疗、微波治疗后，更耗损脾肾之阳气。脾为后天之本，肾为先天之本。脾主运化水谷精微，须借助肾阳的温煦，肾脏精气亦有赖于水谷精微的不断补充与化生。脾与肾，后天与先天是相互资生、相互影响的。《医宗必读·虚劳》："脾肾者，水为万物之元，土为万物之母，两脏安和，一身皆治，百疾不生。夫脾具土德，脾安则肾愈安也。肾兼水火，肾安则水不挟肝上泛而凌土湿，火能益土运行而化精微，故肾安则脾愈安也。"

易医脐针疗法是将《易经》的理论运用到针刺学中，在丰富的脐洛书全息理论、脐内八卦、脐外八卦、十二地支、五行生克和脏象理论的指导下，在脐部（神阙穴）进行施针的一种治疗方法。用针较少，但针针起效。"四正位"是指脐针疗法里使用的"脐针内八卦全息图"时，它组合方位是：坎位、震位、离位、兑位。根据不同的疾病进行扎针的顺序和落针的顺序是不同的，其中"落脏"是易医脐针治疗最重要的部分，根据易医学的治疗原则"凡病源于脏，凡病落于脏"，因此在治疗疾病的过程中，只要抓住"脏"，便抓住治疗疾病的关键。

本病症从症状体征来看，最终落到肾脏，易医脐针治疗本病时针方采用外四正和内四正相结合，治疗顺序最后落到坎位。再配合艾灸腹部能起到温补脾肾阳气之功效。

赵师在临床治疗疾病过程中，选择恰当时机应用外治方法，方法简便验廉，值得临床推广应用。

（顾亚娇）

三、针灸合用消胃痞

患者：刘某，女，32 岁，2018 年 2 月 15 日初诊。

主诉：间断胃脘痞满、反酸 8 月，加重 1 周。

现病史：8 月前患者无明显诱因出现进食后胃脘痞满，反酸、烧心，遂至当地县医院就诊，查 ^{14}C 呼气试验阳性，DPM：

700；予四联药口服抗幽门螺杆菌治疗 2 周，症状未见明显好转。7 月前至郑州某三甲医院就诊，查胃镜：①胆汁反流伴糜烂性胃炎；②十二指肠球炎，予口服抑酸、护胃药（具体不详）治疗，症状时轻时重。1 周前患者进食不慎后症状加重，为中西医治疗，特来诊。

现在症：胃脘痞满不适，饭后明显，反酸，嗳气，口干，口苦，纳食量较前减少一半，眠差，平素急躁易怒，胃脘部喜温喜按，二便正常。舌质紫暗，边有瘀点，齿痕，苔黄厚腻，脉弦滑。

既往史：一周前行人流术。

辅助检查：胃镜：①食管正常；②胆汁反流性胃炎伴糜烂；③十二指肠球炎。^{13}C 呼气试验阴性。

中医诊断：胃痞（气虚血瘀兼湿热）。

西医诊断：①胆汁反流性胃炎伴糜烂；②十二指肠球炎。

治法：益气活血，清热利湿。

脐针联合艾灸治疗（见彩图 3 及彩图 4）。脐针处方：艮位、兑位、坎位、离位，组成山泽通气和水火既济。同时配合艾灸胃脘部，日 1 次。

二诊：2018 年 2 月 24 日。胃脘部痞满不适消失，反酸、嗳气，口苦明显减轻，纳食增加，舌质紫暗明显减轻，舌边瘀点消失，舌苔薄白。

按语：赵师认为本病多是由脾胃功能失调所致。脾主运化，胃主受纳，脾主升清，胃主降浊，二者共司水谷运化与吸收，外邪入里、饮食不节、情志失调或素体脾胃虚弱均可致浊阴不降，清阳不升，中焦气机不畅而发生胃脘痞满、反酸等症状，患者 1 周前有流产手术史，损伤正气，多虚多瘀，中虚不运，复饮食不慎，湿热渐生，从而形成气虚血瘀兼湿热的复杂证候。

赵师指出，该患者体质较弱，舌苔厚腻，纳食不香，治疗上首先考虑非药物的治疗，根据《内经》"壮火食气，气食少火，壮火散气，少火生气"的原则，采用针灸合用温和灸的外治疗法。脐针的思路是"山泽通气合用水火既济"，是指艮卦与兑卦以及坎卦与离卦的组合关系，组成"通气"卦和"既济"卦，山泽通气卦是易学里的"通之大法"，起到疏通经络、活血化瘀之功。五行中心属于火，肾属于水，心火与肾水相互作用，相互制约，心肾相交，睡眠才会安定，君是火（离），而单独使用离（火）防治太过，则对应的臣选用坎（水）进行配伍，使水火处于既不能无限制的上升又不能无限制的下降状态，达到水火既济，交通心肾的状态。同时再配合少量的艾条灸治胃脘部，不但能健运脾胃，化生气血津液，还能起到祛湿化浊的功效。赵师强调，此时艾灸的力量和时间不能过强过久，防止助湿化热加重病情。

赵师在应用外治疗法治疗疾病时，特别注重治疗的时间和"度"，取穴进针就像用中药一样强调少而精，掌握好"度"，这样才能体现出疗效。

（顾亚娇）

四、刮痧疗法祛胁痛

患者：鲁某，女，52 岁，2018 年 3 月 18 日初诊。

主诉：间断性右胁疼痛 1 年，加重伴口干口苦 1 周。

现病史：1 年前无明原因出现右胁不适，到郑州某三甲医院就诊，查自免肝全套、乙肝五项、丙肝抗体均为阴性；肝功能正常；彩超：胆囊息肉样变，间断中西医药治疗，症状时轻时重。1 周前进食油腻后出现右胁胀痛不适加重，口干，口苦。特来我院就诊。

现在症：右胁胀痛不适，连及右背，口干、口苦，大便干呈羊屎状，3~4 日 1 行，纳可，眠差，小便调，急躁易怒。舌质紫暗，苔厚，舌下络脉迂曲，脉涩。

辅助检查：彩超：胆囊息肉样变。

中医诊断：胁痛（气滞血瘀）。

西医诊断：胆囊息肉。

治法：疏肝理气，活血化瘀。

给予虎符铜砭刮痧治疗，先开四穴，然后沿督脉和足太阳膀胱经循行路线、两胁肋区进行刮拭治疗。

二诊：2018 年 3 月 28 日。患者右胁疼痛不适、口苦基本消失，大便 1 次，量大，舌质紫暗、苔黄厚改善。为巩固治疗，继续按上述方案对患者进行刮痧治疗。随访半年，患者症状未再复发，舌质转为淡红色，舌苔薄白，舌下脉络恢复正常。（见彩图 5）

按语：赵师认为：气滞血瘀，是指气滞和血瘀同时存在的病理状态。其病变机制是：一般多先由气的运行不畅，然后引起血液的运行瘀滞，是先有气滞，由气滞而导致血瘀，也可由离经之血等瘀血阻滞，影响气的运行，这就先有瘀血，由瘀血导致气滞，也可因闪挫等损伤而气滞与血瘀同时形成。而本患者平素急躁易怒，肝气郁结，失于疏泄，则是先有气滞，而后导致的血瘀之状态。为改善其症状，赵师则提出应用虎符铜砭刮痧疗法进行治疗。

虎符铜砭刮痧疗法是用"虎符铜砭"或黄铜刮痧板通过徐而和的手法，蘸上刮痧油、润滑剂等介质，在体表一定部位进行刮痧。调动阳气治病，达到"以通为治""以通为补""以通为泻"的治疗方法。具有调气行血、活血化瘀、舒筋通络、祛邪排毒之功效。

赵师分析：背为阳，背部有督脉和足太阳膀胱经，督脉行于背部正中，其脉多次与手足三阳经及阳维脉交会，能总督一之阳经，可通一身之阳气，而足太阳膀胱经又是阳气最多之经，所以刮通足太阳膀胱经和督脉可以激发人体阳气，起到通经活络之功效。又因肝经布两胁，刮拭两胁具有疏肝理气活络的作用，刮透两胁肋部可以起到加强疏肝活血化瘀之功效。但是在治疗操作过

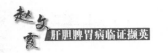

程中赵师着重强调刮痧手法一定要讲究"不紧不急、不快不慢",达到一种"徐而和"的状态。

(顾亚娇)

五、督灸疗脾肾阳虚之肝积

患者:王某,男,36 岁,2014 年 6 月 25 日初诊。

主诉:间断性右胁隐痛 10 年余,加重伴乏力 1 周。

现病史:10 年前因劳累后出现右胁隐痛不适,乏力,稍不慎则易出现鼻塞、流涕等感冒样症状,查乙肝标志物 HBsAg、HBeAb、HBcAb 阳性,HBV – DNA 不详,间断口服药物治疗(具体不详),症状时作时止。一周前无明显诱因出现上症加重,查彩超:肝硬化。为求进一步治疗,来我院就诊。

现在症:右胁隐痛不适,纳差,乏力,畏寒,腰膝酸软,眠差,体虚易感冒,大便稀,日 1~2 次,小便调。舌质淡紫,苔白厚,脉沉无力。

家族史:患者母亲为乙肝患者。

辅助检查:血常规:白细胞 3.35×10^9/L,红细胞:3.12×10^{12}/L;肝功能正常;T 细胞亚群:T 细胞 CD3$^+$:523L/μL(正常:1141~1880),T 细胞 CD3$^+$CD4$^+$:292L/μL(正常:478~1072),T 细胞 CD3$^+$CD8$^+$:243L/μL(正常:393~742)。彩超:肝硬化。

中医诊断:肝积(脾肾阳虚)。

西医诊断:肝炎肝硬化(乙型,代偿期)。

治法:温补脾肾,通络止痛。

在内科治疗的基础上,给予督灸治疗(见彩图 6)。选取从大椎至腰俞督脉的穴位进行治疗,先铺上一层督灸粉,再铺上一层高 3cm 的上窄下宽的生姜泥,在姜泥上面压一凹槽,放入橄榄形的艾炷,从上到下点燃艾炷,艾炷全部燃尽为 1 壮,每壮大概25 分钟,共灸治 3 壮。

二诊：2014 年 7 月 5 日。患者右胁隐痛减轻，乏力、畏寒、腰膝酸软症状明显改善，大便成形，舌质淡红，苔薄白，脉沉。再次行督灸治疗。

三诊：2014 年 7 月 15 日。患者右胁隐痛减轻，纳食增加，乏力、畏寒、腰膝酸软症状基本消失，大便成形，舌质淡红，苔薄白，脉沉。行第三次督灸治疗。

治疗三次后复查血常规，白细胞恢复正常，T 细胞亚群的基本恢复正常。

随访 6 个月患者未出现上述症状，正常工作。

按语：赵师指出肝硬化患者脾功能亢进，白细胞低下，临床多表现为乏力、腰膝酸软、畏寒等症状，在中医上属于"气血虚"范畴。因背为阳，腹为阴，督脉又为阳脉之海，统领、主导一身阳气，背部督灸能激发脾肾乃至一身之阳气，从而改善患者症状，进而改善患者血白细胞计数及 T 细胞亚群。

督灸是运用药物、生姜、艾绒在某一部位或穴区施灸，集热疗、药物刺激及特定穴等作用于一体的复合型治疗方法。督灸源于隔物灸，多运用于背部督脉，又称"长蛇灸"。

赵师指出背部为阳，督脉循行于背部正中线，与手足三阳经及阳维脉交会，为阳脉之总纲，"阳脉之海"，有总督、统领阳脉，调节阳经气血，主导一身阳气功能活动的作用。因此背部督灸治疗可以起到温阳通络，健脾补肾的功效。

赵师指出人之阴阳元气皆出入于肾，督脉循腰络肾，连系命门，肾主骨生髓，骨髓中贮存着人体大部分的造血干细胞，其具有自我更新能力，可分化为多种血细胞前体细胞，包括红细胞、血小板和淋巴细胞等。NK 细胞、NKT 细胞、DC 细胞等均来源于骨髓造血干细胞，在不同的免疫器官，经过不同的途径，进一步分化发育为具有免疫功能的成熟细胞。督灸治疗可以达到温阳补肾、补益气血、壮骨生髓的作用，不但能提升白细胞的数值，还能进一步改善患者的 T 细胞亚群，从而改善患者细胞免疫

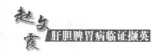

功能。

（顾亚娇）

六、腧穴贴敷利肝硬化腹水

患者：张某，女，57 岁，2016 年 6 月 19 日初诊。

主诉：间断右胁胀痛 10 余年，加重伴腹胀 2 周。

现病史：10 年前患者出现右胁胀痛不适，查乙肝标志物 HBsAg、HBeAb、HBcAb 阳性；HBV – DNA 不详；肝功能正常，未治疗。2 周前因腹泻后出现腹胀，双下肢水肿，为求进一步治疗，特来我院就诊。

现在症：腹部胀大如鼓，双下肢水肿，右胁胀痛不适，纳差、乏力，眠差，大便不成形，日 3 次，小便色黄，量少。舌质淡红，苔白腻，脉沉弦数。体重 62kg，腹围 90cm，腹部饱满，质软，无压痛及反跳痛，移动性浊音阳性，双下肢中度指凹性水肿。

家族史：患者母亲为乙肝患者。

辅助检查：肝功能：总胆红素 48.7μmol/L，白蛋白27.8g/L，谷丙转氨酶45U/L；肾功：正常；彩超：肝硬化，脾大，盆腹腔积液（最深约93mm）。

中医诊断：①肝积（脾虚湿盛）；②鼓胀。

西医诊断：肝炎肝硬化（乙型，失代偿期，活动性）；腹水。

治法：益气健脾，利水消肿。

在内科治疗的基础上，给予中药利水方腧穴贴敷治疗。醋甘遂 12g，沉香 12g，肉桂 6g，丁香 6g，煨木香 12g，牵牛子 30g，大黄 20g，葶苈子 30g 等粉碎为末，取适量，调和成膏状，贴敷于神阙穴，每次 4~6 小时，每日 1 次。

二诊：2016 年 6 月 22 日。患者日尿量约 2500mL，腹胀、双下肢肿较前减轻，纳食增加，乏力、睡眠改善，大便不成形，日

1 次，体重每日下降 0.5kg 左右。舌质淡红，苔白腻，脉沉弦。仍在内治基础上，给予利水方神阙穴腧穴贴敷治疗，日 1 次（见彩图 7）。

三诊：2016 年 7 月 3 日。患者尿量增加，体重每日下降 0.5～0.8kg，神志清，精神可，腹胀基本消失，右胁胀痛不适、纳差、乏力改善。舌质淡红，苔白腻，脉沉弦。晨体重 50.9Kg，晨腹围 77cm，腹部移动性浊音消失，内踝处轻度水肿。

按语：肝硬化腹水属于中医学"臌胀"的范畴，其病因病机主要责之于肝、脾、肾受损，继之气滞、血瘀、水湿互结而成。肝硬化腹水是肝硬化失代偿期最常见的症状之一，是治疗难点、热点。肝硬化腹水患者由于门静脉高压，胃肠道淤血，口服药物吸收较差，并且难以接受长期服药。

赵师治疗此病主张多法并用、综合治疗。中药敷脐是中医学独具特色的外治法之一，应用历史悠久，早在春秋战国《五十二病方》就有关于肚脐贴药的记载。脐又名神阙，与任脉、督脉、冲脉相连，通过十二经脉联系全身经脉，调节气血、脏腑生理功能。脐部皮肤敏感度高、药物渗透性强、吸收快，药物可透皮吸收进入血液循环，可避免胃肠道刺激，并且给药方便，一定程度上解决了患者由于门静脉高压、胃肠道瘀血，口服药物吸收较差，并且难以接受长期服药的问题。从现代医学角度来看，脐部表皮角质层薄弱，且脐下的腹膜拥有丰富的静脉网，敷脐药物容易透皮进入血液循环发挥治疗作用。

赵师认为中药贴敷神阙穴是通过经络传导、气血运行及神经调节发挥整体作用，并通过药物的经皮吸收达到局部治疗效果。其给药途径特殊，具有操作简便、安全快捷的特点。有内服药所不具备的优势。

临证需注意，有脐疝者禁用此法，另外，腧穴贴敷之中药，当紧扣病机，辨证组方。

（顾亚娇）

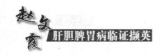

七、直肠滴入治疗肝性脑病

患者：陈某，女，68岁，2016年10月14日初诊。

主诉：间断右胁胀痛10年，伴反应迟钝10小时。

现病史：10年前患者因劳累后出现右胁胀痛不适，查传染病四项示抗HCV阳性，给予保肝降酶及口服中药治疗，症状时轻时重。昨日进食火锅，症状加重，入院10小时前出现反应迟钝，神志恍惚，收住入院。

现在症：反应迟钝，懒言少语，右胁不适，纳差、乏力，嗜睡，大便日1次，量少，排便不畅，小便黄赤。舌质淡红，苔白厚腻，脉弦滑。查体：神志模糊，记忆力、计算力、定向力下降，周身皮肤黏膜、巩膜重度黄染，可见肝掌、蜘蛛痣及扑翼样震颤。

辅助检查：血氨48μmol/L；肝功能：总胆红素147.6μmol/L，白蛋白24.0g/L，谷丙转氨酶62U/L，谷草转氨酶79U/L，总胆汁酸96.8μmol/L，胆碱脂酶3.0kU/L。彩超：肝硬化，脾大。

中医诊断：①肝厥（痰浊蒙窍）；②肝积。

西医诊断：肝炎肝硬化（丙型，失代偿期，活动性）并肝性脑病Ⅱ期。

治法：豁痰开窍，通腑解毒。

在内科治疗的基础上，给予中药直肠滴入治疗。

方药：每次灌入200mL。将中药大黄30g，醋郁金24g，石菖蒲10g，乌梅30g，麸炒枳实20g，姜厚朴20g等，浓煎为200mL，直肠滴入，日2次。

二诊：2016年10月15日。患者神志转清，记忆力、定向力恢复，计算力改善。继续中药直肠滴入，每日1次，每次200mL。

三诊：2016年10月16日。患者神志转清，精神可，记忆力、计算力、定向力恢复正常，扑翼样震颤消失，复查血氨

29μmol/L。

按语： 肝病脑病是严重肝病引起的、以代谢紊乱为基础的中枢神经系统功能失调的综合征，其主要临床表现是意识障碍、行为失常和昏迷。属中医学"肝厥""昏迷""谵妄""震颤"等范畴，赵师认为，本病多由湿热蕴毒迁延不愈，肝失疏泄，脾失运化，肠腑壅滞，痰湿内生，上蒙于清窍所致，故可有神识昏蒙，狂妄谵语。豁痰开窍、通腑泄浊是治疗肝性脑病的关键，中药直肠滴入是将中药煎剂或掺入散剂，自肛门灌入，保留在直肠、结肠内，通过肠壁吸收药物治疗疾病的一种方法。其可由不同的药物组成，发挥荡涤肠中污浊、清热解毒、软坚散结、活血化瘀等不同功效，方法简便，吸收迅速，起效较快，还避免某些药物对胃肠道的不良刺激。无明显不良反应，安全性较好，可操作性强。

医圣张仲景在《伤寒论·辨阳明病脉证并治》中有"大猪胆汁一枚，泻汁，和少许醋，以灌谷道内，如一食顷，当大便出宿食恶物，甚效"的描述，开创了中药肠道给药治疗的先河，发展至今，中药直肠滴入已在临床广泛应用。赵师认为肺与大肠以经脉络属互为表里，药物从直肠吸收后，肺朝百脉，以其宣发肃降输布于周身四肢百骸，从而达到治疗效果。而现代医学关于直肠、肛管的解剖认为直肠肛管黏膜周围血液循环丰富，吸收能力强，为药物吸收提供了基础。就肝性脑病而言，经直肠给药的优势有：①通过改善患者的肠道环境以减少氨的吸收、加快氨类物质的排泄；②可有效避免某些药物可能的胃肠道反应，避免胃肠道刺激；③通过肠道黏膜吸收使药物在门静脉系统中维持较高血药浓度。

（顾亚娇）

八、透穴埋线治脂肪性肝病

患者：党某，女，60 岁，2015 年 9 月 30 日初诊。

主诉：间断性右胁胀痛 1 年余，加重伴纳差、乏力 1 月。

现病史：1 年多前无明显诱因间断出现右胁胀痛不适，到当地医院查肝功能：谷丙转氨酶 116U/L，谷草转氨酶 248U/L；彩超：重度脂肪肝。口服护肝药物治疗，症状减轻不明显。近 1 月上症加重，纳差，乏力，为求中西医治疗，来我院就诊。

现在症：间断性右胁疼痛不适，腹胀、双下肢困重乏力，口苦，小便调，大便稀溏。舌淡苔白腻，边有齿痕，脉弦滑。查体：形体肥胖，身高 162cm，体重 85kg，腰围 109cm，BMI 指数 30kg/m²。

既往史：否认饮酒史及长期服药史，否认其他慢性病、传染病史。

辅助检查：CT 提示重度脂肪肝，肝脾 CT 比值 0.23。乙肝标志物、丙肝抗体、自免肝抗体均阴性；甲状腺功能正常；血脂：甘油三酯 5.7mmol/L。

中医诊断：肝癖（脾虚湿盛）。

西医诊断：①非酒精性脂肪性肝炎；②高脂血症。

治法：健脾祛湿，降脂祛浊。

在药物治疗的基础上，给予透穴埋线治疗（见彩图 8 及彩图 9）。应用长 2cm 胶原蛋白线，选取中脘透水分，气海透关元，梁门透太乙，天枢透水道，水道透气冲，大横透腹结，章门透带脉等穴位内，埋线后一周内禁食鱼虾蟹等海鲜之品。

二诊：2015 年 10 月 21 日。患者右胁疼痛不适的症状减轻，腹胀、双下肢困重乏力的症状基本消失，体重减轻 5kg，腰围缩小 4cm。进行第二次埋线治疗。

三诊：2015 年 11 月 15 日。患者口苦腹胀基本消失，双下肢困重乏力症状基本恢复正常。体重在二诊基础上又减轻 4kg，腰围缩小 2cm。

四诊：2015 年 12 月 10 日。体重在三诊基础上又减轻 3kg，腰围缩小 2cm，腰腹部消瘦比较明显。复查肝功能正常，甘油三酯 1.8mmol/L；彩超：轻度脂肪肝。

按语：赵师认为，由于过食肥甘、情志不畅、劳逸失调、病后体虚，致肝失疏泄，脾失健运，肾精亏耗，以致湿热内蕴，痰浊内生，瘀血阻滞，形成痰湿瘀互结，痹阻肝络，而发为肝癖。

针对脂肪肝的治疗，不建议采取减肥药物和减肥手术，主张整体调节。重视健康宣教，认为低脂饮食、有氧运动、控制体重，是治疗本病的基础。如出现肝功能异常，可以配合药物治疗。根据患者不同的体质、证型采用不同的非药物治疗，可以提高疗效。穴位埋线是在针灸经络理论的指导下，将医用羊肠线埋入相应穴位区域，经过持久、柔和地刺激穴位，达到疏通经络、调和气血以治疗疾病的一种方法。其特点：线体埋入穴位后在体内软化、分解、液化和吸收时，对穴位产生的生理、物理及化学刺激长达 20 天或更长时间，从而对穴位产生一种缓慢、柔和、持久、良性的"长效针感效应"，长期发挥疏通经络作用，达到"深纳而久留之，以治顽疾"的效果。

透穴埋线则是在穴位埋线的基础上，采用本经两穴或多穴进行透刺，以加强治疗作用。一般的穴位埋线是采用直刺方法，一穴一针刺激单个穴位，线体贯穿浅筋膜或者是深筋膜斜刺；而透穴埋线多是采用斜刺的方法，一针多穴，刺激多个穴位，一般在本经透刺，加强循经传导多穴相透，经气相通，协同增效，进针深度长，刺激大，线体一般置于脂肪层等优点。

针对此病例，赵师则根据脏腑学说、经络学说，辨证选取足阳明胃经、足太阴脾经以及任脉经的穴位进行治疗，选取中脘透水分，气海透关元，梁门透太乙，天枢透水道，水道透气冲，大横透腹结，章门透带脉等。多穴的刺激达到健脾祛湿、调补肝肾、降脂祛浊的目的。诸穴合用，祛湿而不伤正，疏肝健脾，标本兼治，从根本上起到祛痰除湿作用而达到治疗效果。

（顾亚娇）

九、腹灸愈吐涎

患者：赵某，男，65 岁，2018 年 2 月 23 日初诊。

主诉：间断胃脘隐痛不适6月，吐涎5月，加重1周。

现病史：6个月前因胃脘部隐痛不适，到当地县人民医院查胃镜示"贲门癌"，行"全腔镜下超声刀辅助贲门癌切除、食管胃吻合术"，术后恢复良好。术后1个月因受凉后逐渐出现胃脘隐痛，伴有呕吐白涎，不欲饮食。服用"多潘立酮片、奥美拉唑肠溶胶囊、枸橼酸铋钾胶囊"等药物治疗，效果不佳。1周前上述症状加重，为求中西医治疗，特来就诊。

现在症：胃脘部隐痛，呕吐白涎（痰盂不离手，一天约吐700mL），不欲食，进食、饮水均可加重吐涎，时有干呕，口不渴，不欲饮，咽喉干燥疼痛，畏寒肢冷，沉默懒言。小便调，大便干燥难解，3天1次。舌体略胖大，舌尖偏红，苔薄白水滑。左脉沉，右脉偏弦，寸脉浮旺，关弱、略涩，尺沉取有根。

辅助检查：肝功能：白蛋白34.4g/L，电解质：钾2.75mmol/L，钠133.1mmol/L。彩超：胆囊壁毛糙，双侧颈动脉粥样硬化并斑块形成。胃镜：吻合口黏膜隆起？残胃黏膜隆起？病理：（胃体）黏膜慢性炎伴活动，间质充血水肿；（吻合口）黏膜慢性炎伴活动，间质充血水肿，鳞状上皮轻度增生，未见癌。

中医诊断：涎唾病（痰饮内停）。

西医诊断：①反流性食管炎；②贲门癌术后；③残胃炎。

治法：温中化饮。

因患者病情比较复杂而又口服多种药物不缓解，赵师建议给予腹灸治疗，2天1次腹灸治疗（见彩图10）。

二诊：2018年2月29日。患者吐涎量明显减少，日约250mL，胃脘部隐痛不适减轻，进食增加，畏寒、口干症状减轻，大便2日1次。继续上述方案治疗。

三诊：2018年3月6日。患者呕吐痰涎量明显减少，日约150mL，胃脘部隐痛基本消失，纳食增加，手足变暖，大便日1次，舌质淡红，苔薄白，脉沉。

随访三个月，呕吐痰涎几乎消失，纳食接近正常。

按语： 赵师认为，本病属涎唾病范畴。此患者胃癌术后元气大伤，脾肾阳虚，不能温化，痰饮内停所致。而涎唾病一般与湿邪、肺冷、胃寒、脾肾亏虚等有关，如：病机十九条"诸病水液，澄澈清冷，皆属于寒"；"脾在液为涎，肾在液为唾"；"脾以升为健，胃以降为顺"；"饮入于胃，游溢精气，上输于脾，脾气散精，上归于肺"；"病痰（淡）饮者，当以温药和之"；"水在肺，吐涎沫"；"脉偏弦者，饮也"。《古今图书集成医部全录》曰："脾虽开窍于口，而津液则出于胃。足少阴之气上交阳明，戊癸相合而后能化水谷之精气。气不上交，则水邪反从任脉而上廉泉故涎下。"基于以上论述，赵师认为：治疗此病可以通过大量的温灸起到温中健脾祛湿的作用。而腹灸在腹部进行铺灸治疗，集药物、生姜、艾灸及经络、腧穴五位一体协同治疗作用，可以达到温中健脾补肾、培元固本的作用。在腹部进行铺灸治疗，覆盖面积之广，涉及穴位及经络之多，加上艾炷大，灸治时间长，火力热力叠加以及艾叶辛温性烈，能通行十二经，振奋元阳，祛寒逐冷功效更强，疗效更明显。

赵师在治疗顽固性疾病的过程中，不拘泥于一方一药一针，针对不同的病情，善于用不同的方法治疗，以达最佳的临床疗效。

（顾亚娇）

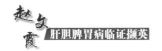

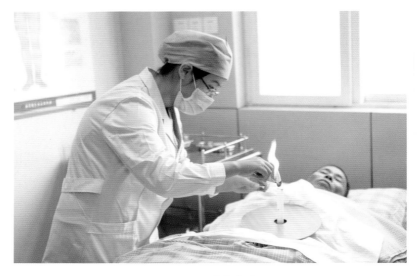

彩图 1　脐火疗法

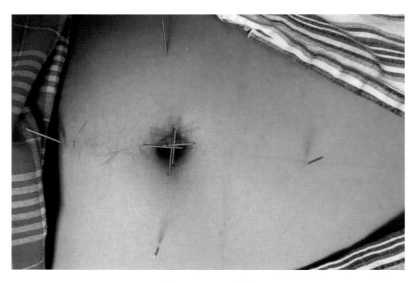

彩图 2　易医脐针

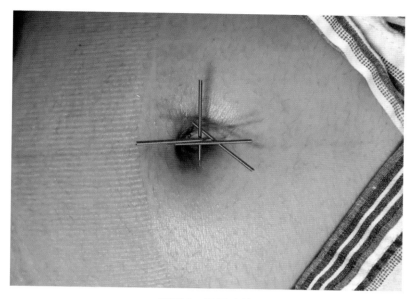

彩图 3　易医脐针

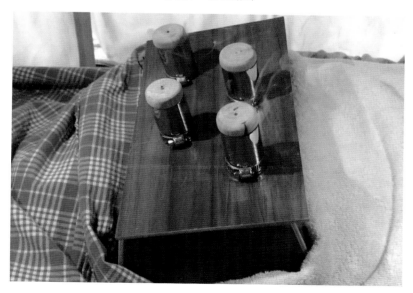

彩图 4　艾箱灸

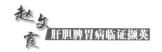

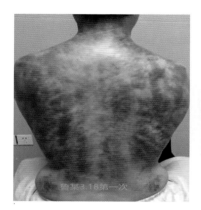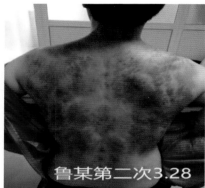

彩图5　刮痧治疗前后对比

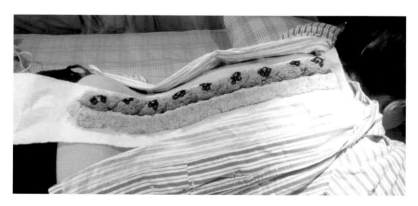

彩图6　督灸

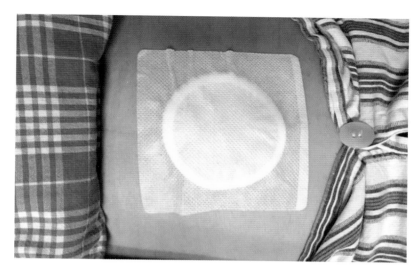

彩图 7　腧穴贴敷

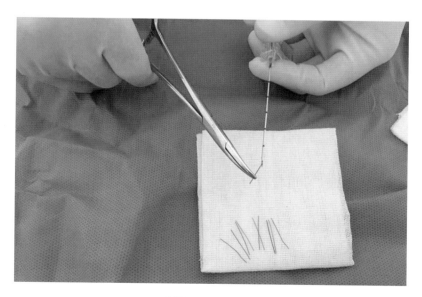

彩图 8　透穴埋线

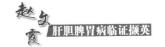
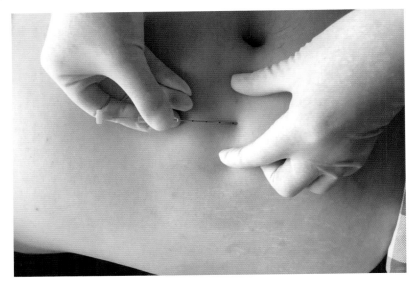

彩图 9　透穴埋线

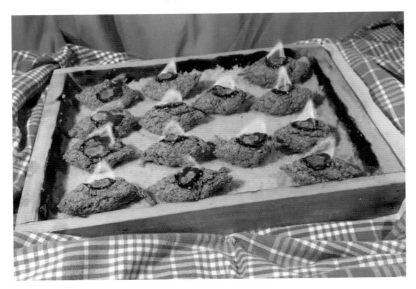

彩图 10　腹灸